# Die Praxis der Behandlung komplexer PTBS

Von Arielle Schwartz sind bereits folgende Titel im G. P. Probst Verlag erschienen:

*Arbeitsbuch Komplexe PTBS.* Ein Geist-Körper-Ansatz zur Wiedererlangung der Emotionskontrolle und der Ganzheit (2. Auflage 2021)

*Vom Trauma genesen – ein Übungsbuch.* Praktische Anleitungen für die Arbeit an Traumata, die Stärkung der Resilienz und die Verwirklichung des Potentials

*EMDR-Therapie und Somatische Psychologie.* Interventionen zur Verstärkung der Verkörperung bei der Traumabehandlung (gemeinsam mit Barb Maiberger)

Arielle Schwartz

# Die Praxis der Behandlung komplexer PTBS

## Interventionen zur Förderung von Körpergewahrsein, Belastungstoleranz und Selbstmitgefühl

Aus dem amerikanischen Englisch von
Theo Kierdorf und Hildegard Höhr

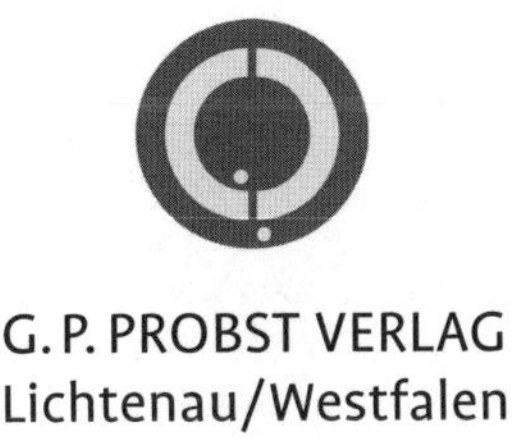

G. P. PROBST VERLAG
Lichtenau/Westfalen

Für die Inhalte der im Buch angegebenen externen Webseiten übernehmen wir trotz sorgfältiger inhaltlicher Prüfung keinerlei Haftung. Für die Inhalte dieser Seiten sind ausschließlich deren Betreiber verantwortlich.

*Hinweis:* Standards der klinischen Praxis und Behandlungsverfahren ändern sich im Laufe der Zeit, und keine Technik oder Empfehlung kann in jedem Fall und unter allen denkbaren Umständen als garantiert ungefährlich und wirksam bezeichnet werden. Das vorliegende Buch ist als Informationsquelle für Psychotherapeuten und Traumatisierte gedacht. Weder der Verlag noch die Autorin können die absolute Zutreffendheit, Wirksamkeit oder Angemessenheit irgendeiner konkreten Empfehlung in jeder Hinsicht garantieren. Autorin und Verlag übernehmen keine Verantwortung für Verluste oder Schädigungen, die angeblich durch Informationen oder Empfehlungen aus diesem Buch entstanden sind.


Published by arrangement with PESI Publishing, Inc., Eau Claire, Wisconsin/USA
Die Originalausgabe (»THE COMPLEX PTSD TREATMENT MANUAL: An Integrative, Mind-Body Approach to Trauma Recovery«) ist im Jahre 2021 bei PESI Publishing, Inc., Eau Claire, WI/USA erschienen.

Übersetzung aus dem amerikanischen Englisch: Theo Kierdorf & Hildegard Höhr, Köln
Umschlaggestaltung: Mareile Gropengießer (Paderborn)
Coverfoto: © mimadeo – stock.adobe.com
Satz: SpaceType, Köln
Druck & Bindung: mediaprint solutions GmbH, Paderborn
Gedruckt in Deutschland

ISBN 978-3-944476-43-8



**Bibliographische Information der Deutschen Nationalbibliothek**
Die Deutsche Nationalbibliothek verzeichnet diese Publikation in der Deutschen Nationalbibliografie; detaillierte bibliografische Daten sind im Internet über *http://dnb.d-nb.de* abrufbar.

# Inhalt

(Übungen werden in *kursiv* dargestellt.)

*Ich widme dieses Buch all den tapferen Seelen, die unter der unerträglichen Last eines Traumas gelitten haben. Und ich widme es dankbar all den Therapeuten, die in einer verletzenden Welt mitfühlend ihre fürsorgliche Arbeit tun. Möge dieses Buch einen Weg beherzter Transformation weisen, der uns allen hilft, uns vom Schmerz in das Reich der Möglichkeiten zu begeben.*

# Danksagung

Bücher entstehen immer durch die vereinten Bemühungen eines Teams. Ich bin meiner geliebten Familie sehr dankbar für ihre Unterstützung. Insbesondere meinem Mann, Bruce Feistner, danke ich dafür, daß er meiner Vision vertraut und mir großzügig alle Zeit, die ich brauchte, um meine Botschaft in der Welt zu verbreiten, zugestanden hat. Auch meinen Kindern Eliana und Ian danke ich dafür, daß sie mich mit ihrer Freude und ihrem Lachen immer wieder inspiriert haben. Ihr erfüllt meine Welt mit Licht. Besonderen Dank schulde ich Carolyn Schwartz und Victor Goldman, die immer an mich geglaubt und mir unermüdlich zur Seite gestanden haben. Ihr habt mich gelehrt, was möglich ist, wenn wir uneingeschränkt geliebt und akzeptiert werden, so wie wir sind.

Man kann ein Buch als ein Vermächtnis verstehen, einen wichtigen Beitrag zum Geschehen in der Welt, der uns überdauert. Im hier vorliegenden versuche ich, Ihnen die bestmögliche Synthese meines derzeitigen Kenntnisstandes und meiner bisherigen Erfahrungen als Psychologin und Spezialistin für Traumabehandlungen zu vermitteln. Inspiriert haben mich dazu viele Jahre des Studiums und persönlicher Weiterentwicklung. In Dankbarkeit möchte ich an dieser Stelle all die weisen Lehrer, Autoren und Heiler würdigen, die durch ihre Arbeit die Theorien und Übungen beeinflußt haben, die in diesem Buch vorgestellt werden. In diesem Sinne möchte ich an erster Stelle Betty Cannon nennen, deren existentielle und relationale Anleitung meine persönliche und berufliche Welt stärker geprägt hat als jeder andere Einfluß. Auch meiner Kollegin und guten Freundin Barb Maiberger gebührt in diesem Zusammenhang Dank, insbesondere für das Blitzen in ihren Augen, als ihr klar wurde, daß ich noch mehr Bücher in mir hatte. Im Laufe unserer jahrelangen gemeinsamen Lehrtätigkeit konnten wir ein integratives Curriculum entwickeln, das die Weisheit der therapeutischen Arbeit mit Persönlichkeitsanteilen in eine somatische Aspekte berücksichtigende EMDR-Therapie einbezieht. Und auch Jim Knipe bin ich für seinen Rat hinsichtlich der EMDR-Therapie dankbar sowie für sein Wissen aufgrund seiner langjährigen Erfahrung in der Arbeit mit Klienten mit einer C-PTBS.

Meine Wurzeln in der somatischen Psychologie haben Christine Caldwell und Susan Aposhyan genährt. Sie waren nicht nur meine ersten Lehrerinnen im Bereich körperzentrierter Psychotherapie an der Naropa University, sondern haben mich auch in der Entwicklung meiner eigenen Lehrtätigkeit im somatischen Bereich unterstützt. Indirekt basiert dieses Buch auch auf Fundamenten von einflußreichen führenden Persönlichkeiten wie Daniel Siegel, Pat Ogden, Kekuni Minton, Janina Fisher, Bonnie Badenoch, Kathy Steele, Bessel van der Kolk, Stephen Porges, Allan Schore, Deb Dana, Babette Rothschild, Francine Shapiro, Robin Shapiro, Richard Schwartz, Jon Kabat-Zinn, Eugene Gendlin, Viktor Frankl und Rollo May. Die Schriften all dieser wegweisenden Lehrer sind der Wissensfundus, der mich vielfältig beeinflußt hat.

Auch dem Team des Verlags PESI Publishing bin ich sehr dankbar. Es war mir eine Ehre, mit euch allen zusammenarbeiten zu können: Karsyn Morse, Jenessa Jackson und Kate Sample. Wie zuverlässige Hebammen habt ihr mir geholfen, dieses Buch in die wirkliche Welt zu bringen. Auf dem Weg dorthin fühlte ich mich von euch stets voll und ganz unterstützt.

Auch meinen Klienten fühle ich mich zutiefst zu Dank verpflichtet. Ihnen allen danke ich dafür, daß sie mir von ganzem Herzen vertraut haben. Sie alle sind wunderbare Lehrer, die mir geholfen haben, mich als Person zu entwickeln. Und schließlich möchte ich den vielen Therapeuten danken, die mich zu ihrer Mentorin und Lehrerin gemacht haben. Ihr Engagement für ihre Klienten und ihr Wunsch, Traumata immer kompetenter zu behandeln, inspiriert mich jeden Tag und ist der Grund für meine Arbeit an diesem Buch.

# Einleitung

Viele Psychotherapeuten sind mittlerweile darin geschult, einmalige traumatische Erlebnisse zu behandeln und Posttraumatische Belastungsstörungen (PTBS) zu diagnostizieren. Doch häufig liegt bei Klienten, die zur Therapie zu uns kommen, eine umfangreiche Traumavorgeschichte vor, die in der Kindheit begonnen hat und bis ins Erwachsenenalter reicht, wobei Schichten persönlicher, relationaler, sozialer oder kultureller Verluste einander überlagern. Das Resultat ist eine Komplexe PTBS (C-PTBS), ein diagnostischer Begriff, der die Nachwirkungen wiederholter oder permanenter Traumatisierungen bezeichnet. Manchmal beginnt diese Form von Trauma schon in der frühen Kindheit, wenn die Betroffenen immer wieder Mißbrauch, Mißhandlungen oder starke Vernachlässigung erleben; allerdings kann eine C-PTBS auch durch anhaltenden sozialen Streß entstehen, beispielsweise durch rassistische Traumatisierung, durch ein Leben in Armut oder durch das Aufwachsen in einem vom Krieg zerrissenen Land.

Menschen mit einer C-PTBS fühlen sich oft von ihrem Schmerz überwältigt, und ihr Selbstempfinden kreist um das Überleben. Sie könnten ihre Verletzungen wie folgt zum Ausdruck bringen:

- »Ich wurde als Kind körperlich mißhandelt. Heute leide ich unter chronischen gesundheitlichen Problemen und Schmerzen. Manchmal hoffe ich, daß ich eines Tages im Schlaf sterbe.«
- »Im Heim meiner Familie war ich nie in Sicherheit. Ich habe mitangesehen, wie mein Vater meine Mutter immer wieder verletzt hat. In meiner ersten Erinnerung geht es darum, daß er versuchte, sie zu erwürgen. Damals war ich erst drei Jahre alt. Es war meine Aufgabe, mich um sie zu kümmern.«
- »Ich bin mit einem permanenten Gefühl der Furcht und Wut aufgewachsen. Als schwarzer Amerikaner kann ich nicht in meinem Auto fahren oder in einen Laden gehen, ohne auf der Hut zu sein. Ich muß ständig meine Umgebung im Blick behalten. Ich habe nie erlebt, was es bedeutet, sich ›sicher‹ zu fühlen.«
- »Meine Eltern haben den Holocaust überlebt. Ich kann mich noch gut an die Leere und Furcht in ihrem Blick erinnern. Sie haben alles verloren. Jetzt fühle *ich* mich verloren. Manchmal verschwinde ich einfach.«

- »Ich bin in einer Sekte aufgewachsen, in der ich sexuell mißbraucht wurde. Ich habe das nur überlebt, weil ich so getan habe, als sei ich fest in dieser Welt verwurzelt. Heute weiß ich nicht, was wahr ist, wem ich vertrauen kann oder wer ich bin.«
- »Meine Kindheit war ›schön‹, aber nie hat sich jemand die Zeit genommen, mich zu verstehen. Jetzt fühle ich mich schrecklich allein in der Welt.«
- »Ich bin in ständiger Todesangst aufgewachsen. Jetzt habe ich mein Heimatland verloren. Ich bin Flüchtling. Ich kann nie mehr nach Hause zurückkehren. Jeden Tag mache ich mir Sorgen wegen der Familie, die ich zurückgelassen habe.«

Menschen mit komplexen Traumata waren oft schon viele Jahre in Therapie. Aufgrund früherer Erlebnisse sind sie einer Therapie gegenüber oft mißtrauisch, weil sie in solchen Behandlungen mißverstanden, falsch diagnostiziert oder ihrer Symptome wegen beschuldigt wurden. Manchmal kommen sie nur widerwillig zur Therapie, mit ausgeklügelten Defensivstrategien und einer somatischen Anspannung, die sie gegen ihr unterschwelliges Entsetzen sowie gegen Hilflosigkeit und Scham panzert. Einige von ihnen sind in einem Meer chronischen Überwältigtseins gefangen. Andere können nachts nicht gut schlafen, weil sie auf wahrgenommene Bedrohungen besonders empfindlich reagieren und weil sie, um sich zu verteidigen, auf primitive Überlebensinstinkte zurückgreifen. Andere mußten ihre Verbindung zum eigenen Körper und zu ihren Emotionen völlig unterbrechen. Weil solche schützenden Verhaltensweisen für die meisten überlebensnotwendig waren, geben sie diese nicht ohne Weiteres auf.

Klienten, die anhaltende und chronische Traumatisierung überdauert haben, sind intelligent und spüren deshalb, wenn es uns als Therapeuten an Authentizität oder Echtheit fehlt. Wir müssen uns ihr Vertrauen verdienen, was sehr schwierig sein kann, insbesondere wenn sie in früheren Beziehungen Treubrüche erlebt haben. Aber wenn wir unsere Arbeit kompetent verrichten, können wir in den Genuß des Privilegs gelangen, Zeugen ihres Leidens zu werden und uns mitfühlend um ihre Verletzungen zu kümmern.

**Dieses Buch will Sie dazu anregen, bei solchen Menschen die ihnen eigene unglaubliche Stärke zu erkennen. Sie sind nicht »gebrochen«, sondern verletzt, und benötigen Empathie und Mitgefühl.** In der Empathie spiegelt sich Ihre Fähigkeit, die Sicht solcher Klienten zu verstehen und sich in ihre Lage zu versetzen. Mitgefühl bringt Ihren Wunsch zum Ausdruck, ihnen von Nutzen zu sein, indem Sie ihr Leiden verringern. Der in diesem Buch beschriebene Behandlungsansatz hilft Ihnen, zum vertrauenswürdigen Begleiter zu werden, damit Sie einen anderen Menschen auf seiner Heilungsreise unterstützen können. Therapie verbindet immer Kopf und Herz, Wissenschaft und Kunst. Ich hoffe, daß mein Buch Ihnen helfen wird, den Verbindungspunkt zwischen Intuition und evidenzbasierter Behandlung zu finden, der Ihnen ermöglicht, sich offenen Herzens diesem Transformationsprozeß zu widmen. Der hier vorgestellte Ansatz soll nicht nur Ihren Klienten helfen, sondern lädt auch Sie zur Weiterentwicklung und Veränderung ein. Tatsächlich sind ja viele von uns Therapeutinnen und Therapeuten geworden, weil wir selbst verletzt wurden. Wir mußten uns selbst auf eine Heilungsreise begeben, weil wir in unserer Kindheit oder in anderen Lebensphasen verletzt wurden. Werden diese Verletzungen ignoriert, kann unser eigenes Trauma unsere Arbeit mit Klienten negativ beeinflussen. Wurde jedoch an solchen Erlebnissen gearbeitet, können sie zur Grundlage der mitfühlenden Präsenz werden, die wir unseren Klienten anbieten.

Die hier vorgestellten integrativen, Körper und Geist einschließenden Strategien ermöglichen Ihnen effektive Arbeit mit Klienten, die zahlreiche Traumata erlebt haben und über längere Zeit traumatisiert wurden. Den beschriebenen Strategien liegt ein Ansatz der Traumabehandlung zugrunde, der stärkenbasiert und resilienzorientiert ist. Ein stärkenbasierter Ansatz nutzt unsere angeborene Fähigkeit, von einem Trauma zu genesen, wenn wir über ausreichenden Zugang zu Ressourcen und Unterstützung verfügen. Ein resilienzorientierter Ansatz beruht auf der Annahme, daß jedem Menschen ein Drang zur Ganzheit wesenseigen ist, sofern ihm die dazu erforderlichen Ressourcen zur Verfügung stehen. In diesem Buch werden Sie wichtige heilungsfördernde Übungen der relationalen Therapie, des Geist-Körper-Gewahrseins, der Arbeit an Persönlichkeitsanteilen (Teilearbeit), der Kognitiv-Behavioralen Therapie (KBT), des EMDR (*Eye Movement Desensitization and Reprocessing*), der somatischen Psychologie und der Komplementär- und Alternativmedizin (KAM) kennenlernen. **Das Buch leitet zur Integration der genannten Behandlungsmodalitäten in die Arbeit mit Traumatisierten an. Ich empfehle Ihnen aber trotzdem, sich um Weiterbildungen, Konsultationen oder Supervision bezüglich der beschriebenen Ansätze zu bemühen, sofern Sie für deren Anwendung in der klinischen Praxis noch keine Qualifikation erworben haben.**

**Kapitel 1** beginnt mit der Unterscheidung einer C-PTBS-Diagnose von herkömmlicher PTBS und von anderen Diagnosen wie Affektiven Störungen, Angststörungen, Persönlichkeitsstörungen und Dissoziativen Störungen. Außerdem wird die Ätiologie der C-PTBS darin untersucht, wobei entwicklungsbezogenen und soziokulturellen Kontexten besondere Aufmerksamkeit gewidmet wird. Beispielsweise untersuche ich, welche Bedeutung die frühe Kindheit für Klienten hat, wobei ich auch die Wirkung chronischer sozialer Isolation durch Diskriminierung aufgrund ethnischer

Wurzeln, des biologischen Geschlechts, der Geschlechtsidentität, der Religion, des Alters oder der Arbeitsfähigkeit prüfe. Weiterhin befaßt sich dieses erste Kapitel damit, wie man die Diagnose und Beurteilung von Symptomen handhaben sollte und wie man ein Fundament von Sicherheit schaffen kann.

**Kapitel 2** erläutert die theoretischen Grundlagen des hier vorgestellten integrativen, Geist und Körper einbeziehenden Ansatzes, basierend auf der Common-Factors-Forschung (Wampold 2015), den phasenorientierten Behandlungsempfehlungen für C-PTBS (Courtois & Ford 2009; Herman 1997/2003; Schwartz 2016/2018) und der Neurophysiologie der Arbeit an der Genesung von Traumata (van der Kolk 2014/2015). Ich untersuche, warum der traditionelle Ansatz für die Behandlung einer PTBS – das direkte Anvisieren traumatischer Erinnerungen – bei Klienten mit einer C-PTBS versagen kann, und ich beschäftige mich mit Behandlungsmodifikationen.

**Kapitel 3** beschreibt aus der Perspektive der Polyvagal-Theorie, wie chronischer traumatischer Streß auf das Nervensystem wirkt (Porges 2011/2010). Weil die C-PTBS mit einer Dysregulation des Autonomen Nervensystems (ANS) verbunden ist, konzentrieren sich die Übungen in diesem Kapitel darauf, Hyper- und Hypoarousalsymptome zu identifizieren und das System für soziale Verbundenheit der Klienten zu stärken, was ihrem Gefühl eigener Sicherheit und Verbundenheit zugute kommt.

**Kapitel 4** konzentriert sich auf die Rolle der therapeutischen Beziehung bei der Behandlung komplexer Traumata. Der beste Prädiktor für bedeutsame Veränderungen bei Klienten mit einer C-PTBS ist die Qualität der therapeutischen Allianz (Pearlman & Courtois 2005). Im übrigen ist die Co-Regulation eine Vorstufe der Entwicklung der Selbstregulation (Schore 2019). Von einem anderen Menschen verstanden und bedingungslos akzeptiert zu werden stärkt unsere Fähigkeit, uns in einem liebevollen und mitfühlenden Zustand wohlzufühlen. Als Therapeuten müssen wir uns um unsere eigenen relationalen Verletzungen und Bindungsverletzungen kümmern, denn wenn wir dies nicht tun, können sie unsere Arbeit mit Klienten ungünstig beeinflussen. Bei den in diesem Kapitel beschriebenen Übungen steht die Co-Regulation im Zentrum, und sie sollen Ihnen als dem Therapeuten helfen, Beziehungsdynamiken in der therapeutischen Beziehung zu erforschen, die Unbehagen, Angst oder Unsicherheit hervorrufen.

**Kapitel 5** befaßt sich mit einem körperbasierten Zugang zur Achtsamkeit, insofern es hier um die Entwicklung eines ganzheitlichen inneren Empfindens *(felt sense)* geht, das sowohl den Therapeuten als auch den Klienten im gegenwärtigen Augenblick zu verwurzeln vermag. Wie im vorigen Kapitel sind auch in diesem die Übungen nicht nur für Klienten gedacht, sondern sollen auch uns Therapeuten bei der Entwicklung achtsamer Verkörperung helfen. Dies fördert die Kongruenz zwischen unseren verbalen Äußerungen und unserer Körpersprache und macht uns unseren Klienten gegenüber vertrauenswürdiger. Auf dieser Grundlage können wir die Klienten dazu anleiten, ein stärkeres körperbasiertes Selbstgewahrsein zu entwickeln, was ihnen hilft, ihre Toleranz bezüglich belastender Emotionen und mit diesen einhergehender somatischer Empfindungen zu verbessern.

**Kapitel 6** bezieht die Arbeit an Persönlichkeitsanteilen auf die C-PTBS-Behandlung, wobei dissoziativen Symptomen besondere Aufmerksamkeit gilt. Das Kapitel stellt ein integratives Modell der Teilearbeit vor, das Klienten hilft, ihre verschiedenen Anteile zu identifizieren und ihr Gewahrsein derselben zu intensivieren, ihr Erwachsenen-Ich zu verankern, sich von einem Anteil zu separieren, Verbündete für einen bestimmten Anteil zu kreieren und ein verschollenes Erlebnis zu rekonstruieren. Die in diesem Kapitel beschriebenen Übungen sollen Klienten helfen, Mitgefühl zu entwickeln, und ihnen so ermöglichen, sich sorgsamer ihrer schmerzhaften Vergangenheit zuzuwenden.

**Kapitel 7** zielt aus der Sicht der somatischen Psychologie auf die Rolle des Körpers bei der Traumabehandlung. Für viele Menschen mit einer C-PTBS ist es anfangs unangenehm, an der Entwicklung von Körpergewahrsein zu arbeiten, weil es ihnen schwerfällt, bei ihren Empfindungen präsent zu bleiben; dies ist darauf zurückzuführen, daß sie sich entweder überflutet und überwältigt oder empfindungstaub und unverbunden fühlen. Im Sinne eines phasenorientierten Ansatzes therapeutischer Arbeit bietet die somatische Psychologie Ressourcen, die bei unseren Klienten das ganzheitliche innere Empfinden von Sicherheit zu stärken vermögen. Sobald diese Ressourcen verfügbar sind, kann das Gewahrsein somatischer Anspannung die Klienten dazu bringen, die Heilkraft der Bewegung zu nutzen, was der Heilung traumatischer Verletzungen und der Stärkung der Klienten in der Gegenwart zugute kommen kann.

**Kapitel 8** befaßt sich mit der Verarbeitung von Erinnerungen im Sinne der Kognitiv-Behavioralen Therapie und der EMDR-Therapie. Dabei geht es um das gezielte Reflektieren über eine traumatische Erinnerung in einer vertrauenswürdigen und sicheren Umgebung. Auf diese Weise ermöglichen wir den Klienten, sich mit der Vergangenheit auseinanderzusetzen und zugleich neue positive Informationen aufzunehmen, die das mit traumatischen Erinnerungen verbundene Gefühl der Bedrohung verringern. Wird dieses Modell bei der Behandlung von Klienten mit C-PTBS und dissoziativen Symptomen angewendet, beinhaltet es die Entwicklung positiver Ressourcen, das Reflektieren über traumatische Ereignisse unter Nutzung kognitiver Neueinschätzungen und das Reprozessieren traumatischer Erinnerungen unter Verwendung von Strategien dualer Wahrnehmung in einer sicheren Umgebung.

**Kapitel 9** beschreibt die Nutzung von Methoden der Komplementär- und Alternativmedizin für die Traumaheilung, wobei Körperarbeit, Ernährungstherapie, Akupunktur und Yoga wichtige Rollen spielen. Das Kapitel untersucht, wie es sich auswirkt, wenn man Klienten hilft, sich ein ganzheitlich orientiertes Helfer-Team zusammenzustellen, um auf die Nachwirkungen von Traumata sowohl auf der mentalen als auch auf der körperlichen Ebene einzuwirken. Die Übungen in diesem Kapitel helfen Ihnen und Ihren Klienten, Ziele für die Gesundheitspflege zu formulieren und Hindernisse zu beseitigen, die Ihre Klienten davon abhalten könnten, ihren Körper zu trainieren, gesund zu essen oder regelmäßig Entspannungstechniken zu nutzen. Außerdem erlernen Sie einige yogabasierte Interventionen, die sich leicht in Ihre psychotherapeutische Arbeit integrieren lassen.

**Kapitel 10** schließlich befaßt sich mit der dritten Phase der Traumagenesungsarbeit: damit, Klienten zu helfen, noch verbliebene Gefühle der Wut, des Grolls und der Traurigkeit durchzuarbeiten, damit sie neue Hoffnung auf die Zukunft entwickeln können. Dieses Abschlußkapitel berührt Themen wie Sinnfindung, Resilienz und posttraumatische Entwicklung.

Nachdem Sie nun wissen, was Sie in diesem Buch erwartet, möchte ich Sie bitten, ein wenig innezuhalten und über Ihre eigene Arbeit mit Klienten nachzudenken. Es erfordert einiges an Mut, mit Menschen, die unter einem Trauma gelitten haben, therapeutisch zu arbeiten. Um dies zu können, müssen Sie bereit sein, sich mit menschlichem Leid zu konfrontieren, und dies erfordert oft die Konfrontation mit eigenen Ängsten und eigenen noch offenen Wunden. Die Arbeit mit traumatisierten Menschen ist zweifellos nicht leicht, und es ist wichtig, daß Sie lernen, sich ihr zu nähern, ohne sich dadurch selbst zu traumatisieren. Sie können erreichen, daß Sie selbst und Ihre Klienten nach einer solchen Therapie stärker und resilienter sind.

Sicherlich werden Sie wie alle Therapeuten Augenblicke erleben, in denen Sie mit bestimmten Klienten nicht weiterkommen. Wahrscheinlich gab es auch Situationen, in denen Sie das Gefühl hatten, durch nichts, was Sie taten, irgendeine Wirkung erzielen zu können. So frustrierend solche Erlebnisse sein mögen, sind sie doch bei der Arbeit mit wiederholt Traumatisierten, die unter starken interpersonalen Verletzungen oder Enttäuschungen gelitten haben, normal. In solchen Situationen ist Unterstützung wichtig, die Ihnen hilft, über erlebte Schwierigkeiten zu reflektieren. Wahrscheinlich erinnern Sie sich an schwierige Fälle, über die Sie mit einem Supervisor gesprochen und dabei neue Perspektiven und Möglichkeiten entdeckt haben, einen Klienten aus einer Sackgasse zu führen. Dieses Buch kann zwar keine Supervision ersetzen, aber ich hoffe, daß Sie die darin enthaltenen Ratschläge als eine Art Tutorium verstehen, das Sie unterstützt, während Sie Ihre Klienten in ihre schmerzhafte traumatische Vergangenheit geleiten.

*Sie werden im gesamten Buch heilungsfördernde Übungen, Anregungen zur Reflexion und klinische Ressourcen finden, die Sie kopieren können.*

# 1 Traumata und Komplexe PTBS verstehen

IRGENDWANN in unserem Leben werden wir alle mit schwierigen Situationen und anderen Widrigkeiten konfrontiert. Die Auseinandersetzung mit traumatischen Ereignissen scheint ein fester Bestandteil des menschlichen Lebens zu sein. Etwa neunzig Prozent aller Menschen erleben mindestens einmal ein traumatisches Ereignis, und viele werden mehrmals mit traumatisierenden Situationen konfrontiert (Kilpatrick et al. 2013). Natürlich entwickelt nicht jeder Mensch, der ein Trauma erlebt hat, eine PTBS. Viele, die mit Widrigkeiten konfrontiert werden, erweisen sich als erstaunlich resilient. Doch um uns von schwierigen Ereignissen regenerieren zu können, brauchen wir Unterstützung in Form einer liebevollen Familie oder eines anderen fürsorglichen Mitglieds der Gemeinschaft, in der wir leben, eines anderen Menschen, dem unser Wohl am Herzen liegt (Matheson 2016). Beispielsweise sind Kinder gegenüber dem durch Armut entstehenden chronischen Streß resilienter, wenn es in ihrem Umfeld zumindest einen fürsorglichen Erwachsenen gibt, der sie beschützt (Haggerty et al. 1996). Mit jemandem reden zu können hilft uns bei der Verarbeitung unserer traumatische Erlebnisse betreffenden Gedanken und Empfindungen und vermittelt uns außerdem das Gefühl, wichtig genommen zu werden.

Wenn Menschen niemanden haben, der dem, was in ihnen vor sich geht, mitfühlendes Verständnis entgegenbringt, entwickeln sie wesentlich häufiger eine PTBS. Wachsen Kinder beispielsweise bei einer desinteressierten und emotional eher unzugänglichen primären Bezugsperson auf, wird ihr Bedürfnis, akzeptiert, geliebt und verstanden zu werden, nicht ausreichend erfüllt. Und wenn Kinder ständig mißhandelt oder mißbraucht werden und solch einer Situation nicht entfliehen können, verharren sie über lange Zeit in Zuständen der Furcht oder Hilflosigkeit. Durch solche frühen Kindheitserlebnisse kann erlernte Hilflosigkeit entstehen, die Betroffenen können den Glauben an ihre Handlungsfähigkeit verlieren, und dies kann sie bis ins Erwachsenenalter verfolgen und die erlernte Hilflosigkeit bei ihnen lebenslang perpetuieren, verbunden mit dem Gefühl, keinen nennenswerten Einfluß auf ihr Leben zu haben.

Abgesehen von den genannten Ursprüngen einer C-PTBS in der Kindheit werden einige Menschen später im Leben wiederholt oder sogar chronisch von Traumata heimgesucht, beispielsweise in Form von häuslicher Gewalt, längerer Gefangenschaft, systemischem Rassismus oder einer Flucht. Nehmen wir beispielsweise an, eine Frau wird von ihrem Mann ständig schikaniert und verbal mißhandelt. Sie fürchtet sich jedoch davor, ihn zu verlassen, weil sie sich nicht in der Lage fühlt, allein für ihren Lebensunterhalt zu sorgen, und versucht deshalb, mit der tagtäglichen Bedrohung irgendwie fertig zu werden, mit der Folge, daß sie ihre Furcht vor ihrem Mann und ihr Mißtrauen ihm gegenüber auf alle Männer überträgt. Oder stellen wir uns die Situation eines Amerikaners arabischer Herkunft vor, der nach den 9/11-Terroranschlägen jahrelang angegriffen wurde und der aufgrund seines arabischen Aussehens sein Leben in ständiger Furcht verbracht hat. Er weiß nicht, wem er vertrauen kann, und hat nicht das Gefühl, in das Land, in dem er lebt, hineinzupassen, obwohl er in den Vereinigten Staaten geboren wurde und diese seine Heimat nennt. Die Gefahr einer C-PTBS-Erkrankung nimmt deutlich zu, wenn es unmöglich ist, einem Trauma zu entkommen, und wenn es den betroffenen Menschen an äußeren Unterstützungssystemen fehlt.

Ich werde mich in diesem Kapitel mit den Symptomen von akutem traumatischem Streß, von PTBS infolge einmaliger traumatischer Ereignisse und von C-PTBS beschäftigen. Außerdem werde ich die diagnostischen Unterschiede zwischen C-PTBS und anderen Störungen erläutern, wobei ich auch darauf eingehen werde, daß diese und andere Diagnosen manchmal gleichzeitig vorliegen. Weiterhin werde ich mich damit beschäftigen, wie man in einem Fallkonzept sozialen und kulturellen Faktoren Rechnung tragen kann. Weil es bei der Traumaarbeit oberste Priorität hat, eine Atmosphäre der Sicherheit zu schaffen, werden in diesem Kapitel zwei heilungfördernde Übungen beschrieben, die auf die Schaffung einer Atmosphäre relationaler Sicherheit abzielen und die Ihren Klienten das Konzept des Toleranzfensters vermitteln. Diese Übungen erleichtern es Ihren Klienten, mit Ihnen zusammen an der Förderung ihrer Gesundheit zu arbeiten. Und schließlich sollten sich auf die Behandlung komplexer Traumata spezialisierte Therapeuten über die mögliche Wirkung ihrer Arbeit auf ihre eigene psychische, emotionale und körperliche Gesundheit im klaren sein. Deshalb bietet das Kapitel auch eine Gelegenheit zur Reflexion über Ihre persönliche Situation, die Ihnen zu den Ressourcen verhelfen will, die Ihnen ermöglichen, Ihren Klienten beizustehen, wenn diese Hilflosigkeit, Verzweiflung, Ungewißheit, Enttäuschung und Verluste erleben.

## Akute Streßreaktion

Als *akute Streßreaktion* werden die psychologischen und physiologischen Reaktionen bezeichnet, die nach einem traumatischen Erlebnis auftreten. In solchen Situationen und danach werden die meisten Menschen von Empfindungen und Gefühlen wie Verwirrung, Traurigkeit, Furcht, Angst, Panik, Reizbarkeit, Erregung, Wut und Verzweiflung heimgesucht. Außerdem treten häufig körperliche Symptome auf, darunter eine Beschleunigung der Herzfrequenz, Schwitzen, Zittrigkeit, Übelkeit und Schwindelgefühle. Die Reaktionen bleiben in der Regel etwa zwei bis vier Wochen bestehen. So beunruhigend solche Symptome ohnehin schon sein mögen, können wir die Probleme als Therapeuten leicht noch verstärken, wenn wir uns die Befürchtungen unserer Klienten bezüglich ihrer Emotionen und Empfindungen zu allem Überfluß auch noch selbst zu eigen machen. Deshalb sollten wir den Klienten versichern, daß Symptome dieser Art normal und zu erwarten sind. Die jüngste Ausgabe der *International Classification of Diseases* (ICD-11, WHO 2018) hat nicht nur die Akute Streßstörung in »akute Streßreaktion« umbenannt, sondern ihre Beschreibung wurde außerdem aus dem Teil des Buches, der psychische Störungen beschreibt, in den Teil, in dem es um »die Gesundheit beeinflussende Faktoren« geht, verschoben. Dies soll das Erleben emotionaler Belastungen nach einem stark traumatisierenden Ereignis entpathologisieren.

## Posttraumatische Belastungsstörung

Akute Reaktionen auf Streß sind zwar normal, aber die physischen und psychischen Nachwirkungen von Traumata können sich zu Symptomen entwickeln, die über längere Zeit bestehen bleiben. Dazu kommt es in der Regel, wenn das Ereignis das Überleben der Betroffenen gefährdet und ihre Bewältigungsfähigkeiten überfordert. Das traumatische Erlebnis kann dann zur Entstehung einer PTBS führen.

Die PTBS-Symptome lassen sich drei Kategorien zuordnen: Wiedererleben, Vermeiden und anhaltende Wahrnehmung akuter Bedrohung. Symptome des Wiedererlebens, die auch invasive oder intrusive Symptome genannt werden, beeinträchtigen unsere Klienten hinsichtlich ihrer Fähigkeit, sich sicher und entspannt zu fühlen. **Traumatische Ereignisse werden in diesem Fall nicht nur erinnert, sondern so wiedererlebt, als würden sie immer noch stattfinden.** Manchmal nehmen diese Symptome die Form von lebhaften Bildvorstellungen, Albträumen oder Flashbacks an, verbunden mit starken Emotionen und beunruhigenden Empfindungen. In anderen Fällen betrifft das Wiedererleben Ereignisse in der präverbalen Kindheit, die nicht mit klaren Bildvorstellungen oder anderweitigen Erinnerungen verbunden sind. Deshalb berichten Klienten manchmal, sie fühlten sich von Emotionen und Empfindungen unbekannter Verursachung überflutet, oder sie leiden unter somatischen Symptomen wie chronischen Schmerzen und anderen körperlichen Beschwerden, die unter Streß stärker werden.

**Vermeidungssymptome sind Verhaltensweisen, mit deren Hilfe Menschen Dinge, die sie an ein Trauma erinnern, verdrängen.** Beispielsweise können sie äußere Phänomene wie bestimmte Orte, Aktivitäten oder Menschen vermeiden, weil diese sie an ein traumatisches Erlebnis erinnern. Sie können aber auch innere Phänomene vermeiden, die sie an ein erlebtes Trauma erinnern, beispielsweise mit einem Trauma verbundene Gedanken, Erinnerungen, Emotionen oder Empfindungen. Manchmal leugnen Traumatisierte auch, daß ein bestimmtes belastendes Ereignis jemals stattgefunden hat, sie unterdrücken ihre Gefühle oder stellen ihren Schmerz als unbedeutend hin. Einige Klienten nehmen zum Substanzmißbrauch, zum emotionsgesteuerten Essen oder zu übermäßigem Körpertraining Zuflucht, um ihrem Schmerz zu entgehen. Auch weit verbreitete und sozial akzeptierte Verhaltensweisen wie permanente Geschäftigkeit, Überarbeitung, starker Fernsehkonsum und extrem langes Schlafen können als Vermeidungsverhalten genutzt werden.

Die dritte Art von Symptomen, die anhaltende Wahrnehmung akuter Gefahr, zeigt, daß die Betroffenen **einen ungewöhnlich starken Schreckreflex haben oder hypervigilant sind, weshalb sie glauben, ständig auf der Hut sein zu müssen oder ihrer Umgebung gegenüber extrem sensibilisiert sind.** Sie nehmen dann die Körpersprache ihrer Mitmenschen, ihren Gesichtsausdruck und den Klang ihrer Stimme außergewöhnlich stark wahr. Manchmal versuchen sie auch, durch sehr kontrollierte Verhaltensweisen mit ihrem Erleben fertig zu werden, beispielsweise indem sie im Behandlungsraum grundsätzlich in der Nähe der Tür sitzen oder häufig auf die Uhr schauen.

Weiterhin gibt es einen dissoziativen Subtypus der PTBS. Im Gegensatz zur traditionellen PTBS-Diagnose, bei der Hyperarousal-Symptome im Vordergrund stehen, sind für den dissoziativen Subtypus Symptome wie Hypoarousal, Dissoziation, emotionale Taubheitsempfindungen, Depersonalisation und Derealisation charakteristisch. Die Klienten berichten dann manchmal über das Gefühl, die Verbindung zu ihrem Körper verloren zu haben, als wäre ihr Körper oder die Welt, die sie umgibt, irreal oder surreal. Manchmal haben sie auch das Gefühl, in einem Zustand der Betäubung oder einem Nebel zu leben, der nicht medikamentös verursacht ist.

Anders als hypervigilante Klienten neigen diejenigen mit dissoziativen Symptomen in gefährlichen Situationen dazu, unzureichend zu reagieren, oder sie haben das Gefühl zu erstarren. Weil sie nichts unternehmen, um sich zu schützen, kann es zu einer Retraumatisierung kommen. Wenn eine Klientin sich beispielsweise über furchtbedingte sensorische Empfindungen nicht im klaren ist, die durch ihre Erfahrungen mit einem gefährlichen Dating-Partner entstanden sind, kann dies sie für sexuelle Übergriffe anfällig machen oder sie dazu bringen, länger in einer dysfunktionalen Beziehung zu verharren. Auch können sich Klienten mit dissoziativen Symptomen oft erheblich schwerer an Einzelheiten traumatischer Erlebnisse erinnern. Sie entwickeln dann manchmal komplexe innere Systeme mit Persönlichkeitsanteilen, die bestimmte mit dem traumatischen Ereignis zusammenhängende Erinnerungen und Emotionen bewahren, sowie Anteilen, die hauptsächlich die Aufgabe haben, die Verbindung zum Schmerz zu unterbrechen.

PTBS wird generell eher zu selten diagnostiziert (da Silva et al. 2018). Etwa acht bis zehn Prozent der Menschen, die sich um eine psychotherapeutische Beratung oder Behandlung bemühen, erhalten eine PTBS-Diagnose; allerdings wird vermutet, daß bei weiteren fünfzehn Prozent ebenfalls eine PTBS vorliegt (Lewis et al. 2018). Es gibt viele unentdeckte PTBS-Fälle unter Klienten, die sich wegen anderer primärer Diagnosen in Behandlung begeben, weil die behandelnden Kliniker es versäumen, in ihren klinischen Unterlagen eine Traumavorgeschichte der Betreffenden zu dokumentieren (Zammit et al. 2018). Darüber hinaus besteht bei vielen Klienten eine »unterschwellige« PTBS, was bedeutet, daß sie die diagnostischen Kriterien für diese Störung nur teilweise erfüllen. Ungeachtet dessen berichten diese Menschen über eine beeinträchtigte soziale und berufliche Funktionsfähigkeit infolge ihres Traumas, und sie würden von einer auf ihre Symptome zielenden Behandlung zweifellos profitieren (Franklin et al. 2018). Angesichts der gewaltigen historischen Vorbelastung bezüglich Rassismus und Diskriminierung in den USA wie auf der ganzen Welt ist es kaum überraschend, daß die Zahl der PTBS-Fälle unter Latinos, Afroamerikanern und amerikanischen Ureinwohnern höher liegt (APA 2013).

## C-PTBS

**Im Gegensatz zu PTBS-Fällen infolge einmaliger traumatischer Erlebnisse entsteht C-PTBS durch wiederholte oder permanente Konfrontation mit extrem bedrohlichen Ereignissen, denen zu entkommen unmöglich ist.** C-PTBS wird mit längerem Anhalten und höherer Intensität von traumatischem Streß in Verbindung gebracht. Zu den Situationen, die eine komplexe Traumatisierung verursachen können, zählen Folter, länger anhaltende häusliche Gewalt, längere Gefangenschaft, chronische Diskriminierung, Genozid und die permanente Notlage von Menschen, die als Flüchtlinge von ihren Familien getrennt und ihrem Heimatland fern sind.

C-PTBS kann auch durch eine Entwicklungsbezogene Traumafolgestörung entstehen, die durch sexuellen Mißbrauch in der Kindheit, körperliche Mißhandlung, Vernachlässigung und das Miterleben häuslicher Gewalt sowie durch den Kontakt mit einem Elternteil, bei dem eine unbehandelte psychische Krankheit besteht oder der unter Alkohol- oder Substanzabhängigkeit leidet, verursacht worden ist.

Kinder mit Lernschwächen scheinen leichter zu Opfern von Mißbrauch oder Mißhandlungen zu werden, weshalb auch die Entstehung einer C-PTBS bei ihnen wahrscheinlicher ist. So ergab eine Studie eine starke Korrelation zwischen Dyslexie und körperlichen Mißhandlungen, die 35 Prozent der Untersuchten vor dem Alter von 18 Jahren erlebt hatten (Fuller-Thompson & Hooper 2014). Möglicherweise handelt es sich hier sogar um eine bidirektionale Korrelation, insofern Eltern, die durch die kognitiven Eigenarten ihres Kindes oder seine Impulsivität getriggert werden, zu Mißhandlungen neigen, weshalb die Kinder durch permanenten Streß zu Hause stärker in Gefahr sind, Lernstörungen zu entwickeln. Insofern können wir uns eine Art Teufelskreis vorstellen, in dem Eltern und Kinder in einer sich wechselseitig verstärkenden Dysregulation aufeinander reagieren.

Auch der Entstehungszeitpunkt einer Entwicklungsbezogenen Traumafolgestörung scheint von Bedeutung zu sein. Kinder durchlaufen wichtige Entwicklungsperioden, in denen sie für die möglichen Auswirkungen eines Traumas anfälliger sind. Eine dieser Perioden liegt in den ersten drei Lebensjahren, in denen die Säuglinge und Kleinkinder eine Bindungsbeziehung entwickeln. Erlebt ein Säugling seine Umgebung als beängstigend, unvorhersehbar, bedrohlich oder ihm gegenüber gleichgültig, kann er keine sichere Bindung zu einer primären Bezugsperson entwickeln. Diese ungünstige Ausgangssituation kann die Fähigkeit, ein stabiles Selbstwertgefühl zu entwickeln oder im Erwachsenenalter tragfähige Beziehungen aufzubauen, beeinträchtigen. Außerdem sind Heranwachsende sehr anfällig für Beziehungstraumata, weil sie mit den ihnen unbekannten physiologischen Veränderungen, die in diesem Entwicklungsstadium stattfinden, fertig werden müssen und weil sie die psychischen Hürden der Identitätsbildung bewältigen müssen.

Die Wirkung traumatischer Ereignisse ist stärker, wenn dabei als sekundäre Schicht Treubruch eine Rolle spielt (Courtois & Ford 2009). Ein Trauma aufgrund von Treubruch entsteht, wenn Opfer für ihr traumatisches Erlebnis verantwortlich gemacht werden, wenn andere Menschen sich mit einem Täter verbünden oder wenn Menschen aus dem Umfeld des Opfers dieses nicht schützen. Beispielsweise kann bei sexuellem Mißbrauch in der Kindheit ein Verratstrauma entstehen, wenn ein Elternteil dem Kind einzureden versucht, es habe den erlittenen Mißbrauch selbst verschuldet, weil es einfach »zu hübsch« oder »zu verführerisch« sei. Noch zusätzlich verschärft kann der Treubruch werden, wenn der andere Elternteil sich mit dem Täter verbündet und dessen Version der Geschichte glaubt, statt das Kind zu schützen. Auch im Kontext einer rassistischen oder kulturellen Traumatisierung kann ein Verratstrauma entstehen, wenn das Heimatland und dessen Regierung einem Menschen keine Sicherheit und keinen Schutz garantieren können. Beim Treubruch besteht eine stärkere Neigung zu dissoziativen Symptomen.

Manche Klienten, die in der Vergangenheit stark traumatisiert wurden, erleben in der Gegenwart permanent Streß. Das Leben in der Gegenwart spiegelt für sie die Instabilität, die sie infolge ihres Kindheitstraumas erlebt haben, und sie kommen dann oft wegen wiederholter Krisen, die sie in der Gegenwart erleben, zur Behandlung. Beispielsweise leben sie aufgrund von Obdachlosigkeit, finanziellen Problemen oder häuslicher Gewalt in permanenter Unsicherheit. Wenn sie als Flüchtlinge in ein Land gekommen sind, droht ihnen möglicherweise ständig die Abschiebung. Und wenn sie unter chronischen Schmerzen oder einer Krankheit leiden, fühlen sie sich möglicherweise von ihren Symptomen erschöpft. Diese kontextbasierten Faktoren zu verstehen ist wichtig, denn wir dürfen als Kliniker niemals annehmen, ein Klient »sollte« resilienter sein, weil dies zur Folge haben kann, daß sich der Betreffende wegen seiner Symptome beschuldigt fühlt.

## Diagnostische Kriterien für C-PTBS

Die neueste Ausgabe des ICD (WHO 2018) wurde in der Kategorie spezifisch mit Streß verbundener Störungen um die Diagnose C-PTBS ergänzt. Zu den diagnostischen Kriterien zählen die typischen Symptome einer PTBS (Wiedererleben, Vermeiden und anhaltende Wahrnehmungen einer akuten Bedrohung) sowie drei weitere Symptomkategorien: Probleme hinsichtlich der Affektregulation, negatives Selbstkonzept und Störungen des interpersonalen Austauschs (Böttche et al. 2018; McElroy et al. 2019). Wir werden uns die bei der C-PTBS hinzugekommene Symptomuntergruppe nun genauer anschauen:

- **Affektdysregulation** Chronische Traumatisierung führt oft zu einer tiefreichenden Dysregulation des *Autonomen Nervensystems* (ANS), das körperliche Funktionen wie die Herzfrequenz, den Blutdruck, die Körpertemperatur und die Atemfrequenz reguliert, ohne daß wir dessen bewußt sind. Das ANS mobilisiert entweder mit Hilfe des *Sympathischen Nervensystems* (SNS) Energie oder konserviert sie mit Hilfe des *Parasympathischen Nervensystems* (PNS). Komplexe Traumata sind mit Imbalancen des PNS und des SNS und damit assoziierten Mustern dysregulierten Affekts verbunden. Bei einigen Menschen überwiegt die

Aktivierung des SNS, was einen Hyperarousal-Zustand hervorruft, der in Form von verstärkter Reaktivität, Angst, Emotionsausbrüchen und Rage zum Ausdruck kommt. Klienten dieser Art neigen zum Ausagieren in Form von waghalsigem, impulsivem oder exzessiv riskantem oder selbstschädigendem Verhalten. Manchmal haben sie auch Schwierigkeiten damit, sich zu konzentrieren und ihre Aufmerksamkeit zu fokussieren. Bei anderen Klienten ist die PNS-Aktivität stärker, was einen Hypoarousal-Zustand fördert, der mit Hilflosigkeit, Hoffnungslosigkeit, Verzweiflung und Depression assoziiert wird. Diese Klienten wirken emotional empfindungslos, und ihre Fähigkeit, Freude zu empfinden und positive Emotionen zu haben, ist verringert. Viele Menschen wechseln zwischen Hyper- und Hypoarousal-Zuständen.

- **Negatives Selbstkonzept** Bei Menschen mit einer C-PTBS ist oft das Selbstwertgefühl gestört, und sie haben Schwierigkeiten mit der Entwicklung eines kohärenten Selbstempfindens. Manchmal werden diese Symptome als Veränderungen in den *Bedeutungssystemen* bezeichnet; damit sind Veränderungen der zentralen Überzeugungen eines Menschen, die ihn selbst, die Welt und die eigene Zukunft betreffen, gemeint. Wenn Menschen einer Situation, in der sie schlecht behandelt werden, nicht entfliehen oder einem Täter nicht entkommen können, entwickeln sie leicht das Gefühl, versagt zu haben. Dies kann zu tiefreichenden Scham- und Schuldgefühlen, zu Selbstbeschuldigungen und zu Verzweiflung führen, verbunden mit der Überzeugung, daß sie schuldig, hilflos, geschädigt, minderwertig oder sogar völlig wertlos sind. Einigen fällt es auch schwer, anderen Menschen zu vertrauen, weshalb sie manchmal bezweifeln, daß andere ihnen gütig, freundlich oder großzügig begegnen könnten. Andere erleben eine tiefe existentielle Einsamkeit oder ein Gefühl der Verzweiflung angesichts der Situation der Welt. Alle diese Gefühle können das Sinnempfinden oder die Hoffnung auf eine positive Zukunft beeinträchtigen.

- **Störungen des interpersonalen Austauschs** Hat ein Mensch in der Vergangenheit ein komplexes Trauma und insbesondere ein interpersonales Trauma erlebt, kann dies die Fähigkeit, eine Vertrauensbeziehung zu anderen Menschen zu entwickeln, stark beeinträchtigen. Furcht vor Verrat, Mißbrauch oder Mißhandlungen und Verlassenwerden können in Beziehungen Muster des Vermeidens oder der ungesunden Abhängigkeit von anderen stärken. Solche Strukturen schwächen die Fähigkeit, gesunde und auf wechselseitigem Austausch basierende Beziehungen aufzubauen und zu erhalten.

Die beschriebenen C-PTBS-Symptome spiegeln die Wirkung von Traumata auf das mentale und emotionale Wohl von Klienten. Wir müssen uns aber auch mit dem starken Einfluß von Traumata auf die körperliche Gesundheit beschäftigen. Die berühmte ACE-Studie *(Adverse Childhood Experiences)* hat gezeigt, daß Menschen, die in ihrer Kindheit ein Trauma erlebt haben, für ein ganzes Spektrum von chronischen Schmerzen und körperlichen Krankheiten besonders anfällig sind (Felitti et al. 1998). Die vom Gesundheitsdienstleister *Kaiser Permanente* und von den *Centers for Disease Control and Prevention* durchgeführte ACE-Studie erfaßte die Berichte von mehr als 17 000 Patienten über nachteilige Kindheitserlebnisse, etwa Mißbrauch, Mißhandlung, Miterleben häuslicher Gewalt und das Aufwachsen in einem dysfunktionalen Haushalt, dessen Atmosphäre durch die Scheidung der Eltern, psychische Krankheiten, Substanzkonsum oder durch Gefängnisaufenthalte eines Elternteils geprägt wurde. Wie die Forscher feststellten, steht die Zahl der nachteiligen Kindheitserlebnisse in Korrelation zu einer Vielzahl schädlicher psychischer und physischer Auswirkungen auf die Gesundheit später im Leben. Insbesondere ein ACE-Wert von vier oder höher wies auf eine signifikant erhöhte Gefahr der Entstehung einer Depression, von Substanzmißbrauch, Suizidalität, Fettleibigkeit, Herzerkrankungen, Krebs sowie von Lungen- und Leberkrankheiten hin.

## Einschätzung einer C-PTBS

Eine C-PTBS zu diagnostizieren wird in der Regel als schwierig angesehen, teilweise weil diese Diagnose erst vor relativ kurzer Zeit definiert und von der PTBS und einer Borderline-Persönlichkeitsstörung unterschieden wurde (Coitre et al. 2014). Eine zutreffende Diagnose zu erstellen kann auch deshalb sehr schwer sein, weil die Symptome einer C-PTBS denjenigen anderer Störungen manchmal stark ähneln können; dies gilt unter anderem für die Major-Depression, die bipolare Störung, die generalisierte Angststörung, die Panikstörung, die Zwangsstörung, Eßstörungen, Lernschwächen, ADHS, Substanzmißbrauchstörungen, dissoziative Störungen, Konversionsstörungen und psychotische Störungen.

**Deshalb sollten wir uns bei jeder Beurteilung des Vorliegens einer C-PTBS genügend Zeit nehmen, um die Symptome unserer Klienten im Kontext früherer traumatischer Erlebnisse und aktuell wirkender Stressoren genau zu verstehen.** Oft wurden solche Klienten mißverstanden, fehldiagnostiziert oder inadäquat medikamentös behandelt. Weil sie sich unserer Fürsorge anvertrauen, müssen wir schon beim ersten Zusammentreffen mit ihnen Informationen über ihr Leben und ihre

Vorgeschichte sammeln und dabei sensibel und sehr sorgfältig vorgehen. Es reicht nicht aus, das Vorliegen der sechs Arten von C-PTBS-Symptomen zu überprüfen; wir müssen uns vielmehr auch mit eventuell vorhandenen dissoziativen Symptomen befassen (z. B. mit Depersonalisation und Derealisation), um festzustellen, ob eine komorbide dissoziative Störung besteht. Auch die eventuelle Existenz einer komorbiden Persönlichkeitsstörung muß abgeklärt werden.

Wichtig ist weiterhin, beim Reflektieren über die Traumavorgeschichte eines Klienten soziale, entwicklungsbezogene und kulturelle Faktoren zu berücksichtigen. Beispielsweise ist es von Bedeutung, ob ein Klient in Armut, ohne ausreichende medizinische Versorgung oder ohne gesunde Ernährung aufgewachsen ist. Auch wollen wir wissen, ob unsere Klienten unter rassistischer Unterdrückung, Diskriminierung, Schikane oder Bedrohung gelitten haben. Falls Sie mit Flüchtlingen arbeiten, müssen Sie unbedingt herausfinden, ob und wie diese Menschen von Mitmenschen verraten wurden. Sie können Zustände völliger Hilflosigkeit und Machtlosigkeit und infolge dessen die Erschöpfung ihrer psychischen und emotionalen Ressourcen erlebt haben. Solchen Klienten erscheint es manchmal als nahezu unmöglich, das Gefühl, Mensch zu sein, aufrechtzuerhalten oder darauf zu vertrauen, daß sich ihr Tun positiv auf den weiteren Verlauf ihres Lebens auswirken könnte (Ehlers, Maercker & Boos 2000). Erlebnisse dieser Art können sich auf die Fähigkeit, anderen oder der Welt ganz generell vertrauensvoll zu begegnen, katastrophal auswirken (Matheson 2016).

Die Einbeziehung der sozialen, entwicklungsbezogenen und kulturellen Kontexte von Klienten in die Arbeit an einem Fallkonzept bewahrt uns davor, die Betroffenen unabsichtlich für die Entstehung ihrer Symptome verantwortlich zu machen. **Wir müssen anerkennen, daß die dem Selbstschutz dienenden Defensivreaktionen von Klienten für deren Gesundheit und Wohlbefinden weiterhin erforderlich sein können.** Wenn wir ein Behandlungsziel festlegen, um Klienten zu helfen, das Gefühl eigener Sicherheit oder ihr Vertrauen wiederherzustellen, ohne daß wir systemische Probleme in die Betrachtung einbeziehen, können wir Schaden anrichten. Nehmen wir beispielsweise an, eine Frau, die unter Ängsten und Schlafstörungen leidet, wird an ihrem Arbeitsplatz von ihrem Chef seit über einem Jahr drangsaliert. Als alleinerziehende Mutter kann sie es sich nicht leisten, ihre Arbeit zu verlieren. In diesem Kontext sind ihre Angst und ihr Mißtrauen angesichts der permanenten Drangsalierung, an der sie nichts ändern kann, verständlich. Behandeln wir in solch einem Fall die furchtbasierten Symptome, ohne die kontextuellen Besonderheiten zu berücksichtigen, fühlt sich die Klientin zwangsläufig mißverstanden. Deshalb sollten wir bei der Arbeit mit Klienten, die aktuell schlecht behandelt oder diskriminiert werden, stets die situativen Besonderheiten berücksichtigen, insbesondere wenn die im konkreten Fall relevanten rassistischen, klassenbezogenen oder religiösen Voreingenommenheiten im Lebensumfeld der Klienten nicht angesprochen wurden.

Aufgrund der Bedeutung eines stärkenbasierten und resilienzorientierten Behandlungsansatzes ist auch eine gründliche Untersuchung auf existierende schützende Faktoren hin wichtig. Viele Menschen mit einer C-PTBS haben nicht nur unter Vernachlässigung, Mißhandlungen, Mißbrauch oder ständigen Bedrohungen gelitten, sondern ihnen fehlten auch schützende Faktoren, welche die nachteilige Wirkung negativer Einflüsse zumindest hätten verringern können. Wie bereits erwähnt, ist einer der wichtigsten schützenden Faktoren bei frühkindlicher Traumatisierung die Existenz einer unterstützenden Einzelperson oder Gemeinschaft, die das Kind in seiner schwierigen Lage verstanden, genährt und geschützt hat. Weitere schützend wirkende Faktoren sind die Teilnahme an Aktivitäten außerhalb der Familie und das Entwickeln positiver Beziehungen zu Gleichaltrigen. Schützende Faktoren können Klienten auch im Erwachsenenalter noch akkumulieren, indem sie Gefühle der eigenen Stärke und des Erfolgs erleben und indem sie von Mitgefühl geprägte Beziehungen aufbauen. Solche positiven Erlebnisse ermöglichen die Entstehung einer »erworbenen sicheren Bindung«, womit jene erlernbare Sicherheit gemeint ist, die Menschen im Erwachsenenalter auch dann noch erlangen können, wenn ihre primären Bezugspersonen ihnen in ihrer Kindheit keine ausreichend nährende Zuwendung haben zukommen lassen.

Wir sammeln Informationen über die Lebensgeschichte unserer Klienten, um ein Fallkonzept entwickeln zu können. Dieses Narrativ hilft uns, die wichtigsten Symptome eines Klienten und seine vorhandenen Stärken im Zusammenhang seiner sozialen und kulturellen Geschichte zu verstehen. Ein klinisches Interview muß jedoch in einem für den betreffenden Klienten verkraftbaren Tempo vonstatten gehen. Durch diesen Prozeß zu hetzen kann die Bereitschaft zur Fortsetzung der Therapie unterminieren. Bei der Arbeit mit Klienten, die unter einer C-PTBS leiden, müssen wir häufig sehr geduldig und mitfühlend abwarten, bis sie sich sicher genug fühlen, um uns mitteilen zu können, was sie schmerzt. Zwar sind einige Klienten in der Lage, zusammenhängend zu erzählen, was in der Vergangenheit in ihrem Leben geschehen ist, doch ist das bei vielen unter einer C-PTBS Leidenden nicht der Fall. Häufig müssen wir sehr gut zuhören, um einen Eindruck von der Vergangenheit von Klienten zu gewinnen, weil sie diese nur in Form von bruchstückhaften Erinnerungen oder Erzählungen über triggernde Ereignisse schildern können. In anderen Fällen geben uns nur ihre belastenden Symptome Aufschluß über ihre Situation. Einige Klienten sind nicht in der Lage, ihr Leiden wie ein »Symptom« darzustellen, weil die entsprechenden Gefühle und Verhaltensweisen so fest mit ihrer Identität verbunden sind. Sie sagen dann etwas wie: »So bin ich nun einmal.«

Es kann auch schwierig sein, mit einem Klienten ein sorgfältiges klinisches Interview durchzuführen, wenn bei dem Betreffenden dissoziative Symptome auftreten. Dissoziation ist sowohl ein natürlicher physiologischer Überlebensmechanismus als auch eine psychische Abwehrstruktur. Letztere hilft Menschen, sich von bedrohlichen Erlebnissen abzuschotten, indem sie den Selbstanteil, der ein »normales« Leben zu führen versucht, von dem Selbstanteil trennen, der traumabezogene Erinnerungen, Emotionen und Empfindungen bewahrt. Dissoziation kann einen Klienten dazu bringen, sich von seinem Leiden zu distanzieren, stark zu intellektualisieren oder an einer idealisierenden Beschreibung eines Mißbrauchstäters oder Mißhandlers festzuhalten. Wenn wir die Vorgeschichte von Klienten erforschen, werden wir feststellen, daß einige ihre Symptome herunterspielen oder daß sie durch unsere Fragen stark getriggert werden und deshalb zur Teilnahme an einem klinischen Interview nicht in der Lage sind.

Beispielsweise kann ein Klient eine phantasierte oder idealisierte Sicht seiner Ursprungsfamilie aufrechterhalten, um sich nicht der Realität stellen zu müssen, daß er in seiner Kindheit mißbraucht, mißhandelt oder vernachlässigt wurde. In anderen Fällen empfinden Klienten die Welt als unwirklich, sie fühlen sich nicht mit ihrem Körper verbunden oder wissen nicht, was in bestimmten Zeitspannen geschehen ist. Manchmal läßt sich schwer beurteilen, ob dissoziative Symptome vorliegen, weil die betreffenden Klienten nicht für »verrückt« gehalten werden wollen. Das Bedürfnis, als »normal« zu erscheinen, kann die Bereitschaft, über eigene Probleme auch nur zu reden, stark einschränken. Möglicherweise stellen wir dann fest, daß es solchen Menschen schwerfällt, sich an bestimmte Ereignisse aus neuerer Zeit zu erinnern. Auch subtile Veränderungen der Körpersprache, beispielsweise ein Zusammensinken der Haltung oder eine schwache Stimme, können darauf hindeuten, daß die betreffende Person nicht völlig geerdet und präsent ist. Oder ein Klient berichtet, er fühle sich müde, benebelt, benommen, empfindungslos, schwindelig oder ihm sei übel, ohne daß ihm klar ist, daß dies Symptome einer Dissoziation sind.

Wichtig ist auch, daß eine Dissoziation sowohl im Hyper- als auch im Hypoarousal-Zustand auftreten kann. Es folgen einige Beispiele für Dissoziation im gesamten Arousal-Spektrum:

- **Fließend** »Das Letzte, woran ich mich erinnere, ist, daß die Therapeutin mich nach meiner Kindheit fragte. Als mir das klar wurde, befand ich mich auf dem Parkplatz im Auto. Ich erinnere mich nicht daran, daß ich ihre Praxis verlassen habe.«
- **Tobend** »Ich habe die Kontrolle verloren. Man hat mir berichtet, ich hätte ihn gewürgt, aber daran kann ich mich absolut nicht erinnern. Sie haben mir ein

Video von der Situation gezeigt, und ich konnte nicht glauben, daß ich das gewesen bin.«

- **Benebelt und benommen** »Der Raum dreht sich, ich fühle mich benebelt, und mir ist übel. Aber ich weiß nicht, wodurch das ausgelöst worden ist.«
- **Schlafend** »Nach jedem Konflikt mit einem Freund schlafe ich ein. Oft bleibe ich dann stundenlang auf meinem Stuhl sitzen. Ich werde zum Nichts. Ein kompletter Filmriß.«
- **Ohnmächtig** »Mit einem mulmigen Gefühl im Magen fängt es an. Wahrscheinlich werde ich dann irgendwann ohnmächtig, und wenn ich wieder aufwache, bin ich völlig von der Rolle. Das ist so was von peinlich!«

Manchmal dauert es Monate, bis man als Therapeut ein sorgfältiges Fallkonzept und eine entsprechende Diagnose entwickeln kann, insbesondere wenn viele dissoziative Symptome vorliegen. Ist die Diagnose nicht klar, kann man die in diesem Buch vorgestellten Behandlungsansätze nutzen, um die Vorgeschichte des Klienten zu verstehen, ihn in seiner akuten Situation zu stabilisieren und traumabasierte Symptome zu behandeln.

Im folgenden finden Sie Fragenkataloge, die Ihnen helfen, die Traumavorgeschichte eines Klienten, seine Symptome, Ressourcen und Stärken besser zu verstehen. Manchmal empfiehlt es sich, die Listen im Rahmen eines klinischen Interviews mit einem Klienten durchzuarbeiten. **Das hat aber aus klinischer Sicht nicht viel Sinn, wenn dadurch die therapeutische Beziehung beeinträchtigt wird.** Ich empfehle, die Fragen in Gesprächen mit Klienten in der Regel so zu nutzen, daß Sie mehr über deren Leben erfahren. Das primäre Ziel ist die Entwicklung eines traumabewußten und stärkenbasierten Fallkonzepts, das den entwicklungsspezifischen, sozialen und kulturellen Erfahrungen des Klienten Rechnung trägt.

Mit Hilfe der ersten Fragenserie können Sie den ACE-Wert Ihres Klienten feststellen; dies ermöglicht Ihnen, ihn im Kontext seiner Entwicklungsbezogenen Traumafolgestörung zu verstehen. Die zweite Fragenserie, die über den ACE-Wert hinausgeht, bezieht ein größeres Spektrum entwicklungsbezogener, sozialer und kultureller traumatischer Ereignisse ein, die als unzuträgliche Erlebnisse gelten müssen. Die dritte Fragenliste befaßt sich eingehend mit den sechs Arten von C-PTBS-Symptomen, ergänzt um einen dissoziativen Symptomen gewidmeten Abschnitt. Die vierte Fragenliste regt Sie dazu an, auf Resilienz als integralen Behandlungsbestandteil zu fokussieren; es geht hier um die schützenden Faktoren, Stärken und Ressourcen des Klienten. Und die fünfte Liste schließlich fordert Sie zur Selbstreflexion auf, indem Sie die Auswirkungen Ihrer persönlichen Geschichte auf Ihre Fähigkeit, Klienten mit traumatischen Erlebnissen zu behandeln, untersucht.

FRAGEN FÜR EIN KLINISCHES INTERVIEW – *Seite 1*

## Nachteilige Kindheitserlebnisse (ACE)

Die folgende Liste untersucht nachteilige Kindheitserlebnisse vor dem 18. Geburtstag von Klienten. Die Fragen basieren auf den zehn Arten von Traumata, die in der ACE-Studie berücksichtigt wurden (Felitti et al. 1998). Sie geben Aufschluß über die Verbindung zwischen entwicklungsbezogenen Traumata und gesundheitlichen Problemen im Erwachsenenalter.

**Fragen, die sich auf die Zeit vor Ihrem 18. Geburtstag beziehen:**

- Hat ein Elternteil oder ein anderer Erwachsener im Haushalt, in dem Sie aufgewachsen sind, Sie beschimpft, beleidigt, herabgewürdigt, gedemütigt oder durch sein Verhalten bei Ihnen die Furcht geweckt, Sie könnten körperlich verletzt werden?
- Hat ein Elternteil oder ein anderer Erwachsener im Haushalt, in dem Sie aufgewachsen sind, Sie gestoßen, gepackt, geohrfeigt, Gegenstände nach Ihnen geworfen oder Sie so brutal geschlagen, daß Sie verletzt wurden?
- Hat Sie jemals ein Erwachsener oder eine Person, die mindestens fünf Jahre älter als Sie war, berührt, gestreichelt oder dazu gebracht, ihren Körper mit sexuellem Unterton zu berühren, oder Sie auf andere Weise sexuell belästigt?
- Hatten Sie das Gefühl, daß niemand in Ihrer Familie Sie liebte oder Sie für wichtig oder für jemand Besonderes hielt? Hatten Sie das Gefühl, daß es in Ihrer Familie keine Nähe gab oder daß ihre Mitglieder einander nicht unterstützten?
- Hatten Sie das Gefühl, daß Sie nicht genug zu essen hatten, daß Sie schmutzige Kleidung tragen mußten und daß niemand bereit war, Sie zu schützen? Waren Ihre Eltern oft zu betrunken oder zu high, um sich nötigenfalls um Sie zu kümmern oder Sie zu einem Arzt zu bringen?
- Lebten Ihre Eltern von einem bestimmten Zeitpunkt an getrennt oder waren sie geschieden?
- Wurde Ihre Mutter oder Stiefmutter gestoßen, gepackt, geohrfeigt oder mit Gegenständen beworfen? Wurde sie irgendwann mit einem harten Gegenstand geschlagen oder mit einer Pistole oder einem Messer bedroht?

FRAGEN FÜR EIN KLINISCHES INTERVIEW – *Seite 2*

## Nachteilige Kindheitserlebnisse (ACE)

- Haben Sie mit jemandem zusammengelebt, der viel getrunken hat, sogar eindeutig Alkoholiker war oder Drogen konsumierte?
- War ein Mitglied Ihrer Familie depressiv oder psychisch krank? Oder hat jemand aus dem Haushalt, in dem Sie lebten, versucht, sich umzubringen?
- Ist jemals ein Mitglied des Haushalts, in dem Sie aufgewachsen sind, zu einer Haftstrafe verurteilt worden?

Addieren Sie alle Fragen, auf die der Klient mit »ja« geantwortet hat, und ermitteln Sie so den ACE-Punktwert: ____________

FRAGEN FÜR EIN KLINISCHES INTERVIEW

## Nachteilige Ereignisse im Leben

Die Liste nachteiliger Lebensereignisse umfaßt traumatische Ereignisse, die außerhalb der ACE-Kategorien liegen. Sie können in der Kindheit wie auch später im Leben eines Klienten stattgefunden haben. Diese Ereignisse können Sie im Rahmen eines klinischen Interviews mit Ihren Klienten erforschen oder die Fragen auf mehrere Sitzungen verteilen, wenn es Ihnen als zu konfrontativ erscheint, Klienten die ganze Liste zu präsentieren.

- Hat man Ihnen mitgeteilt, daß Sie ein ungewolltes Kind sind?
- Wurden Sie nach Ihrer Geburt länger von Ihrer Mutter getrennt?
- Gab es während oder nach Ihrer Geburt irgendwelche medizinischen Komplikationen?
- Wurden Ihre medizinischen Bedürfnisse in Ihrer Kindheit vernachlässigt?
- Litt Ihre Mutter unter einer nachgeburtlichen Depression?
- Bestand bei einem Elternteil von Ihnen eine PTBS?
- Waren bei einem Elternteil starke Züge einer narzißtischen oder einer Borderline-Persönlichkeitsstörung zu erkennen?
- Gab es in Ihrer Familie ein Mitglied, das Ihnen gegenüber Grenzen verletzt hat?
- Haben Sie unter einem Mangel an emotionaler Sicherheit in Ihrer Familie gelitten?
- Gab es zwischen Ihnen und Ihren Geschwistern ein Wetteifern um die nur begrenzt verfügbare Aufmerksamkeit Ihrer Eltern?
- Wurden Sie als Kind immer wieder zurückgewiesen, mißverstanden, herabgewürdigt oder beschämt?
- Haben Sie sich irgendwann in Ihrem Leben vor dem Tod oder einer schweren Verletzung gefürchtet?
- Wurden Sie irgendwann gefangen gehalten und konnten nicht entfliehen?
- Wurden Sie einmal gegen Ihren Willen zu einer sexuellen Handlung gezwungen?
- Haben Sie einmal als Zeuge die schwere Verletzung oder den Tod eines anderen Menschen miterlebt?
- Wurden Sie während Ihrer Militärdienstzeit einmal mit einer Kampfhandlung konfrontiert oder haben selbst daran teilgenommen?
- Sind Sie Opfer eines schweren Verbrechens oder eines Raubüberfalls?
- Fühlten Sie sich wiederholt diskriminiert, gemobbt oder schikaniert?
- Waren Sie irgendwann obdachlos?
- Sind Sie aus Ihrem Heimatland geflüchtet oder wurden daraus vertrieben?
- Haben Sie befürchtet, Sie würden in Ihrem Heimatland deportiert? Oder haben Sie dort gefürchtet, nicht in Sicherheit zu sein?

FRAGEN FÜR EIN KLINISCHES INTERVIEW *– Seite 1*

## C-PTBS-Symptome

Diese Checkliste umfaßt Beeinträchtigungen, die den sechs Kategorien von C-PTBS-Symptomen zuzuordnen sind, und geht in einem zusätzlichen Teil auf dissoziative Symptome ein. Wie bei der vorherigen Checkliste können Sie die einzelnen Fragen auch hier im Rahmen eines klinischen Interviews stellen oder die Liste im Laufe mehrerer Sitzungen in die Arbeit einbeziehen.

### Symptome des Wiedererlebens

- Erleben Sie Flashbacks, etwa in Form lebhafter Bildvorstellungen, überwältigender Emotionen oder beunruhigender Empfindungen?
- Erleben Sie Albträume oder wachen entsetzt auf?
- Denken Sie zu ungünstigen Zeitpunkten an erlebte traumatische Ereignisse?
- Haben Sie manchmal das Gefühl, daß Sie traumatische Ereignisse wiedererleben oder daß diese weiterhin stattfinden?
- Werden Sie manchmal so stark getriggert, daß Sie sich überwältigt fühlen, zittern und verängstigt (oder »abgeschaltet«, hilflos und kollabiert) sind?

### Symptome des Vermeidens

- Halten Sie sich von Menschen oder Orten, die Sie an traumatische Ereignisse erinnern, fern?
- Neigen Sie dazu, sich zurückzuziehen oder sich zu isolieren?
- Greifen Sie zu Alkohol oder Drogen oder essen viel, um Ihren Schmerz nicht zu spüren?
- Verbringen Sie manchmal viele Stunden vor dem Fernseher oder mit Videospielen?
- Fällt es Ihnen schwer, sich einzugestehen, daß Sie mißbraucht, mißhandelt oder vernachlässigt wurden?
- Verbringen Sie soviel Zeit damit, sich um das Wohl anderer zu kümmern, daß für Sie selbst nicht mehr viel übrig bleibt?
- Neigen Sie zum Perfektionismus oder sind sich selbst und anderen gegenüber hyperkritisch?
- Konzentrieren Sie sich stark auf Ihre Arbeit, damit Sie an die Vergangenheit nicht zu denken und sie nicht zu spüren brauchen?

FRAGEN FÜR EIN KLINISCHES INTERVIEW – *Seite 2*

## C-PTBS-Symptome

### Anhaltende Wahrnehmungen einer akuten Gefahr

- Nehmen Sie Dinge überdeutlich wahr oder sind ständig auf der Hut?
- Erschrecken Sie leicht?
- Untersuchen Sie Ihre Umgebung ständig auf Anzeichen für eine Gefahr?
- Brauchen Sie immer einen Fluchtplan?
- Erwarten Sie stets das Schlimmstmögliche?
- Reagieren Sie sehr sensibel auf subtile Veränderungen der Körpersprache und des Gesichtsausdrucks anderer Menschen?

### Affekt-Dysregulation

- Weinen Sie oft hemmungslos, auch angesichts eher unbedeutender, alltäglicher Herausforderungen?
- Brauchen Sie nach belastenden Ereignissen viel Zeit, bis Sie sich wieder besser fühlen?
- Sind Sie häufig wütend oder gereizt?
- Fällt es Ihnen sehr schwer, Ihre Wut zu bändigen?
- Empfinden Sie häufig Angst oder Panik?
- Fühlen Sie sich oft hoffnungslos und deprimiert?
- Haben Sie manchmal das Gefühl, es wäre besser, wenn Sie tot wären, oder denken Sie gelegentlich an Suizid?
- Verspüren Sie manchmal den Drang, sich selbst etwas anzutun?
- Verbringen Sie häufig Zeit mit Menschen oder an Orten, die gefährlich sind?
- Fühlen Sie sich oft empfindungstaub oder von Ihren Emotionen abgeschnitten?
- Fühlen Sie sich unfähig, Freude oder Behagen zu empfinden?

### Negatives Selbstkonzept

- Haben Sie das Gefühl, kaum Einfluß auf den Verlauf Ihres Lebens zu haben, ganz gleich, was Sie tun?
- Fühlen Sie sich oft ineffektiv oder machtlos?
- Halten Sie sich für einen Versager?
- Glauben Sie, daß Sie geschädigt sind?
- Verbinden Sie nur wenig Hoffnung mit Ihrer Zukunft?
- Schämen Sie sich oft oder fühlen sich schuldig oder wertlos?

FRAGEN FÜR EIN KLINISCHES INTERVIEW – *Seite 3*

## C-PTBS-Symptome

- Haben Sie das Gefühl, mit Ihnen sei etwas nicht in Ordnung?
- Fällt es Ihnen schwer, in Ihrem Leben einen Sinn und Zweck zu erkennen?

### Interpersonale Beeinträchtigungen

- Fühlen Sie sich von anderen Menschen isoliert?
- Vermeiden Sie es oft, Zeit mit anderen Menschen zu verbringen?
- Fällt es Ihnen schwer, anderen Menschen zu vertrauen, oder herauszufinden, wem Sie vertrauen können?
- Haben Sie Schwierigkeiten damit, Dinge allein zu tun, oder haben Sie das Gefühl, sich zu sehr auf andere Menschen zu verlassen?
- Haben Sie oft Angst davor, daß andere Sie verlassen oder im Stich lassen?
- Fällt es Ihnen schwer, sich die Sicht anderer Menschen anzuhören?
- Vermeiden Sie Konflikte?

### Dissoziative Symptome

- Ertappen Sie sich manchmal dabei, daß Sie in die Luft starren, oder merken Sie gelegentlich, daß Sie schon lange in Tagträume versunken sind?
- Fällt es Ihnen schwer, aufmerksam zu sein, oder lassen Sie sich leicht ablenken?
- Werden Sie manchmal plötzlich müde, fühlen sich wie in weiter Ferne oder so, als würden Sie die Welt durch einen Nebel betrachten?
- Gibt es Situationen, in denen Sie Menschen, Gegenstände oder die Welt als irreal empfinden?
- Fühlen Sie sich manchmal nicht mit Ihrem Körper verbunden oder emotional empfindungsunfähig?
- Haben Sie das Gefühl, in verschiedenartigen Situationen unterschiedliche Personen zu sein?
- Fühlen, handeln oder reden Sie manchmal wie ein jüngerer Mensch?
- Fällt es Ihnen schwer, sich an bestimmte längere Zeiten Ihres Lebens zu erinnern?
- Finden Sie sich manchmal an Orten wieder, ohne zu wissen, wie Sie dort hingekommen sind? Oder finden Sie gelegentlich Dinge, die Sie offenbar gekauft haben, ohne daß Sie sich erinnern können wann?

FRAGEN FÜR EIN KLINISCHES INTERVIEW

## Schützende Faktoren, Stärken und Ressourcen

In dieser Liste geht es um Stärken und schützende Faktoren, welche die Wirkung eines komplexen Traumas abgemildert haben könnten. Die positiven Erfahrungen im Leben eines Klienten zu untersuchen kann nützlich sein, weil Sie in einer Behandlung auf solche Ressourcen zurückgreifen können, wenn sich der Klient überwältigt fühlt oder sich in einem Zustand starker Dysregulation befindet.

- Erinnern Sie sich an Situationen, in denen Sie sich geliebt, mit nährender Zuwendung versorgt und als Kind von Ihrer Mutter, Ihrem Vater oder einer anderen primären Bezugsperson geschützt fühlten?
- Erinnern Sie sich an einen vertrauenswürdigen Verwandten, Betreuer, Nachbarn, Coach oder Lehrer, der sich in Ihrer Kindheit und Jugend um Ihr Wohlergehen kümmerte?
- Gibt es momentan in Ihrem Leben eine vertrauenswürdige Person, mit der Sie reden können?
- Glauben Sie daran, daß das Leben das ist, was Sie daraus machen?
- Halten Sie sich für einen Tatmenschen?
- Haben Sie Situationen erlebt, in denen Sie sich erfolgreich und fähig fühlten?
- Gibt es Aktivitäten, die Ihnen Freude machen?
- Nehmen Sie sich die Zeit, sich um Ihre Gesundheit zu kümmern, indem Sie auf Ihre Ernährung achten oder Ihren Körper trainieren?
- Nehmen Sie sich Zeit, um sich auszuruhen und zu entspannen, indem Sie beispielsweise genügend schlafen oder sich massieren lassen?
- Nehmen Sie sich Zeit, um soziale Kontakte zu Ihren Angehörigen und Freunden zu pflegen oder um an Gemeinschaftsereignissen teilzunehmen?
- Nehmen Sie sich Zeit für religiöse oder spirituelle Praktiken wie Gebet und Meditation oder für Aufenthalte in der Natur?
- Verbinden Sie mit der Zukunft ein Gefühl der Hoffnung und des Optimismus?
- Haben Sie Ziele für die Zukunft, und tun Sie etwas, um diese Ziele zu erreichen?

PAUSE FÜR DIE REFLEXION

## Selbstgewahrseinsübung für Therapeuten

Angesichts der Häufigkeit traumatischer Erlebnisse mußten sich viele von uns, die wir als Therapeuten arbeiten, auch mit den Auswirkungen traumatischer Ereignisse auf uns selbst auseinandersetzen. Als Therapeuten müssen wir ständig an unserer eigenen Heilung arbeiten, damit wir das Leiden unserer Klienten präsent begleiten können. Es ist sehr wichtig, für sich selbst zu sorgen, während man sich um das Wohl anderer Menschen kümmert.

Nehmen Sie sich ein wenig Zeit, um über Ihre eigene Geschichte zu reflektieren. Dies kann ein Bedürfnis zutage fördern, sich selbst in eine Therapie zu begeben, was Ihr Wohlbefinden fördern und ein Fundament des Mitgefühls für die Schwierigkeiten Ihrer Klienten schaffen kann.

- Schauen Sie sich die Listen nachteiliger Kindheitserlebnisse (ACEs) und unzuträglicher Lebensereignisse noch einmal an. Was ist Ihr persönlicher ACE-Wert? Mit welchen Herausforderungen sind Sie in Ihrem Leben außerdem konfrontiert worden?
- Schauen Sie sich die Liste der PTBS- und C-PTBS-Symptome noch einmal an, und machen Sie sich Notizen über eigene leidvolle Erlebnisse. Machen Ihnen einige dieser Symptome heute immer noch zu schaffen?
- Fällt es Ihnen schwer, Ihren eigenen Symptomen oder Kämpfen gegenüber Mitgefühl zu entwickeln?
- Was hat Ihnen im Leben geholfen, mit Herausforderungen fertig zu werden? Haben Sie sich einer Therapie unterzogen? Wenn ja, welche Augenblicke in dieser Therapie haben Ihnen geholfen, sich selbst besser zu verstehen, und Ihnen ermöglicht, sich weiterzuentwickeln?
- Schauen Sie sich die Liste der schützenden Faktoren, Stärken und Ressourcen noch einmal an. Über welche Resilienzfaktoren verfügten Sie als Kind? Welche unterstützenden Ressourcen stehen Ihnen heute zur Verfügung? Welche Selbstfürsorgepraktiken helfen Ihnen in schwierigen Augenblicken?

## Durch Förderung weiträumigen relationalen Gewahrseins die Sicherheit stärken

Wenn man die Vergangenheit eines Klienten zu verstehen versucht, ist die Durchführung einer umfassenden Begutachtung wichtig, aber nicht immer der richtige Ansatzpunkt für den Beginn der Arbeit. **Bevor Sie sich auf das Sammeln von Informationen über die Vergangenheit konzentrieren können, müssen Sie vor allem ein Fundament der Sicherheit schaffen.** Dazu müssen Sie Ihre Klienten auf das Hier und Jetzt hin orientieren, sie einladen, auf Signale für Sicherheit zu achten, und sie daran erinnern, daß sie für die Zusammenarbeit mit Ihnen viel Zeit haben werden. Auf Klienten, die sich zunächst ängstlich, gehetzt oder unter Druck fühlen, kann es unmittelbar wie ein korrigierendes Erlebnis wirken, sich die Zeit für diesen weiträumigen, achtsamen und relationalen Ansatz zu nehmen. Wir werden uns nun Erfahrungen, die ich bei meiner Arbeit mit Susan gemacht habe, ein wenig genauer anschauen.

›› Als Susan das erste Mal zur Therapie erschien, wirkte sie rastlos. Sichtlich unbehaglich bewegte sie sich ständig auf der Couch. Sie sprach schnell und wechselte von einem Thema zum anderen. In rascher Folge sprach sie über ihre kürzliche Trennung von ihrem Freund und erklärte, dieser habe sie an ihr Verhältnis zu ihrer Mutter erinnert, von der sie als Kind schlecht behandelt worden sei. Auch erfuhr ich, daß sie nicht schlafen konnte und von Panikattacken heimgesucht wurde. Außerdem war deutlich zu erkennen, daß sie von Gefühlen überwältigt wurde.

In Reaktion auf diesen aktuellen Zustand bemühte ich mich, mein eigenes Zentrum zu finden, indem ich meine Atmung vertiefte und die Aufmerksamkeit auf meine eigenen Körperempfindungen richtete. Das Fokussieren auf die Regulation meines eigenen Körpers und Geistes half mir, zu einem ruhigen und geerdeten Bereich in mir selbst in Kontakt zu treten. Dann fragte ich Susan, ob sie damit einverstanden sei, mit dem Sprechen kurz zu pausieren. Sie war dazu bereit, und ich erklärte ihr, es sei mir sehr wichtig, daß sie sich beim Aufenthalt in einem Raum zusammen mit mir sicher fühle. Ich ergänzte noch, wir würden viel Zeit haben, einander kennenzulernen. Dann atmete ich mehrmals tief, und mir fiel auf, daß sich auch ihre Atmung allmählich beruhigte. Deshalb teilte ich ihr mit, mir sei aufgefallen, daß sie während der Pause tiefer geatmet habe.

Nachdem ich Susan auf diese subtile und doch signifikante Veränderung hingewiesen hatte, lud ich sie ein, sich im Raum umzuschauen und festzustellen, wie sie es empfinde, mit mir zusammen in einem Raum zu sein. Sie schaute sich eine Pflanze in der Nähe des Fensters an und sagte: »Es ist schon sehr lange her, seit ich das letzte Mal zur Ruhe gekommen bin.« Dann schaute sie mich an. Ich lächelte ihr freundlich zu und teilte ihr mit, daß ich mich darauf freute, sie kennenzulernen. Dieser Moment der Verbundenheit ließ mich spontan eine Hand zum Herzen führen. Darin spiegelte sich, daß unser Austausch mich berührt hatte.

Als Therapeuten haben wir die Aufgabe, eine Therapie so zu gestalten, daß wir präsent und geerdet bleiben. Dann fungieren unser eigener Atem und unser Körpergewahrsein als Grundlage für unsere Arbeit mit anderen Menschen. Sobald wir eine Atmosphäre relationaler Sicherheit geschaffen haben, können wir mit dem Sammeln von Informationen über die Vorgeschichte unserer Klienten beginnen. Im Laufe meiner Arbeit mit Susan fand ich schließlich heraus, daß sie nicht nur unter den emotionalen Mißhandlungen ihrer Mutter, sondern auch unter der häufigen Trunkenheit ihres Vaters gelitten hatte. Sie berichtete: »Wenn er nüchtern war, war er liebevoll. Aber wenn er getrunken hatte, wurde er wütend und bedrohlich.« Als kleines Mädchen hatte sie häufig unter Albträumen gelitten, hatte aber niemanden gehabt, an den sie sich hätte wenden können, wenn sie sich gefürchtet hatte. Nun konnten wir uns mitfühlend ihrer Furcht, Verletztheit, Wut und Traurigkeit zuwenden und uns dabei auf die relationale Sicherheit im Hier und Jetzt berufen. Das spontane Erheben meiner Hand zum Herzen war eine nonverbale Geste, die ihr signalisierte, daß mich unsere Verbindung bewegte. Dieser Augenblick relationaler Verbundenheit bildete einen Gegensatz zu der emotionalen Mißhandlung und Vernachlässigung, die sie in ihrer Kindheit erlebt hatte. Das Innehalten und Fokussieren auf das Hier und Jetzt ermöglichte ein regenerierend wirkendes Erlebnis des nicht-urteilenden Gehört-, Gesehen- und Verstanden-Werdens.

Wie Susan wollen auch andere Klienten manchmal in einer Therapiesitzung Geschichten über ihre traumatischen Erlebnisse erzählen. Sie verspüren dabei zuweilen ein Gefühl der Dringlichkeit, oder Ihnen fällt auf, daß sie schnell sprechen, um ihre Geschichte überhaupt hervorbringen zu können. Dies hat zur Folge, daß sich solche Klienten leichter überwältigt fühlen und leichter retraumatisiert werden. Auch wir als Therapeuten fühlen uns in einem solchen Austausch leichter überwältigt. Durch die Nutzung der im folgenden beschriebenen Übung können wir unsere Klienten dazu anregen, innezuhalten und auf den gegenwärtigen Augenblick zu fokussieren. Dies erreichen wir, indem wir sie durch simple Äußerungen dazu bringen, ihre Aufmerksamkeit auf einen größeren Bereich relationalen Gewahrseins auszuweiten. Dies ermöglicht, in der Therapie von Anfang an auf die Schaffung einer Atmosphäre der Sicherheit und eines Gefühls der Verbundenheit hinzuarbeiten.

HEILUNGSFÖRDERNDE ÜBUNG

## Weiträumiges relationales Gewahrsein fördern

Achten Sie darauf, wie Sie sich beim Lesen der folgenden Aussagen fühlen, und stellen Sie fest, wie Klienten reagieren, wenn Sie sie in Therapiesitzungen damit konfrontieren. So wie alle in diesem Buch beschriebenen Übungen sollten Sie auch diese Aussagen nur jeweils einzeln benutzen. Den Zeitpunkt dafür empfehle ich Ihnen so zu wählen, daß es der Situation des Klienten bestmöglich entspricht. Versuchen Sie festzustellen, ob die Nutzung der Aussagen die Präsenz positiv beeinflußt, das Gefühl der Verbundenheit vertieft oder in den Therapiesitzungen eine Atmosphäre der Weiträumigkeit fördert.

- Wenn Sie mir Ihre Geschichte mitteilen, ist es wichtig, daß Sie sich in meiner Gegenwart sicher fühlen. Sind Sie damit einverstanden, wenn ich Sie von Zeit zu Zeit bitte, in Ihrem Bericht eine kurze Pause einzulegen? Dadurch kann ich Ihnen helfen, Ruhe zu bewahren, und das verringert die Wahrscheinlichkeit, daß Sie mit dem Gefühl, von der Situation überfordert zu sein, hier weggehen.
- Ich möchte Sie daran erinnern, daß Sie viel Zeit und Raum zur Verfügung haben. Es besteht kein Grund zur Eile.
- Können Sie sich ein wenig Zeit nehmen, um Ihren Körper zu spüren, während Sie mir Ihre Geschichte erzählen? Welche Empfindungen nehmen Sie wahr?
- Können Sie ein wenig Zeit darauf verwenden, sich Ihre Emotionen zu vergegenwärtigen, während Sie mir Ihre Geschichte erzählen? Was empfinden Sie im Augenblick?
- Was Sie sagen, ist wichtig, und ich möchte sicher sein, daß ich Ihre Geschichte und alles, was Sie mir mitteilen, richtig aufnehme. Im Moment fällt mir auf ... *[Es folgt eine Reflexion des Ausdrucks auf dem Gesicht des Klienten, den Sie wahrnehmen, einer Emotion oder Empfindung, die Sie bei sich selbst bemerkt haben usw.]*.
- Machen Sie sich bewußt, wie es sich anfühlt, daß ich hier bei Ihnen bin, während Sie mir Ihre Geschichte erzählen.

## Das Toleranzfenster

Viele Klienten mit einer C-PTBS haben lange Zeitspannen im Hyperarousal- und Hypoarousal-Zustand verbracht. Deshalb geht es bei ihrer Behandlung unter anderem darum, ihnen zu erkennen zu helfen, wann sie sich im Bereich ihres *Toleranzfensters* befinden. Diesen Begriff benutzt der Traumaexperte Dr. Daniel Siegel, um eine Zone optimaler Erregung des Nervensystems zu bezeichnen, in der Klienten am besten auf ihre Emotionen reagieren können (Siegel 1999/2006). **Daß Klienten sich in ihrem Toleranzfenster befinden, sagen wir, wenn sie sich ruhig fühlen, ihres Körpers und ihrer Atmung bewußt und zu klarem Denken in der Lage sind und wenn sie ein Spektrum von Emotionen ausdrücken können, ohne in ihren Gefühlen »steckenzubleiben«.** Befinden sich Klienten in dem Bereich oberhalb ihres Toleranzfensters, neigen sie häufig zu Gefühlen überwältigender Angst, Panik, Hypervigilanz, Rastlosigkeit, Reizbarkeit, Aggression oder Rage, und manchmal weinen sie hemmungslos. Befinden sie sich hingegen unterhalb ihres Toleranzfensters, fühlen sie sich zuweilen müde, lethargisch, empfindungsunfähig, hilflos, »stillgelegt«, benommen, nicht verbunden oder depressiv.

Bei Menschen, die unter chronischen oder wiederholten Traumatisierungen leiden, kommt es oft zu längeren Aktivierungen des SNS oder PNS, oder sie pendeln zwischen diesen beiden Zuständen und sind kaum oder nicht in der Lage, sich durch Selbstregulation in einen ruhigen und sicheren Zustand zu versetzen. Deshalb verlassen sich viele stark auf Bewältigungsfertigkeiten, die ihr Leiden in übertriebenem Maße eindämmen. Beispielsweise konzentrieren sie sich dann exzessiv auf ihre Arbeit und werden zu Workaholics. Andere versuchen, durch übermäßiges oder stark verringertes Essen, durch Nikotin-, Drogen- oder Alkoholkonsum oder durch Dissoziation mit ihren Problemen fertig zu werden. Dadurch entsteht leicht ein »falsches« Toleranzfenster, in welchem Menschen ihr Leid zeitweise und oberflächlich übertünchen können, indem sie sich einen Zustand der Sicherheit vorspiegeln; sie kehren aber in der Regel rasch in den Zustand der Dysregulation zurück (Kain & Terrell 2018).

Weil vielen Klienten mit einer C-PTBS ein inneres Erleben von Sicherheit unbekannt ist, müssen sie zur Sicherung ihres Überlebens ein falsches Sicherheitsgefühl kreieren. Diese Pseudo-Sicherheit ermöglicht ihnen, trotz ihres chronischen Leidens ihren Alltag bewältigen zu können. Echte Sicherheit und Verbundenheit zu erleben erscheint ihnen möglicherweise sogar als bedrohlich, denn es erfordert die Bereitschaft, sich in Gegenwart eines anderen Menschen verletzlich zu zeigen, was bei vielen von ihnen Erinnerungen an Erlebnisse der Zurückweisung, des Mißbrauchs oder der Mißhandlung weckt. Das Werk von Gabor Maté erschließt einen mitfühlenden Zugang zum Verständnis dieses Coping-Verhaltens, verbunden mit der Empfehlung, es als Überlebensstrategie zu verstehen, die hilft, mit dem durch Traumata verursachten Schmerz fertig zu werden (Maté 2010/2021).

Die folgende Übung soll zum Verständnis der Funktion des Toleranzfensters beitragen, weil das Ihnen und Ihren Klienten helfen kann, mitfühlend über verschiedene Zustände des Nervensystems zu kommunizieren, die bei der Arbeit an Traumata aktiviert werden können. Sie werden im Laufe der Therapie mit Ihren Klienten gemeinsam darauf hinarbeiten, Zustände der Ruhe und Verbundenheit zu entdecken. Dies wird möglich, indem Sie zum System für soziale Verbundenheit in Kontakt treten (Kapitel 3), sich um die Entwicklung der Co-Regulation bemühen (Kapitel 4) und Ihr Körpergewahrsein stärken (Kapitel 5). Weiterhin werden Sie in den Kapiteln 6, 7 und 8 lernen, an der Fähigkeit Ihrer Klienten, Leiden zu ertragen, zu arbeiten, indem Sie ihnen ermöglichen, ihr Toleranzfenster in einem für sie verkraftbaren Tempo zu erweitern.

HEILUNGSFÖRDERNDE ÜBUNG – *Seite 1*

## Lernen Sie Ihr Toleranzfenster kennen

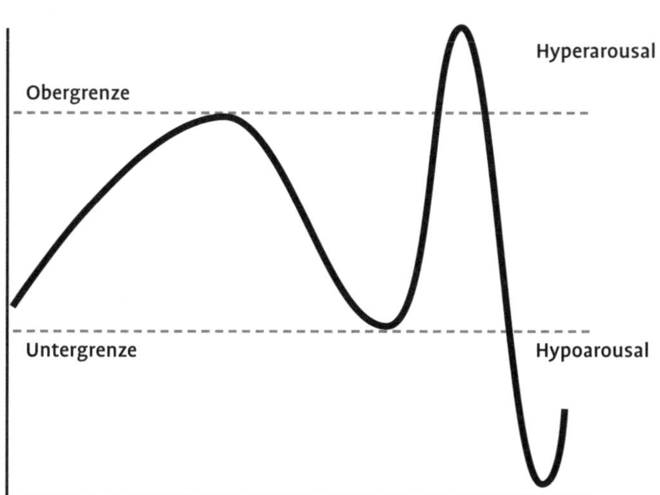


- Ihr Toleranzfenster repräsentiert Ihre Fähigkeit, wirksam auf Streß zu reagieren. Sie können sich vorstellen, daß es sich dabei um eine Zone optimaler Erregung Ihres Nervensystems handelt. Innerhalb Ihres Toleranzfensters fühlen Sie sich eher mit sich selbst verbunden, ruhig und in Sicherheit. Es gibt aber Situationen, in denen Sie sich außerhalb Ihres Toleranzfensters, entweder darüber oder darunter befinden.
- Oberhalb Ihres Toleranzfensters befinden Sie sich in einem Hyperarousal-Zustand. In solchen Situationen können Sie sich wie folgt fühlen:
  - ängstlich, verzweifelt oder panisch
  - rastlos, nervös oder unruhig
  - zittrig
  - kribbelig oder außer Atem
  - reizbar
  - wütend oder zornig
  - außer sich oder überwältigt

HEILUNGSFÖRDERNDE ÜBUNG – *Seite 2*

## Lernen Sie Ihr Toleranzfenster kennen

► Unterhalb Ihres Toleranzfensters fühlen Sie sich untererregt und können folgende Gefühle haben:

- müde oder lethargisch
- emotional dumpf
- hilflos oder machtlos
- schwer oder depressiv
- benommen oder speiübel
- abgeschnitten oder betäubt

► Vielleicht fällt Ihnen auf, daß Sie zu einer bestimmten Seite dieses Ungleichgewichtszustandes Ihres Nervensystems neigen oder zwischen Hyper- und Hypoarousal schwanken.

► Viele Menschen bedienen sich erlernter Bewältigungsstrategien, um mit ihrem Zustand fertig zu werden. Das kann sich wie folgt äußern:

- Sie arbeiten exzessiv oder sind ständig beschäftigt.
- Sie brauchen das Gefühl, alles im Griff zu haben oder perfekt zu sein.
- Sie instrumentalisieren die Nahrungsaufnahme, indem sie entweder zu viel oder zu wenig essen.
- Sie konsumieren Suchtstoffe wie Tabak, Alkohol oder Drogen.
- Sie lassen sich leichtfertig auf sexuelle Aktivitäten ein.

► Diese Verhaltensweisen haben Ihnen ermöglicht, Ihren Schmerz zu überleben. Darin spiegelt sich Ihr Bemühen, mit einer unsäglichen Situation so gut wie Ihnen möglich zurechtzukommen. Unsere gemeinsame Arbeit wird Ihnen helfen, zu sich selbst in Beziehung zu treten und Ihr Trauma durchzuarbeiten, so daß Sie nicht mehr auf die oben erwähnten Verhaltensweisen zurückzugreifen brauchen. Auf diese Weise können Sie ein neues Gefühl der Verbundenheit und Sicherheit entdecken.

# 2 Theoretische Grundlagen eines integrativen Ansatzes der Traumabehandlung

Sich mit Erinnerungen und Emotionen auseinanderzusetzen, die auf einem Trauma beruhen, erfordert ungeheuren Mut. Eine erfolgreiche Behandlung setzt eine mitfühlende therapeutische Beziehung *und* wirksame, wissenschaftlich fundierte Interventionen voraus. Deshalb beschäftigen wir uns in diesem Kapitel mit den theoretischen Grundlagen des in diesem Buch beschriebenen integrativen, Geist und Körper einbeziehenden Ansatzes. Sie basieren auf der Common-Factors-Forschung, den Empfehlungen für eine phasenorientierte Behandlung bei C-PTBS und den neurophysiologischen Voraussetzungen erfolgreicher Traumaarbeit.

## Die Rolle der Common Factors bei der Traumagenesung

Ein integrativer Therapieansatz faßt zwei oder mehr therapeutische Modalitäten in einem konzeptionellen Rahmen zusammen (Zarbo et al. 2016). Integrative Behandlungsmodelle basieren oft auf *gemeinsamen Faktoren* oder zentralen Zutaten, die für die Wirksamkeit einer Psychotherapie ganz generell entscheidend sind (Wampold 2010; Wampold & Imel 2015). Die gemeinsamen Faktoren sind die therapeutische Allianz, die Empathie des Therapeuten, seine Kongruenz und Aufrichtigkeit, die Zusammenarbeit des Therapeuten und des Klienten, die gemeinsame Festlegung konkreter Behandlungsziele, die kulturbasierte Adaptation von Interventionen mit dem Ziel, den Bedürfnissen eines bestimmten Klienten Rechnung zu tragen und seine aktive Beteiligung an der Behandlung zu sichern (Wampold 2015). Zu beachten ist dabei, daß ein integrativer Ansatz nicht das gleiche ist wie ein eklektischer Ansatz. Eklektizismus beinhaltet die Einbeziehung einer großen Zahl von Techniken in die Arbeit, was Klienten zusammenhanglos erscheinen und verwirrend auf sie wirken kann. Ein integrativer Ansatz hingegen wirkt kohäsiv, weil bei ihm die Common Factors im Vordergrund stehen. Wir können die kohäsive Qualität noch zusätzlich fördern, indem wir sicherstellen, daß den verschiedenen Behandlungsansätzen ein gemeinsames Behandlungsziel zugrunde liegt.

Das in diesem Buch vorgestellte integrative Modell verfolgt verschiedene Ziele, die alle für die Behandlung einer C-PTBS wichtig sind. Primär geht es darum, dafür zu sorgen, daß Klienten so lange in der Therapie bleiben, bis sie mit ihren Therapeuten gemeinsam eine Möglichkeit gefunden haben, auf der Grundlage eines einvernehmlichen Verständnisses der Ziele des Klienten zusammenzuarbeiten (Corrigan & Hull 2015). Sobald zwischen uns und dem Klienten eine Beziehung besteht, fragen wir ihn, ob er bereit ist, an folgenden Behandlungszielen zu arbeiten, die alle die Symptome eines komplexen Traumas betreffen: (1) an der Förderung der Affektregulation und der emotionalen Balance; (2) an der Verringerung von Vermeidungssymptomen einschließlich Dissoziation; (3) an der Minderung von Frequenz und Intensität des Wiedererlebens und der auf erhöhtem Arousal basierenden Symptome; (4) an der Verbesserung des Selbstkonzepts und des Selbstempfindens; und (5) an der Entwicklung interpersonaler Beziehungen.

Letztlich ist das Ziel dieses integrativen Modells, unseren Klienten zu einer gestärkten Resilienz zu verhelfen. *Resilienz* wird definiert als verbesserte Fähigkeit, mit Streß fertig zu werden und sich nach schwierigen oder traumatischen Erlebnissen zu regenerieren (Schwartz 2020/2020). Resilienz hilft uns anzuerkennen, daß wir alle uns irgendwann in unserem Leben Schwierigkeiten stellen müssen; daß wir aber auch die Fertigkeiten erlernen und uns die Werkzeuge aneignen können, die uns ermöglichen, zu unserer inneren Stärke und unserem Gefühl, etwas erreichen zu können, in Verbindung zu treten. Auch müssen wir erkennen, daß wir Resilienz in unterstützenden und bedingungslos akzeptierenden Beziehungen am besten erreichen und weiterentwickeln können. Um Klienten von einer C-PTBS heilen zu können, müssen wir ihre Vergangenheit kennenlernen und herausfinden, wie sie sich auf ihr Leben in der Gegenwart auswirkt. Sie müssen sich darüber klar werden, wie die Vergangenheit ihre Gedanken und Verhaltensweisen beeinflußt. Außerdem müssen sie realisieren, daß ihre traumatischen Erlebnisse vorüber sind. Wenn Klienten besser in der Lage sind, sich auf den gegenwärtigen Augenblick einzustimmen, können sie ihre Gedanken und Verhaltensweisen besser beeinflussen.

Manche Klienten sind schon seit vielen Jahren in Therapie und haben einige erfolglose Behandlungsversuche hinter sich. Sie tauchen dann oft mit starkem Mißtrauen und Zynismus bei uns auf. Andere werden ständig mit Stressoren konfrontiert, beispielsweise in Form von Ungleichbehandlung aufgrund ihrer Ethnizität, Diskriminierung, Obdachlosigkeit, Armut, Sucht, gesundheitlichen Problemen oder dem Verlust einer für sie wichtigen Beziehung. Von Mitgefühl geprägtes Handeln erfordert, daß wir ohne jedes Urteil jeden Klienten im Kontext seiner individuellen sozialen und kulturellen Probleme akzeptieren. Im Rahmen eines integrativen Behandlungsansatzes können wir den Fokus unserer Arbeit auf die Bedürfnisse jedes einzelnen Klienten abstimmen, weil dieser Ansatz anerkennt, daß keine therapeutische Methode bei allen Klienten gleichermaßen wirksam ist. Einige Klienten sprechen besser auf einen kognitiven Ansatz an, andere sind aufgeschlossener für emotionsfokussierte oder somatisch orientierte Interventionen. Entscheidend ist, daß Klienten selbst im Fall einer Konfrontation mit akuten Stressoren durch die hier vorgestellten Interventionen gestärkt werden, wenn sie die Hindernisse in ihrem Leben zu überwinden versuchen. Denn die Interventionen helfen ihnen, das Vertrauen zur positiven Wirkung menschlicher Verbundenheit zurückzuerlangen und wieder an ihre Fähigkeit, mit Schwierigkeiten fertig zu werden, zu glauben.

## Die phasenorientierte Behandlung

Statt sich sofort auf traumatische Erinnerungen zu konzentrieren, empfiehlt sich bei einer C-PTBS ein relational orientierter dreiphasiger Behandlungsansatz (Herman 1997/2003). Phase eins dient der Stabilisierung und der Herstellung einer Atmosphäre von Sicherheit; Phase zwei hilft den Klienten, traumatisches Material in angemessenem Tempo und in wohlgeordneter Form zu verarbeiten; Phase drei schließlich dient der Integration neuer Erlebnisse in die Identität des Klienten und in seine bestehenden Beziehungen. Oft ist Phase eins die längste und wichtigste in der Behandlung einer C-PTBS.

**Phase eins der Behandlung eines komplexen Traumas stellt die besondere Bedeutung der therapeutischen Beziehung, des Körpergewahrseins und der Arbeit an Persönlichkeitsanteilen in den Vordergrund.** Der relationale Fokus dieser Phase stärkt den therapeutischen Rapport und das Vertrauen durch einen klientzentrierten und auf Kooperation zielenden Behandlungsansatz. Bei mangelnder Zusammenarbeit zwischen Therapeut und Klient kann die therapeutische Beziehung Machtdynamiken der Dominanz und Kontrolle rekapitulieren, wodurch dem Klienten wohlbekannte schädliche Elemente früherer Beziehungen gespiegelt werden können. Bei einem auf Kooperation zielenden Vorgehen spielt der Klient in der Behandlung als Partner des Therapeuten eine aktive Rolle. Dies weckt bei ihm ein Gefühl eigenen Einflusses in der Therapie.

Eine auf Zusammenarbeit zielende Vorgehensweise bei der therapeutischen Arbeit steht im Gegensatz zum traditionellen biomedizinischen Modell, das den Klienten als passiven Empfänger einer Behandlung versteht, seine Überzeugungen für irrelevant hält und den »Gesundheitsexperten« die entscheidende Bedeutung für die Behandlung zuschreibt (Gatchel 2004). Klienten mit einer C-PTBS fehlen oft die Voraussetzungen, die ihnen ermöglichen würden, Vertrauen zu entwickeln, weil ihr Vertrauen in früheren Beziehungen wiederholt enttäuscht wurde. Deshalb ist es wichtig, daß wir bei unserer Arbeit ein Tempo finden, das ein Gefühl der Sicherheit erzeugt. Das Erleben von Mitgefühl in der therapeutischen Beziehung kann bei Klienten eine Grundlage für ein verbessertes, gesundes Selbstempfinden in der Welt interpersonaler Beziehungen schaffen.

Phase eins dient auch dazu, die Klienten bei der Entwicklung von Coping-Strategien und positiven Ressourcen zu unterstützen, um durch ein leicht zugängliches Gefühl der Sicherheit in Körper und Geist die Stabilisierung zu stärken. Dabei sind unter anderem achtsamkeitsbasierte Interventionen (die in Kapitel 5 erläutert werden) von Nutzen, die Klienten dazu anleiten, ihre eigenen psychischen, emotionalen und somatischen Erlebnisse verstärkt wahrzunehmen, wobei es vor allem darum geht, im gegenwärtigen Augenblick präsent zu bleiben. Achtsamkeit wird zunehmend als für den erfolgreichen Verlauf einer Therapie wichtig angesehen (Germer & Neff 2019/2021; Kabat-Zinn 1990/1991), weil sie Klienten hilft, belastende Emotionen und Empfindungen besser zu ertragen, und weil sie ihre Fähigkeit, Selbstmitgefühl zu entwickeln und sich und andere zu akzeptieren, verstärkt.

Klienten mit einer C-PTBS blockieren ihr Selbstmitgefühl manchmal oder begegnen positiven Emotionen mit Widerstand. Beispielsweise ist bei ihnen ein innerer Kritiker ständig aktiv, oder es bestehen tief verwurzelte Gefühle der Wertlosigkeit, derentwegen sie nährende positive Emotionen ausblenden oder nicht wahrhaben wollen. Deshalb beinhaltet die erste Behandlungsphase auch, durch die Arbeit an Persönlichkeitsanteilen (Schwartz 1997/1997; van der Hart, Nijenhuis & Steele 2006/2008) die innere Welt des Klienten besser zu verstehen. Die Teilearbeit verhilft den Klienten zu einem Verständnis verinnerlichter Botschaften, die von ihrer Ursprungsfamilie stammen, und unterstützt sie bei der Auseinandersetzung mit dissoziativen Symptomen. Kinder, die bei einem Elternteil aufgewachsen sind, der sie schlecht behandelt hat, und die keine Möglichkeit hatten, dieser Situation zu entkommen, entwickeln oft eine dissoziative Spaltung zwischen dem Selbstanteil, der die Bindung an die primäre Bezugsperson aufrechterhält, und dem Anteil, der die Realität der schlechten Behandlung wahrnimmt (Fisher 2017/2019). Die dissoziativen Symptome bleiben oft bis ins Erwachsenenalter bestehen und ermöglichen den Klienten, die Realität der erlebten schlechten Behandlung weiterhin zu vermeiden. Die Einbeziehung der Teilearbeit in die erste Phase der Behandlung einer C-PTBS hilft den Klienten, sich von Selbstanteilen mit einer selbstkritischen oder selbstschädigenden Tendenz abzugrenzen. Dadurch können sie positiven Affekt aufrechterhalten und die schmerzhaften Erinnerungen an traumatische Erlebnisse schließlich durcharbeiten.

**Phase zwei der Traumabehandlung beinhaltet in der Regel direkte Arbeit an traumatischen Erinnerungen mit Hilfe von Expositions- und Desensibilisierungstechniken.** Doch diese Vorgehensweise kann retraumatisierend wirken und Klienten mit einer C-PTBS schädigen; zudem können manche von ihnen diese Art von Arbeit gar nicht ertragen (Cloitre et al. 2012; Szcygiel 2018; van Vliet et al. 2018). Deshalb sollte man in dieser Behandlungsphase hinsichtlich des Ressourcenzugangs der Klienten und ihrer Fähigkeit zur Traumaverarbeitung vorsichtig sein. Erschließen wir ihnen den Zugang zu belastenden Erinnerungen, Emotionen oder Empfindungen zu schnell, können dissoziative Symptome getriggert werden oder sie geraten in einen Zustand der Überforderung. Deshalb muß man ihre Fähigkeit, positiven und negativen Affekt und entsprechende Empfindungen zu ertragen, stärken, bevor man damit beginnt, ihre traumatischen Erlebnisse durchzuarbeiten. Bei manchen Klienten erfordert dies einiges an Zeit, und gelegentlich führt eine zu starke Betonung des Aspekts der Sicherheit zu einer Verzögerung der Behandlung (de Jongh et al. 2016). Wichtig ist auch, daß wir die Möglichkeit haben, die Arbeit an traumatischen Erinnerungen zu entschärfen, indem wir Klienten gleichzeitig helfen, ihre positiven Ressourcen und ihre Fähigkeit zur Emotionsregulation zu stärken (Karatzias et al. 2018). Darüber hinaus können wir mit ihnen offen über Timing und Angemessenheit erinnerungsfokussierter Interventionen sprechen und ihnen so das Gefühl vermitteln, bezüglich des Zeitpunktes der Arbeit an traumatischem Material einen gewissen Einfluß zu haben.

Weiterhin geht es in Phase zwei der Traumabehandlung um eine Balance zwischen Top-down- und Bottom-up-Verarbeitung (Ogden & Fisher 2014). Bei der Top-down-Verarbeitung sind die oberen Gehirnzentren aktiv, darunter der Präfrontalkortex, und die Arbeit findet in Form von Psychoedukation und kognitiven Interventionen statt, die auf die Regulation emotionalen Leidens zielen. Zu den Top-down-Strategien zählt, über traumatische Ereignisse zu reden, negative Denkmuster und Denkfehler zu erkennen und Ressourcen wie positive Überzeugungen oder Vorstellungen zu entwickeln. Die Bottom-up-Verarbeitung hingegen nutzt niedere Gehirnzentren, etwa das limbische System und den Hirnstamm, und richtet die Aufmerksamkeit auf Empfindungen und Emotionen, um herauszufinden, wie ein Trauma im Körper festgehalten wird. Zu den Bottom-up-Strategien zählt das Fokussieren auf Emotionen und Empfindungen bei gleichzeitigem Reprozessieren traumatischer Ereignisse, achtsamem Atmen und dem Ausführen von Bewegungen mit dem Ziel, die somatische Auflösung zu fördern. Bei der Behandlung komplexer

Traumata können wir sowohl Top-down- als auch Bottom-up-Strategien nutzen, um den therapeutischen Erfordernissen eines bestimmten Klienten gerecht zu werden. Beispielsweise profitieren Klienten, bei denen es leicht zur Überflutung kommt, von Top-down-Interventionen, weil diese ihnen helfen, zu einem Gefühl der Sicherheit im gegenwärtigen Augenblick in Kontakt zu treten, wohingegen diejenigen, die Schwierigkeiten damit haben, zu ihrem Körper in Verbindung zu treten, eher von einem Bottom-up-Ansatz profitieren, der stärker darauf abzielt, daß sie ihren Körper und ihre Emotionen spüren.

Beim Durcharbeiten dieses Buches werden Sie lernen, gut plazierte therapeutische Interventionen zu nutzen, um Ihren Klienten zu ermöglichen, traumatische Erinnerungen durchzuarbeiten, ohne überwältigt zu werden oder sich zu verschließen. Die Interventionen für die zweite Phase entstammen hauptsächlich somatischen, kognitiv-behavioralen und EMDR-Therapien, weil diese Klienten beim Durcharbeiten belastender Vorstellungsbilder, Emotionen und Empfindungen unterstützen. Wichtig ist auch zu wissen, daß bei Klienten, die im Säuglingsalter und in der frühen Kindheit Vernachlässigung und einen Bindungsmangel erlebt haben, nicht immer konkrete traumatische Erinnerungen existieren, die auf eine Desensibilisierung ansprechen könnten. Besser ist es in solchen Fällen, sich auf die Wirkung der frühen Mangelerlebnisse zu konzentrieren, was durch den Aufbau einer einfühlsamen therapeutischen Beziehung geschehen kann und indem Sie solchen Klienten helfen, für den Selbstanteil, der Verlassenheit und Vernachlässigung erlebt hat, nährende Ressourcen zu stärken.

**In Phase drei der C-PTBS-Behandlung geht es darum, den Klienten die Aufrechterhaltung eines positiven Selbstempfindens zu ermöglichen, ihre Resilienz zu stärken und ihnen ein Gefühl der Hoffnung auf die Zukunft zu vermitteln.** Hier ist zu bedenken, daß es selbst im Falle von Veränderungen zum Positiven schwierig sein kann, sich an diese anzupassen. Manchmal müssen wir den Klienten helfen, Barrieren zu überwinden, um ein neues oder neu auftauchendes Selbstempfinden in ihre Welt zu integrieren. Dies kann besonders wichtig sein, wenn die körperliche Gesundheit der Betroffenen durch eine unaufgelöste C-PTBS beeinträchtigt ist. Unaufgelöste Traumata – wozu auch Bindungsverletzungen in der Kindheit, Schlafstörungen, unzureichendes Körpertraining, soziale Isolation und schlechte Ernährung zählen – können chronische Schmerzen und Krankheitszustände verschlimmern (Grant 2016). Im übrigen spiegeln sich im Leben von Klienten mit chronischen Traumata oft ihre belastenden Symptome. Manchmal identifizieren sie sich mit ihrer Rolle als »der/die Kranke«, und gelegentlich verstärken Mitglieder ihrer Familie oder Freunde ihr gestörtes Selbstwertgefühl. Zuweilen müssen wir Klienten helfen, sich von tief verwurzelten Überzeugungen zu lösen, die ihre Symptome verstärken. Dies kann dazu führen, daß die Betreffenden, während sie versuchen, ein neues Selbstempfinden zu entwickeln, eine längere Zeit der Trauer durchleben. Eventuell erklären sie, daß sie ihr Leben als sinnlos empfinden, und sie sind sehr verzweifelt, oder ihr Vertrauen zu anderen Menschen und zur Welt ist erschüttert. Ein stärkenbasierter Ansatz vermag Klienten zu helfen, die Resilienz zu entwickeln, die sie benötigen, um solche schwierigen, wenn auch positiven Veränderungen zu realisieren, und ermöglicht ihnen sogar, auf komplexe Traumatisierungen zu reagieren, indem sie sich weiterentwickeln (Schwartz 2020/2020).

In Phase drei unterstützen wir Klienten auch dabei, ihren Lebensstil so zu verändern, daß ihr neues Selbstempfinden dauerhaft verstärkt wird (Schwartz & Maiberger 2018/2020). Beispielsweise können wir ihnen helfen, sich ein integrativ orientiertes, traumabewußtes Unterstützungsteam zusammenzustellen, wozu ein Fitnesscoach, ein Yoga-Lehrer, ein Schlafexperte und ein Ernährungsberater zählen können. Außerdem können wir die Stärken unserer Klienten, ihre Spiritualität, ihre Sinnsuche, ihre Bemühungen im Sinne persönlicher Werte und ihr Zielbewußtsein fördern. Uns geht es darum, Klienten zu helfen, ihre Fähigkeit, positive Emotionen, ihre Selbstwirksamkeit sowie das Gefühl eigener Stärke zu erleben und ihre Fähigkeit zu beiderseits nährenden interpersonalen Beziehungen zu entwickeln. Letztlich helfen wir ihnen, aus der Komplexität diverser Lebenserfahrungen heraus bedeutsame Verbindungen herzustellen (Siegel 2010/2010).

## Die Neurophysiologie der Genesung von einem Trauma

*Neuropsychotherapie* ist eine Bezeichnung für die Anwendung neurowissenschaftlicher Erkenntnisse im Rahmen einer Psychotherapie. Früher nahm man an, das Gehirn verfüge nur in der frühen Kindheit über Neuroplastizität und könne sich folglich nur in dieser Zeit verändern. Mittlerweile wissen wir jedoch, daß sich das Gehirn während des ganzen Lebens weiterentwickeln kann (Amen 2015; Doidge 2007/2008). Folglich sind auch die Nachwirkungen von Kindheitstraumata, die ja bekanntlich einen negativen Einfluß auf die Gehirnentwicklung haben, nicht unveränderbar. Im Rahmen einer Therapie kann das Gehirn neue neuronale Verbindungen entwickeln und so frühere emotionale Verletzungen überwinden (Rousseau et al. 2019).

Unser gesamtes Erleben schlägt sich im Gehirn in neuen neuronalen Netzen nieder. Ein *neuronales Netz* besteht aus miteinander verbundenen Neuronen, die gleichzeitig feuern und die Grundlage für alle unsere Erinnerungen bilden. Lernen Sie beispielsweise ein neues Musikstück auf dem Klavier zu spielen, entwickeln Sie ein neuronales Netz, welches das Muskelgedächtnis Ihrer Hände, den Klang des Musikstücks und das Gefühl, das Sie beim Anschlagen der Klaviertasten im Körper spüren, umfaßt. Bei jedem Spielen der geschriebenen Noten verstärken Sie dieses neuronale Netz, wodurch es Ihnen mit der Zeit immer leichter fällt, das Musikstück zu spielen. Irgendwann brauchen Sie nicht mehr auf die Noten zu schauen, weil Sie aus dem Gedächtnis spielen können.

Im Idealfall werden Ihre sämtlichen Erinnerungen in ein alles umfassendes Bild dessen, wer Sie als Person sind, eingebunden. Eine traumabezogene Erinnerung jedoch wird als beeinträchtigtes neuronales Netzwerk angesehen, weil sie nicht die neuronalen Netzwerke umfaßt, die mit positiven und nährenden Erinnerungen verbunden sind, oder weil sie von diesen isoliert ist (Bergmann 2012). Sie bildet einen eingekapselten Selbstzustand, der sich nicht in Ihre allgemeine Identität integrieren läßt. Solche beeinträchtigten neuronalen Netzwerke bilden die Grundlage vieler belastender Symptome, die von einem Trauma herrühren, etwa intrusiver Gedanken, negativer somatischer Empfindungen, Flashbacks und anderer Symptome, die auf das Wiedererleben von Traumaszenen zurückzuführen sind. Wird beispielsweise ein traumabezogenes neuronales Netzwerk aktiviert, kann sich ein Klient so fühlen, als erlebte er das traumatische Ereignis wieder; dies ruft bei ihm belastende Vorstellungsbilder, beunruhigende Empfindungen und Gefühle des Schreckens hervor. Außerdem fällt es Menschen in solchen Fällen oft sehr schwer, sich wieder in Sicherheit zu fühlen.

In einem solchen getriggerten Zustand haben Klienten in der Regel sehr große Schwierigkeiten, ihr Denken auf positive, dem furchtbasierten Zustand entgegenwirkende Ressourcen zu richten (Shapiro 2018/2021). Auch haben sie Probleme damit, zu dem Gefühl, von einem anderen Menschen liebevoll umsorgt zu werden, oder im gegenwärtigen Augenblick geerdet zu sein, in Kontakt zu treten. Tritt dies ein, wird das beeinträchtigte neuronale Netzwerk verstärkt, und mit der Zeit wird es für die Betroffenen immer schwieriger, sich als kognitiv aufbauend und emotional anpassungsfähig zu erleben.

**Wir können in jedem Augenblick existierende neuronale Verbindungen verstärken oder neue entwickeln.** Um bei Vorliegen eines komplexen Traumas neuroplastische Veränderungen zu fördern, müssen wir den betroffenen Klienten helfen, in ihrem gesamten Gehirn neue neuronale Verbindungen zu entwickeln. Dieses Ziel kann man in einer Therapie erreichen, indem man den Klienten dazu bringt, über seine traumatischen Erinnerungen zu sprechen, und ihn gleichzeitig ermutigt, auf seine Sicherheit in der gegenwärtigen Situation zu fokussieren, in der er sich mit dem Therapeuten sozial verbunden und im gegenwärtigen Augenblick geerdet fühlt. Dies trägt dazu bei, zwischen dem belastenden Selbstzustand der traumatischen Erinnerung und dem ressourcenreichen und gestärkten Selbstzustand im Hier und Jetzt eine Brücke zu schlagen. Wenn wir Klienten dazu anregen, über traumatische Erinnerungen zu sprechen, sollten wir darauf achten, daß sie dies auf eine Weise tun, die ihnen die Möglichkeit eröffnet, zu einer kognitiven Neueinschätzung zu kommen (Ford 2018). Eine *kognitive Neueinschätzung* ist definiert als der Prozeß der Neudeutung des Sinns von Ereignissen mit dem Ziel, ihre belastende emotionale Wirkung zu verringern (Cutuli 2014).

Unsere Erinnerungen werden durch unsere momentane soziale Umgebung beeinflußt und können sich in Reaktion auf entsprechende Erwähnungen und Fragen verändern (Siegel 2001). Erinnerungen an erlebte Traumata sind in besonders starkem Maße Veränderungsprozessen unterworfen. Deshalb sollten wir uns vor zu definitiven Deutungen der Symptome von Klienten hüten, insbesondere wenn es sich um somatische Empfindungen ohne bekannte Ursache handelt. Beispielsweise könnten sich Klienten fragen, ob sie sexuell mißbraucht wurden, weil sie entsprechende beunruhigende Träume hatten oder in ihrem Körper eine unangenehme Empfindung verspürt haben. Manche Klienten verstehen eine Therapie als einen Vorgang, der darauf abzielt, unterdrückte Erinnerungen offenzulegen. Da wir verhindern wollen, daß falsche Erinnerungen entstehen, ist es wichtig, daß sich sowohl die Klienten als auch ihre Therapeuten dem Drang widersetzen, »eine Geschichte [über ihre Symptome] zu erzählen«. Deshalb fordern wir Klienten, bei denen somatische Empfindungen auftauchen, die nicht mit bestimmten expliziten Erinnerungen verbunden sind, bei unserer Arbeit mit ihnen auf zu beschreiben, was sie im gegenwärtigen Augenblick erleben, wohingegen wir weder unserem eigenen noch ihrem Drang, eine Geschichte zu erzählen, Raum geben. Wir können ihnen (und uns selbst) jedoch versichern, daß wir an ihrem somatischen Unbehagen auch dann arbeiten können, wenn wir dessen genaue Ursache nicht kennen.

**Wir können unserem Wissen über die Neuroplastizität in einer Traumabehandlung zum Ausdruck verhelfen, indem wir unsere Klienten dazu anregen, schwierige Erinnerungen an Erlebtes zu erforschen und gleichzeitig auf neue, positive Ressourcen zu fokussieren, die ihnen in der Gegenwart zur Verfügung stehen.** Beispielsweise können wir Klienten ermutigen, sich zu vergegenwärtigen, daß sie sich in der Gegenwart in Sicherheit befinden, daß sie die Wärme unseres relationalen Austauschs spüren, oder sich an Situationen zu erinnern, in denen sie sich von einem anderen Menschen geliebt oder verstanden fühlten. Regen wir sie dazu an, sich eine belastende Erinnerung vor Augen zu führen, aktivieren sie den alten neuronalen Schaltkreis *und* erhalten gleichzeitig Gelegenheit, einen neuen neuronalen Schaltkreis zu erzeugen, der die positiven Ressourcen integriert. Dieser Prozeß kann auch zu einem neuen Verständnis des Sinns schmerzhafter Erlebnisse führen.

Der immanente Negativitäts-Bias unseres Gehirns bringt uns dazu, auf Anzeichen für eine Bedrohung stärker zu achten als auf Anzeichen für Sicherheit (Vaish, Grossmann & Woodward 2008). Leben Klienten aktuell in einer nicht sicheren Umgebung oder Beziehung, schenken wir ihren Furchtempfindungen besondere Beachtung und räumen ihrer physischen und emotionalen Sicherheit Priorität ein. Ist ihr Negativitäts-Bias jedoch ein Relikt eines früher erlebten Traumas, kann ein *falsch-positives* Signal den betreffenden Klienten eine Situation als bedrohlich wahrnehmen lassen, obwohl er tatsächlich sicher ist. In solchen Fällen sollten Sie den Klienten auffordern, seine Aufmerksamkeit auf positive Ressourcen zu richten und so den Negativitäts-Bias zu verringern. So halten Sie Klienten dazu an, sich um *Aufmerksamkeitskontrolle* zu bemühen (Bardeen & Orcutt 2011). Selbst wenn Klienten bedingt durch Obdachlosigkeit oder Armut ständig unter Streß leiden, können Sie den Betreffenden nahelegen, darauf zu achten, daß ihnen die sichere Umgebung des Therapieraums eine kurze Ruhepause ermöglicht und daß sie einen Kontrast zu den Gefahren bildet, denen sie in ihrer gewohnten Umgebung ausgesetzt sind.

Obwohl das Fokussieren auf Ressourcen Leiden zeitweilig verringern kann, wird die eigentliche Ursache des Zustandes der Dysregulation eines Klienten dadurch in der Regel nicht behoben. Das kann dazu führen, daß Symptome in Streßsituationen erneut auftreten. Letztlich ist eine dauerhafte Auflösung von C-PTBS-Symptomen nur möglich, wenn wir Klienten helfen, ihre belastenden und mit Traumaerinnerungen verbundenen Gedanken, Emotionen und Empfindungen durchzuarbeiten. Statt über ihr somatisches Leiden hinwegzugehen, bringen Sie sie dazu, sich ihrem Unbehagen langsam und bedächtig zuzuwenden, indem sie sich immer nur geringe, überschaubare Mengen von Unbehagen vergegenwärtigen und mit ihrer Aufmerksamkeit nötigenfalls zu einer Ressource zurückkehren. Durch dieses Pendeln mit der Aufmerksamkeit können Klienten ein *duales Gewahrsein* entwickeln. Auf diese Weise lernen sie, auf das mit den Traumaerinnerungen verbundene Leiden zu fokussieren und gleichzeitig im Hier und Jetzt mit einem Sicherheitsgefühl verbunden zu bleiben (Rothschild 2010/2012; Shapiro 2018/2021). Duales Gewahrsein ist ein wichtiges Element der Traumabehandlungsmodalitäten, die in den Kapiteln 7 und 8 dieses Buches vorgestellt werden.

## Aufmerksamkeitskontrolle, Wahlmöglichkeiten und Containment in die Therapie einbeziehen

C-PTBS wird mit der Vorstellung in Verbindung gebracht, daß Klienten die Kontrolle über den Prozeß des Erinnerns verloren haben. Beispielsweise werden einige Klienten sogar dann durch Erinnerungen an eigene Traumata getriggert, wenn sie sich als Eltern um ihre Kinder kümmern. In solchen Fällen versuchen wir, den Klienten zu helfen, das Gefühl wiederzugewinnen, daß sie selbst darüber entscheiden können, wann und wo sie an selbst erlebte Traumata denken wollen. Damit sie dazu in der Lage sind, können wir ihnen die Fähigkeit zum *Containment* vermitteln, was hier bedeutet, daß sie Gedanken an selbst erlebte Traumata zeitweise nicht zulassen und ihre Aufmerksamkeit stattdessen auf Ressourcen fokussieren können (Shapiro 2018/2021). Beispielsweise könnten sie sich vorstellen, daß sie ihre belastenden Erinnerungen in einem Behälter deponieren und sie dort eine Weile liegen lassen; oder sie notieren belastende Gedanken in einem Tagebuch, das sie anschließend zuklappen. Sind bei Klienten Symptome wie intrusive Erinnerungen, Flashbacks oder Albträume zu erkennen, so sind dies Anzeichen dafür, daß die Betreffenden auf Containment fokussieren sollten.

**Containment kann nur erfolgreich sein, wenn Klienten in der Lage sind, eine bestimmte Zeitspanne verbindlich für das Durcharbeiten ihrer belastenden Emotionen, Gedanken und Empfindungen zu reservieren.** Oft steht diese Zeit in einer Therapie zur Verfügung. Manchmal kommen Klienten in panischer oder verängstigter Verfassung in den Behandlungsraum, von Emotionen überwältigt oder im Zustand des Shutdown. Wir können ihnen dann helfen, sich im Containment zu üben, indem wir sie dazu bringen, ihre Aufmerksamkeit auf Anzeichen in ihrer aktuellen Umgebung zu richten, durch die sie erkennen, daß sie im Hier und Jetzt in Sicherheit sind. Außerdem kann die therapeutische Beziehung das Sicherheitsgefühl von Klienten stärken. Laden Sie sie dazu ein, dem Klang Ihrer Stimme zu lauschen, und erinnern Sie sie in ruhiger Atmosphäre daran, daß Sie bei ihnen sind, um sie zu unterstützen. Hat ein Klient auf eine positive Ressource fokussiert, können Sie ihn dazu auffordern, auf die Verringerung der defensiven Aktivierung in seinem gesamten Körper zu achten.

Die folgenden beiden Übungen regen Klienten zur Arbeit an der Aufmerksamkeitskontrolle und am Containment an. Man sollte die Betreffenden aber stets um Erlaubnis bitten, ihre Aufmerksamkeit von ihrem Leiden wegzulenken, denn andernfalls könnten sie fürchten, daß wir ihrem Schmerz nicht in angemessener Weise Aufmerksamkeit schenken. **Indem wir ihnen das Gefühl vermitteln, daß sie Wahlmöglichkeiten haben, würdigen wir ihren Prozeß.** Wir können ihnen versichern, daß genügend Zeit bleibt, um an ihrem Leiden zu arbeiten, indem sie zu den Aussagen der Übungen aus Kapitel 1 zurückkehren, wo es um die Förderung eines weiträumigen relationalen Gewahrseins ging. Allerdings sollten Sie, und das gilt für alle Übungen in diesem Buch, zu einem bestimmten Zeitpunkt immer nur eine dieser Aussagen erforschen. Ich empfehle, durch das Timing und die konkrete Adaptation der Übung dem Erleben des Klienten möglichst adäquat Rechnung zu tragen. Bezogen auf die erste Übung empfehle ich, verschiedene sensorisch anregende Gegenstände im Behandlungsraum bereit zu halten, beispielsweise einen Korb mit Dingen mit verschiedenartigen Oberflächenstrukturen (z. B. Steinen, Muscheln und Tannenzapfen) sowie einige ätherische Öle, um unter diesen eines auswählen zu können.

HEILUNGSFÖRDERNDE ÜBUNG – *Seite 1*

## Aufmerksamkeitskontrolle entwickeln

- Ich habe den Eindruck, Sie fühlen sich ... *[z. B. ängstlich, unruhig, überwältigt, unverbunden, rastlos, reizbar]*. Ich würde Ihnen gern ein paar Dinge vorschlagen, die Ihnen helfen könnten, sich jetzt sicher zu fühlen. Sind Sie damit einverstanden?
- Wären Sie bereit, mir mitzuteilen, wenn Sie sich in der Zeit, die wir zusammen verbringen, überwältigt oder übermäßig belastet fühlen? Ich würde Ihnen gern zu dem Gefühl verhelfen, daß Sie in der Therapie gut aufgehoben sind.
- Wären Sie bereit, sich einmal in diesem Raum umzuschauen? Nehmen Sie sich so viel Zeit, wie Sie brauchen. Achten Sie auf alle Einzelheiten, die darauf hinweisen, daß Sie in Sicherheit sind. Vielleicht fällt Ihnen ein Kunstgegenstand oder eine Pflanze auf, der oder die dazu beiträgt, daß Sie sich entspannter und behaglicher fühlen. Achten Sie darauf, wie Sie Ihren Kopf und die Augen bewegen können, um sich in diesem Raum umzuschauen. Und registrieren Sie, worauf Ihre Augen ruhen möchten.
- Können Sie einen Moment darauf verwenden, den Kontakt zwischen Ihrem Körper und dem Stuhl oder der Couch, auf dem oder der Sie sitzen, wahrzunehmen? Und könnten Sie darauf achten, wo Ihr Rücken und Ihre Beine den Stuhl oder die Couch berühren? Versuchen Sie herauszufinden, ob das Fokussieren auf diese Empfindungen Ihnen hilft, sich in der Gegenwart präsent und mit sich selbst stärker verbunden zu fühlen.
- Untersuchen Sie, wie Sie es empfinden, mehrmals tief zu atmen, während Sie verfolgen, wie sich Ihr Bauch ausdehnt und zusammensinkt. Sie können aber auch die Bewegungen der Luft über Ihre Nasenspitze oder aus dem Mund heraus und wieder hinein verfolgen.
- Vielleicht würden Sie gern einen Schluck Wasser oder warmen Tee trinken. Achten Sie darauf, wie es sich anfühlt, Ihre Zunge innen um den Rand Ihrer Lippen zu bewegen. Achten Sie auf das, was Sie schmecken, oder auf die Temperatur im Mund. Dabei können Sie die Rückseite Ihrer Zähne oder Ihren Gaumen mit der Zunge abtasten.
- Welche Geräusche nehmen Sie in diesem Raum wahr? Wie ist es für Sie, den Klang meiner Stimme oder ... *[z. B. das Summen der Klimaanlage, die Geräusche des Straßenverkehrs, die Stille im Raum]* zu hören?

HEILUNGSFÖRDERNDE ÜBUNG – *Seite 2*

## Aufmerksamkeitskontrolle entwickeln

- Sie können ein Objekt auswählen, um es in Ihren Händen zu halten, etwa einen Stein, einen Tannenzapfen, ein weiches Kissen oder ein Plüschtier. Achten Sie darauf, wie sich dieses Objekt anfühlt, auf seine Temperatur und sein Gewicht. Was fällt Ihnen auf, während Sie Ihre Aufmerksamkeit darauf richten?
- Sie können auch ein ätherisches Öl auswählen und ein wenig davon auf ein Baumwolltuch träufeln. Was fällt Ihnen auf, wenn Sie die Aufmerksamkeit auf den Duft richten?
- Wie fühlen Sie sich, wenn ich zu Ihnen sage: »Sie sind jetzt in Sicherheit«. Wie reagiert Ihr Geist darauf? Welche Emotionen nehmen Sie wahr?
- Teilen Sie mir mit, wenn Sie sich mit sich selbst verbunden und sicher fühlen. Wenn wir uns wieder dem für Sie so schwierigen Erlebnis zuwenden, von dem Sie gesprochen haben, dann informieren Sie mich bitte, sobald Sie sich wieder ängstlich oder abgeschnitten fühlen. Nötigenfalls können wir die beschriebenen Strategien dann erneut anwenden.

HEILUNGSFÖRDERNDE ÜBUNG

## Wahlfreiheit und Containment stärken

Die folgenden Strategien sollen Ihnen helfen, achtsam darüber zu entscheiden, wann Sie über Ihre traumatischen Erlebnisse nachdenken wollen:

- Vereinbaren Sie mit sich selbst, daß Sie sich mit traumatischen Erinnerungen nur auseinandersetzen werden, wenn Ihnen ausreichende Unterstützung und entsprechende Ressourcen zur Verfügung stehen. Vergessen Sie dabei nicht die Möglichkeit, daß Sie sich nur in der Therapie sicher fühlen. Sie können aber auch bestimmte Zeiten für das Tagebuchschreiben und das Nachdenken reservieren.
- Atmen Sie einige Male tief, und führen Sie sich vor Augen, daß Sie allein darüber entscheiden, ob dies für Sie ein guter Zeitpunkt zum Nachdenken über belastende Erinnerungen ist.
- Falls Sie sich entschließen, sich ohne jede Unterstützung in Ihrem Tagebuch über Ihre traumatischen Erlebnisse zu äußern, ist es vielleicht ratsam, eine Stoppuhr auf zehn bis fünfzehn Minuten einzustellen. Beim Ertönen des Stoppsignals sollten Sie überprüfen, ob Sie sich bei dem, was Sie tun, immer noch sicher fühlen. Denken Sie daran, daß Sie Ihr Tagebuch jederzeit schließen können, und vergessen Sie nicht, daß alles beunruhigende traumatische Material in Ihrem Inneren sicher aufbewahrt wird, bis Sie sich bereit fühlen, mit der Arbeit fortzufahren. Vielleicht wollen Sie sich ja erst nach Ihrer Rückkehr in die Therapie wieder mit diesen Ereignissen beschäftigen.
- Wenn Sie sich irgendwann getriggert oder überwältigt fühlen, sollten Sie sich erlauben, sich von allen belastenden Gedanken, Emotionen oder Bildvorstellungen zu distanzieren. Sie können bei diesem Prozeß Ihre Kreativität entfalten. Beispielsweise können Sie sich eine Schachtel, einen Ordner oder einen Raum vorstellen, worin Sie Ihr Leiden problemlos unterbringen können. Sie können sich auch vorstellen, das traumatische Erlebnis rücke in immer weitere Ferne, so daß es in Ihrem Geist allmählich kleiner wird. Sie können Ihren Container jederzeit öffnen und die Bildvorstellungen oder Gedanken wieder in Ihren Geist zurückbringen, wenn Sie sich in der Therapiesitzung befinden.

# 3 Die Neurophysiologie des komplexen Traumas

Der menschliche Körper ist von Geburt an in der Lage, bedrohliche Situationen zu überleben, indem er unsere Defensivmechanismen aktiviert oder uns von unserem Schmerz abkoppelt. Im Falle einer Bedrohung versetzt uns das Sympathische Nervensystem (SNS) durch die Ausschüttung von Adrenalin, Kortisol und Noradrenalin in einen Selbstschutzmodus. So wie Tiere zu fliehen oder sich gegen Raubtiere zu verteidigen versuchen, nutzen auch wir solche Defensivmechanismen, um unser Überleben zu sichern. Doch weil sich Kampf- und Fluchtreaktionen nicht für die längerfristige Nutzung eignen, wechseln wir, wenn es keine andere Möglichkeit gibt, einer lebensbedrohlichen Situation zu entfliehen, in einen Zustand der Immobilität, in dem wir erstarren und uns abgeschnitten oder kollabiert fühlen. Dieses Sich-tot-Stellen können wir bei Tieren beobachten, die sich nicht mehr bewegen oder die ohnmächtig werden, wenn sie ihr Überleben auf andere Weise nicht mehr sichern können. Menschen, die in ihrem Leben wiederholt länger anhaltenden traumatischen Streß erlebt haben, fühlen sich infolge dieser Erstarrungsreaktion manchmal wie gefangen, was Empfindungen der Desorientiertheit oder sogar der Entkörperlichung hervorrufen kann.

Wir verstehen mittlerweile, daß der Körper »die Last trägt« und über dramatische Ereignisse »Buch führt« (Scaer 2014; van der Kolk 2014/2015). Psychotherapeuten, die es vorziehen, in einer Therapie hauptsächlich zu reden, konzentrieren sich auf die Rolle des Geistes und seines Einflusses auf das körperliche Wohl; ein Geist und Körper umfassender Ansatz der Traumabehandlung wird jedoch heute als für den Erfolg einer Therapie unabdingbar angesehen. Deshalb präferiert das in diesem Buch vorgestellte Modell eine bidirektionale Beziehung zwischen Geist und Körper. Dieser Ansatz sorgt für ein ausgewogenes Verhältnis zwischen dem Top-down-Ansatz der traditionellen Redetherapie und Bottom-up-Interventionen, die auf Empfindungen und Emotionen zielen, um herauszufinden, wie das Trauma im Körper festgehalten wird.

Ich werde in diesem Kapitel die neurophysiologische Wirkung komplexer Traumata auf das Nervensystem aus der Sicht der Polyvagal-Theorie (Porges 2011/2010) untersuchen. Angesichts der Bedeutung der Dysregulation des Autonomen Nervensystems (ANS) bei einer C-PTBS konzentrieren sich die in diesem Kapitel beschriebenen Übungen darauf, Hyper- und Hypoarousalsymptome zu identifizieren und das System für soziale Verbundenheit von Klienten zu stärken, um ihr Erleben von Sicherheit und Verbundenheit im gegenwärtigen Augenblick zu verbessern. Mittels kleiner Experimente regen wir die Klienten dazu an, zu erforschen, wie ihnen subtile Veränderungen von Haltung, Atmung und Bewegung sowie des somatischen Gewahrseins helfen können, Vertrauen, Verbundenheit, Sicherheit und Stabilität zu empfinden.

## Die Rolle der Polyvagal-Theorie bei der Traumabehandlung

Den ersten Modellen des Autonomen Nervensystems (ANS) zufolge bestand dieses aus zwei Zweigen, dem Sympathischen Nervensystem (SNS) und dem Parasympathischen Nervensystem (PNS). Man nahm an, daß diese beiden Zweige abwechselnd agierten – daß jeweils einer aktiv und der andere nicht aktiv sei. Im Rahmen dieses Modells wurde das SNS als »Streßreaktions«-System bezeichnet, wohingegen das PNS mit unserer Fähigkeit, uns mit Hilfe einer »Entspannungsreaktion« von Streß zu erholen, in Verbindung gebracht wurde, wobei letzteres es unserem Körper ermögliche, sich auszuruhen und Erlebtes zu verarbeiten. Die Arbeit von Dr. Stephen Porges (2011/2010) hat unser Verständnis des ANS jedoch insbesondere hinsichtlich der Rolle, die es bei Traumata und PTBS spielt, stark verändert. Nach Porges umfaßt das ANS insgesamt drei Zweige, die nicht nur abwechselnd aktiv werden, sondern deren Reaktionen im Sinne einer hierarchischen Ordnung organisiert sind. Insbesondere fand Porges heraus, daß das PNS auf zwei sehr unterschiedliche Arten zum Ausdruck gelangt: In einer sicheren Situation fördert es, der älteren Theorie des ANS entsprechend, Entspannung und Regeneration; im Falle einer Bedrohung jedoch verfällt es in einen Defensivmodus, in dem wir kollabieren, uns hilflos fühlen oder uns in eine Totstell- oder Ohnmachtsreaktion zurückziehen.

Diese beiden Formen des Ausdrucks des PNS werden durch die von Porges entwickelte Polyvagal-Theorie plausibler, weil diese uns die Funktionalität des Vagusnervs verständlicher macht. Der Vagusnerv ist der zehnte Hirnnerv (Kranialnerv), er hat aber auch Verbindungen zu den Hirnnerven V, VII, IX und XI. *Vagus* ist ein lateinisches Wort und bedeutet »schweifend«, was diesen Nerv sehr treffend beschreibt, weil er vom Gehirn ausgehend zu den Augenringmuskeln, zum Mund und zum Innenohr verläuft. Auf seinem weiteren Weg erreicht der Vagus Kehlkopf und Rachen, später Herz und Lunge und verläuft von dort durch das Zwerchfell zu Magen, Milz, Leber und Nieren sowie zum Dünn- und Dickdarm. Der Vagusnerv ist eine Art bidirektionaler Datenautobahn für die Kommunikation zwischen Geist und Körper.

Die parasympathische Reaktion des Nervensystems verläuft durch zwei Vagusschaltkreise. Der erste von diesen, der am spätesten entstandene Teil unseres Vagusnervs, ist der *ventrale Vaguskomplex*. Stephen Porges bezeichnet den ventralen Vagus auch als *System für soziale Verbundenheit (social engagement system)*; er ist mit den Muskeln und Organen oberhalb des Zwerchfells verbunden, deren vorrangige Aufgabe es ist, uns zu helfen, uns mit der Welt sozial verbunden und in ihr sicher zu fühlen. Das System für soziale Verbundenheit hat diesen Namen, weil es für die Mimik verantwortlich ist, die uns hilft, Emotionen zu verstehen oder selbst zu kommunizieren; außerdem ist es für Ausdruck und Empfang verbaler Mitteilungen zuständig. Es beeinflußt Rhythmus, Klang und Tonfall unserer stimmlichen Äußerungen und ermöglicht uns so, einen bestimmten Sinn zum Ausdruck zu bringen und zu übermitteln. Außerdem gibt uns das System für soziale Verbundenheit die Möglichkeit, anderen zuzuhören und bei der Kommunikation emotionale Nuancen aufzufangen. Wenn von unserem Gesicht und unseren Augen ein sanftes Lächeln ausgeht oder wenn unsere sonore Stimme einen Zuhörer erreicht, übermitteln wir anderen Menschen eine Atmosphäre der Fürsorglichkeit und Güte. Aufgrund der Verbindungen zwischen Vagusnerv, Herz und Gesichtsmuskeln sind wir eher zu empathischen Reaktionen bereit und in der Lage.

Der zweite Vagusschaltkreis, ein entwicklungsgeschichtlich älterer Teil des PNS, wird *dorsaler Vaguskomplex* genannt. Dieser Teil des Vagus verläuft unter dem Zwerchfell bis zu den Verdauungsorganen. Fühlen wir uns sicher, koordinieren der ventrale und dorsale Vagusschaltkreis eine nährende PNS-Reaktion, die hemmend auf das SNS einwirkt. Dadurch können wir in einen Zustand nährender Entspannung eintreten. Allerdings kann angesichts anhaltender Bedrohung ohne jede Fluchtmöglichkeit ein entwicklungsgeschichtlich älterer Ausdruck des dorsalen Vaguskomplexes dominant werden. Gemeint ist ein Zustand der Immobilisierung oder des Kollaps, der mit einem schwachen Muskeltonus, einer verlangsamten Herzfrequenz, Übelkeit, Benommenheit und Taubheitsempfindungen verbunden sein kann. Entwicklungsgeschichtlich ist dieses »Totstellen« eine instinktive Reaktion aller Tiere, die von Raubtieren angegriffen werden. Letztere sollen dadurch das Interesse an ihren potentiellen Opfern verlieren, weil Raubtiere anders als Aasfresser Beute, die bereits tot ist, nicht anrühren. Die Erstarrungsreaktion geht mit der

Ausschüttung körpereigener Endorphine einher, die Schmerz betäuben. In geringen Dosen wirken Endorphine tatsächlich eine Zeitlang lindernd. Verharren Menschen mit komplexen Traumata jedoch in dieser Erstarrungsreaktion, so können Dissoziation, Depression und chronische Gesundheitsprobleme entstehen.

Wenn wir uns bedroht fühlen, folgt unser Verhalten in der Regel einem hierarchischen System von Reaktionsweisen des ANS, die alle der Überlebenssicherung dienen. Zunächst versuchen wir, unser System für soziale Verbundenheit zu aktivieren, um ein Gefühl der Verbundenheit und Sicherheit wiederzugewinnen. Beispielsweise könnte ein kleiner Junge, der mit der Trennung von seiner Mutter fertig werden muß, zunächst versuchen, zu lächeln oder nach der Hand der Mutter zu greifen, um sich ihrer Gegenwart zu versichern oder zu verhindern, daß sie ihn verläßt. Gelingt es dem Jungen nicht, eine Sicherheit vermittelnde Verbindung zu seiner Mutter aufrechtzuerhalten, weint er wahrscheinlich oder klammert sich an die Mutter. Dies kann sich zu Gefühlen der Furcht oder Wut steigern, was seinen Ausdruck darin finden kann, daß der Junge wegläuft oder die Mutter schlägt. Solche Verhaltensweisen zeigen, daß sich das Kind durch die Aktivierung seines SNS für Kampf- oder Fluchtreaktionen mobilisiert hat – womit die zweite Stufe der Reaktionshierarchie erreicht ist. Sinn und Zweck dieser Defensivverhaltensweisen ist die Wiederherstellung des Zustandes der Sicherheit. Im Falle einer anhaltenden Bedrohung ist dies jedoch oft nicht möglich – beispielsweise wenn ein Kind mißhandelt oder mißbraucht wird oder wenn sich jemand in Gefangenschaft befindet. Wurde der Junge beispielsweise wiederholt im Stich gelassen und vernachlässigt, kann er auf die dritte Ebene der Reaktionshierarchie wechseln, wo er Gefühle der Niederlage und Hilflosigkeit erlebt, die mit entwicklungsgeschichtlich älteren Formen des PNS-Ausdrucks in Verbindung gebracht werden.

Nach dem von Stephen Porges entwickelten Modell wirken die beiden Zweige des PNS wie eine Art »Vagusbremse« auf das SNS, wobei sie diese Bremse auf eine für sie jeweils charakteristische Weise nutzen (Porges 2011/2010). Man kann dieses Modell mit dem Bremsvorgang beim Autofahren vergleichen: Wir können das Tempo verringern, indem wir sanft auf die Bremse treten, oder wir können sie plötzlich stark heruntertreten und das Fahrzeug dadurch abrupt zum Stehen bringen. Der dorsale Vaguskomplex fungiert wie ein abruptes Bremsen, indem er den Körper in einen Zustand des Kollabierens und der Immobilisierung (des Erstarrens) versetzt. Das System für soziale Verbundenheit hingegen verhält sich wie eine subtilere Bremse, die es ermöglicht, die körperliche Gesundheit und das emotionale Wohlbefinden zu verbessern. Obwohl die Vagusbremse die Aktivierung des SNS verringern kann, führt eine traumabedingte Aktivierung manchmal zu einem schnellen Wechsel zwischen Hyper- und Hypoarousalzuständen oder zur gleichzeitigen Aktivierung beider (Kain & Terrell 2018). Das wäre dann etwa so, als würde ein Autofahrer gleichzeitig mit dem einen Fuß das Gas und mit dem anderen die Bremse betätigen. **Befindet sich das Nervensystem in einem Zustand des Ungleichgewichts, ist es oft schwer, sich zu entspannen oder erholsam zu schlafen; und ebenso schwierig ist es, Emotionen wie Freude, Behagen und Begeisterung zu erleben.** Wir haben es hier mit einer klassischen Kombination von Agitiertsein einerseits und Müdigkeit andererseits zu tun, und betroffene Klienten beschreiben ihr Erleben als Oszillieren zwischen Gefühlen der Panik und Erschöpfung.

Nun gibt es nicht nur die beiden Vaguszweige, sondern wir können darüber hinaus auch das System für soziale Verbundenheit einerseits mit dem SNS und andererseits mit dem dorsalen Vaguskomplex verbinden und so »hybride« Zustände des Nervensystems erzeugen. Das System für soziale Verbundenheit als solches wird mit Empfindungen der Ruhe, Verbundenheit, Neugier, Klarsicht und Kompetenz sowie der Fähigkeit, auf ein Spektrum von Gefühlen und Erlebnissen nach eigenem Gutdünken zu reagieren, assoziiert. Wenn wir uns sicher fühlen, können wir unser System für soziale Verbundenheit mit dem SNS verbinden, und letzteres unterstützt dann Spiel, Lachen und sexuelle Intimität. Diese Verbindung ermöglicht uns somit, die groben Funktionsweisen des SNS für ein umfassenderes Spektrum von Möglichkeiten zu nutzen, die unseren adaptiven und kreativen Fähigkeiten zugute kommen. Fühlen wir uns sicher, können wir unser System für soziale Verbundenheit auch mit dem dorsalen Vaguskomplex verbinden und so zur regenerativen Seite des PNS in Kontakt treten, die es uns ermöglicht, uns in den Zustand der Immobilisierung zu versetzen, um Entspannung, Intimität und spirituelle Zustände zu erleben, die oft in der Meditation erreicht werden.

## Traumareaktionen – Die sechs F-Zustände

Dr. Maggie Schauer und Thomas Elbert, die Entwickler der narrativen Expositionstherapie für die Behandlung von PTBS, beschreiben sechs Phasen von Traumareaktionen: *Erstarren (freeze), Flucht (flight), Kampf (fight), Furcht (fright), Erlahmen (flag)* und *Ohnmacht (faint)* (Schauer & Elbert 2010). Die erste Phase in ihrem Modell ist die Erstarrungsreaktion, eine durch starke Erregung verursachte Immobilisierung, die durch das SNS hervorgerufen wird. Diese Phase ähnelt der sprichwörtlichen Reaktion eines »Rehs im Licht von Autoscheinwerfern«, und es handelt sich um die Orientierungsreaktion der niederen Hirnregionen. In der zweiten und dritten Phase geht es um Kampf und Flucht, die ebenfalls vom SNS initiiert werden. Diese Phasen fördern die Mobilisierung, indem sie den Blutzufluß zum Herzen, zu den Muskeln der Arme und zur Lunge verstärken. Bei der vierten Phase handelt es sich um eine Furchtreaktion, die Schauer und Elbert duale autonome Aktivierung nennen; hier kommt es zu abrupten Wechseln zwischen Reaktionen des SNS und dorsalen Vaguszuständen. In dieser Phase treten Symptome wie Panik, Benommenheit, Übelkeit, Schwindel, Kribbeln und Taubheitsempfindungen auf.

Die fünfte Phase dieses Modells ist die vom dorsalen Vaguskomplex dominierte Reaktion des Erschlaffens, die zu Gefühlen der Hilflosigkeit, Verwirrung, Desorientierung, Erschöpfung, Benommenheit und körperlichem Erstarren führt. In dieser Phase kann es schwieriger werden zu sprechen, Geräusche werden wie aus der Ferne wahrgenommen, und die Sicht kann verschwommen sein. Im physiologischen Bereich können Herzfrequenz und Blutdruck rasch sinken, was die sechste Phase einleiten kann: eine Ohnmachtsreaktion. Während von Ohnmacht oft im übertragenen Sinne als Repräsentation eines kollabierten physiologischen Zustandes die Rede ist, ist sie hier buchstäblich zu verstehen, nämlich als vaso-vagale Synkope. Die Ohnmachtsreaktion tritt gewöhnlich im Falle der Konfrontation mit einer lebensbedrohlichen Situation ein, der Menschen nicht entfliehen können. Eine Ohnmacht dient auch insofern der Überlebenssicherung, als sie den Körper in eine horizontale Lage befördert und so die Blutzufuhr zum Gehirn verstärkt. Ohnmächtigwerden wird mit der Emotion des Ekels in Verbindung gebracht, die den Körper veranlaßt, sich von Giftstoffen zu befreien; eine Ekelreaktion kann aber auch auftreten, wenn jemand Gewalt oder ein entsetzliches Ereignis miterlebt hat, das er als für seine Psyche toxisch empfindet.

Der Psychotherapeut und C-PTBS-Spezialist Pete Walker fügt den sechs »F« noch ein weiteres hinzu, um unsere Terminologie des komplexen Traumas zu vervollständigen (Walker 2013). Konkret postuliert er, daß eine »Welpenreaktion« *(fawn)* auftritt, wenn Menschen sich zur Sicherung ihres Überlebens um befriedendes oder ansprechendes Verhalten bemühen. So kann ein Kind versuchen, einen Mißhandler, Mißbrauchstäter oder Angreifer von seinem Vorhaben abzubringen, indem es auf die emotionalen oder körperlichen Bedürfnisse des Aggressors eingeht. Das Kind setzt sich dann über seine eigenen Bedürfnisse – und manchmal auch über sein Identitätsempfinden – hinweg, um die Bedürfnisse des Täters zu erfüllen. Diese Sorge um das Wohl des anderen ähnelt in gewisser Weise dem Streben nach sozialer Verbundenheit, weil die Unterwerfungsreaktion von einem Bedürfnis nach einer Bindung befeuert wird. Wenn Kinder Mißbrauch oder Mißhandlungen erleben, werden sie mit einem biologisch basierten Konflikt zwischen ihrem eigenen Bedürfnis, der für sie gefährlichen Umgebung zu entfliehen, und ihrem Bedürfnis, eine Verbindung zu primären Bezugspersonen aufzunehmen, konfrontiert (Fisher 2017). Dies kann zu einer dissoziativen Spaltung zwischen dem Selbstanteil führen, der die Bindung an die primäre Bezugsperson aufrechterhält, und dem Anteil, der die Realität des Entsetzens birgt. (Wir werden uns in Kapitel 6 eingehender mit Dissoziation befassen.)

## Die Neurobiologie chronischer Traumatisierung

Wenn Kinder eine wiederholte oder chronische Traumatisierung erleben, werden ihr noch in der Entwicklung begriffenes Nervensystem und ihre Physiologie im Kontext der für sie gefährlichen Umgebung geformt. Manchmal bringt das noch nicht aufgelöste Trauma aus der Entwicklungszeit das Nervensystem dazu, schneller in den Immobilisierungszustand zu verfallen, weil Säuglinge und kleine Kinder einer für sie schädlichen Situation nicht entfliehen und in solch einem Fall auch nicht kämpfen können; deshalb wäre eine Aktivierung ihres SNS nutzlos (Ogden & Fisher 2014). Geschieht dies wiederholt, kann eine konditionierte Immobilisierungsreaktion entstehen (van der Kolk 2006), die auch *erlernte Hilflosigkeit* genannt wird. Diesen Zustand hat Martin Seligman (1975/1979) identifiziert, und der Begriff bezeichnet die Macht- und Hoffnungslosigkeit, die Menschen in Mißbrauchs- und Mißhandlungssituationen häufig erleben.

Martin Teicher, ein Biopsychiater, der an der Harvard-Universität lehrt, hat die Wirkung in der Kindheit erlebter Traumata auf die Gehirnentwicklung bei Säuglingen und kleinen Kindern erforscht (Teicher & Samson 2016). Seine Erkenntnisse deuten auf einen Verlust grauer Zellen im Präfrontalkortex und insbesondere im Bereich des Orbitofrontalkortex hin. Letzterer ist der Teil unserer Schläfenlappen, der bei der Regulierung der Aktivität in den niederen Gehirnzentren eine wichtige Rolle spielt. Außerdem unterhält der Orbitofrontalkortex viele Verbindungen zu den sensumotorischen Kortizes des Gehirns, die uns ermöglichen, über unsere mit Erinnerungen verbundenen Empfindungen bewußt zu reflektieren. Nach Ansicht des Neurowissenschaftlers Antonio Damasio erfordert es somatisches Gewahrsein, aus Erlebtem lernen und das Erlernte für unsere Zukunftsplanung nutzen zu können (Damasio 1999/2000). Unsere Empfindungen erinnern uns an die negativen Folgen von Verhaltensweisen, die wir in der Vergangenheit kennengelernt haben – was im Grunde bedeutet, daß wir uns unseren Körper als eine Art Gewissen vorstellen können. Doch Menschen, deren Präfrontalkortex durch ein Trauma beeinträchtigt worden ist, neigen manchmal zur Impulsivität und zu dem Zwang, Bedürfnisse sofort zu befriedigen, ohne daß sie über die längerfristigen Folgen ihres Verhaltens nachdenken.

Gehirnscans lassen auch eine Verringerung des Hippocampusvolumens bei Menschen erkennen, die in ihrer Kindheit Traumata erlebt haben (Teicher & Samson

2016). Der Hippocampus ist der Teil des limbischen Systems, der für die Speicherung und den späteren Abruf langfristiger expliziter Erinnerungen zuständig ist. Explizite Erinnerungen helfen uns, die faktischen Details von Ereignissen zu erinnern, beispielsweise Zeitpunkt, Ort und Reihenfolge ihres Geschehens. Sie liefern die Grundlage für eine verbale Erzählung, mit deren Hilfe wir ein kohärentes Selbstempfinden im Zeitkontinuum entwickeln können. Deshalb haben Menschen mit eingeschränkter Hippocampusfunktion manchmal größere Schwierigkeiten damit, aufmerksam zu sein, sich zu fokussieren und faktische Details zu erinnern.

Ebenfalls zum limbischen System gehört die Amygdala, eine kleine mandelförmige Struktur, die für die Entwicklung impliziter Erinnerungen wichtig ist. Anders als das mit expliziten Erinnerungen assoziierte verbale Narrativ bergen implizite Erinnerungen die emotionalen und sensorischen Komponenten unserer Erlebnisse. Im Falle eines traumatischen Erlebnisses speichert die Amygdala diese in Form furchtbasierter sensorischer Erinnerungsbruchstücke. Deshalb werden spezifische sensorische Einzelheiten, die mit traumatischen Ereignissen verbunden sind – etwa damit assoziierte Gerüche, Geräusche und Empfindungen –, so stark eingeprägt und können folglich lebhaft erinnert werden. Da die Amygdala im dritten Drittel der Schwangerschaft vollständig ausgebildet ist, spielt unser implizites Gedächtnissystem auch bei der Bildung präverbaler Erinnerungen im Säuglingsalter sowie bei in der Gebärmutter erlebtem Streß eine Rolle.

Das System impliziter Erinnerungen kann auch die Wirkung von Traumata über viele Generationen weitertragen, und es gibt Untersuchungen, nach denen die Nachkommen von Traumatisierten im Falle einer selbst erlebten Traumaexposition für die Entwicklung einer PTBS anfälliger sind. Konkret haben Untersuchungen im Fachbereich der Epigenetik Beweise dafür gefunden, daß sich bei Nachkommen von Traumatisierten die DNS-Methylierung verändert; dies gilt auch für Frauen, die während der 9/11-Terrorangriffe schwanger waren, sowie für die Kinder von Holocaust-Überlebenden (Yehuda et al. 2005, 2009, 2016). Veränderungen der Methylierung führen zu Veränderungen der Fähigkeit eines Kindes, mit Streß fertig zu werden, und können eine stärkere Sensibilisierung für Geräusche und stärkere Furcht vor unbekannten Menschen hervorrufen (Matthews & McGowan 2019; Wolynn 2016). So stark die Empfindungen und Emotionen, die in Verbindung mit impliziten Erinnerungen auftreten, häufig sein mögen, müssen wir doch auch bedenken, daß sie nicht immer angemessen sind. Oft repräsentieren sie nur Fragmente von Empfindungen, spiegeln also nicht unbedingt exakt das ursprüngliche Geschehen.

Die Amygdala empfängt Input von den Basalganglien, Strukturen des Hirnstamms, die unsere primitivsten Defensivreaktionen initiieren. Nehmen wir beispielsweise eine Gefahr wahr, initiiert der Hirnstamm eine Orientierungsreaktion, die unsere Aufmerksamkeit durch instinktives Wenden des Kopfes und des Blicks auf den Ursprung der Bedrohung richtet. Diese reflexhafte Aktivität geht oft mit ausgeprägter Wut und Furcht einher. In Reaktion auf reale oder wahrgenommene Bedrohungen arbeiten das limbische System und Strukturen des Hirnstamms zusammen, sobald der Hypothalamus der Hypophyse signalisiert, über die HPA-Achse (Hypothalamus-Hypophysen-Nebennieren-Achse) mit der Ausschüttung von Katecholaminen (Adrenalin und Noradrenalin) und Kortisol aus den Nebennieren zu beginnen. Dieser Prozeß löst mehrere physiologische Reaktionen aus, darunter eine Erhöhung der Herzfrequenz, eine Beschleunigung der Atmung, eine Erhöhung der Muskelanspannung, Trockenheit des Mundes, Verdauungsstörungen und eine Erhöhung des Glukosespiegels im Blut, um den Körper auf eine Kampf- oder Fluchtreaktion vorzubereiten (Ford, Grasso, Elhai & Courtois 2015).

Sobald die unmittelbare Gefahr vorüber ist, informiert der Kortisolspiegel die HPA-Achse darüber mit Hilfe einer negativen Feedbackschleife, welche die Ausschüttung der Streßhormone unterbindet. Chronischer Streß und eine anhaltende Traumaexposition jedoch verändern unser Streßreaktionssystem und modifizieren die Funktionsweise der HPA-Achse. Insbesondere bei Menschen mit chronischer PTBS ist der Kortisolspiegel häufig niedriger, was die Sensibilität der negativen Feedbackschleife verringert und die Fähigkeit des Körpers, einen Zustand der Homöostase zu erreichen, beeinträchtigt. Deshalb entwickeln Menschen, die einer anhaltenden Traumatisierung ausgesetzt waren, eine generelle Unfähigkeit, sich von Streß, Beeinträchtigungen ihres zirkadianen Rhythmus und Störungen des Verdauungssystems zu erholen.

Generell werden der Hirnstamm und die limbischen Zentren durch anhaltende und wiederholte traumatische Erlebnisse stark sensibilisiert. Die Folge kann eine übermäßig starke Wahrnehmung des mimischen Ausdrucks und der Körpersprache sein, manchmal ohne Beteiligung des Bewußtseins. Beispielsweise nehmen Menschen mit einer PTBS im Gegensatz zu Menschen ohne Traumavorgeschichte neutrale Gesichter eher als aggressiv und ängstliche Gesichter eher als wütend wahr (Bardeen & Orcutt 2011). Und sie erleben in Reaktion auf den Anblick lächelnder Gesichter wahrscheinlich Gefühle der Scham oder des Entsetzens (Steuwe et al. 2014). Deshalb nehmen Menschen mit einer Traumavorgeschichte aktuelle Situationen fälschlich auch dann als bedrohlich wahr, wenn gar keine Gefahr besteht. Es fällt ihnen häufig schwer, zwischen Erlebnissen aus der Vergangenheit und dem Geschehen im gegenwärtigen Augenblick zu unterscheiden. Sobald sie eine Bedrohung wahrnehmen, beharren sie auf deren Existenz, weshalb sie sich immer weniger sicher fühlen. Dieser Prozeß kann in einen Teufelskreis der Angst führen.

Der Neurowissenschaftler Dr. Joseph LeDoux beschreibt zwei mit unserer Furchtreaktion verbundene Schaltkreise im Gehirn (LeDoux 1996/1998): einen post-kognitiven und einen prä-kognitiven. Der post-kognitive Schaltkreis ermöglicht die Weiterleitung eintreffender sensorischer Informationen zum Präfrontalkortex, was uns in die Lage versetzt, unsere Interaktionen mit anderen Menschen und mit unserer Umgebung zu beurteilen und darüber zu reflektieren. Spüren wir hingegen eine gefährliche Situation, übermittelt ein prä-kognitiver Schaltkreis sensorische Informationen direkt an die Amygdala, die daraufhin ohne Einschaltung des Präfrontalkortex eine Defensivreaktion auslösen kann. Dieser sekundäre Schaltkreis ermöglicht uns, ohne Mitwirkung des bewußten Denkens dem Selbstschutz dienende Ressourcen zu mobilisieren. Beispielsweise würde es unser Leben retten, wenn wir instinktiv auf einen Baum kletterten, um einem Löwen zu entkommen, statt zunächst über alle unsere Handlungsmöglichkeiten nachzudenken und deshalb mit der rettenden Aktion zu lange zu warten. Unser Nervensystem kann eine den ganzen Körper einbeziehende Defensivreaktion initiieren, bevor uns auch nur voll und ganz bewußt geworden ist, in was für einer Lage wir uns befinden. Der Psychologe Daniel Goleman bezeichnet diesen Prozeß als *emotionales Kidnapping (emotional hijacking)*, womit er beschreibt, wie die limbische Aktivierung die regulierenden Funktionen des Präfrontalkortex unterdrückt (Goleman 1995/1996).

Traumata werden auch für Beeinträchtigungen der Kommunikation zwischen den höheren und niederen Gehirnzentren verantwortlich gemacht. Zwar ist eine PTBS in der Regel mit gesteigerter Erregung des limbischen Systems, Verringerung der Aktivität der Frontallappen, verstärkter Erregung des SNS und einem erhöhten Kortisolspiegel verbunden, doch können bei Menschen mit dem dissoziativen PTBS-Subtypus paradoxe Verstärkungen der Frontallappenaktivität und Verringerungen der limbischen Aktivität vorkommen. Auch die Aktivität der somatosensorischen Kortizes ist bei ihnen häufig verringert, was das körperliche Gewahrsein beeinträchtigen kann (Felmingham et al. 2008; Lanius et al. 2012; Nicholson et al. 2017). Deshalb fühlen sich die Betroffenen oft von ihren Emotionen abgeschnitten. Außerdem ist bei Menschen mit dem dissoziativen PTBS-Subtypus häufig der Kortisolspiegel niedrig, und es besteht eine parasympathische Dominanz (Yehuda 2009; Zaba et al. 2015). Weil Kortisol in einer direkten Beziehung zu unserem zirkadianen Rhythmus steht, können unter diesen Umständen bei dissoziativer PTBS Schlafstörungen auftreten. Der zirkadiane Rhythmus unseres Körpers erreicht am Morgen in der Regel einen Höhepunkt, sinkt nach dem Mittagessen ab, steigt später am Nachmittag wieder an und sinkt schließlich am Abend erneut und ermöglicht uns so einen gesunden Schlaf. Bei Menschen mit dem dissoziativen PTBS-Subtypus jedoch ist der zirkadiane Rhythmus häufig abgeflacht, was mit verringerter Wachheit am Morgen und einer Verringerung der Fähigkeit zu erholsamem Schlaf einhergeht.

Eine weitere vernetzte Gruppe von Hirnregionen, die mit Traumasymptomen in Verbindung gebracht wird, ist das *Default-mode*-Netzwerk oder Ruhezustandsnetzwerk. Dieses neuronale Netz ist mit Aktivitäten des Gehirns verbunden, die stattfinden, wenn wir uns nicht auf eine bestimmte Aufgabe konzentrieren, beispielsweise wenn wir in Tagträume versunken sind, wenn wir an Vergangenes denken und wenn wir Phantasien über die Zukunft entwickeln. Solche frei assoziierenden Denkprozesse helfen uns, kreative Möglichkeiten der Navigation durch schwierige Situationen zu entdecken. Allerdings hat man bei Menschen, die unter Angst, Depression, PTBS und chronischem Schmerz leiden, Veränderungen in diesem Netzwerk gefunden (Daniels et al. 2011). Wenn sie Signale für Gefahren und Bedrohungen auffangen, wechseln sie in den Überlebensmodus, was zum Auftreten von Symptomen wie Grübeln, Hypervigilanz und Dissoziation führt.

Abgesehen von der Beeinträchtigung der Kommunikation zwischen den höheren und niederen Gehirnzentren haben Teicher und Kollegen Bezüge zwischen Kindheitstraumata und beeinträchtigten Verbindungen über das *Corpus callosum* entdeckt (Teicher & Samson 2016). Neuronale Verbindungen im Bereich des Corpus callosum ermöglichen es der rechten und linken Hirnhälfte, miteinander zu kommunizieren, was uns dazu verhilft, unsere Emotionen spüren, Erlebtes in Worte fassen und negativen Gefühlen positive Ressourcen entgegensetzen zu können. Bei Menschen mit einer C-PTBS kommt es jedoch zu Verkleinerungen im Bereich des Corpus callosum und zur Verringerung seiner Integrität, was die Kommunikation zwischen linker und rechter Hirnhälfte beeinträchtigt.

Die rechte Hirnhälfte wird primär mit unserer Fähigkeit, Emotionen auszudrükken und zu erkennen, assoziiert. Weil sie in den ersten drei Lebensjahren dominiert, birgt sie in der Regel unsere frühesten Erinnerungen an Bindungserlebnisse und entsprechende Muster der Affektregulation. Dominiert die Aktivität der rechten Hirnhälfte, fühlen wir uns mit uns selbst und anderen Menschen emotional stärker verbunden. Aber auch traumatische Erinnerungen und insbesondere solche, die sich auf in der Kindheit erlittene Bindungsverletzungen beziehen, werden in der rechten Hirnhälfte gespeichert (Schore 2010). Deshalb bewahren Menschen mit Erinnerungen an traumatische Erlebnisse eher negative Emotionen und Wahrnehmungen in ihrer rechten Hirnhälfte.

Dominiert hingegen die linke Hirnhälfte, tendieren wir mehr zum Analytischen und Logischen. Die der linken Hirnhälfte zugeschriebenen rationalen Fähigkeiten können uns helfen, Schwierigkeiten sequentiell durchzuarbeiten. Was die Genesung von einem Trauma angeht, hilft uns der linke Frontallappen, uns von unserem

Leiden zu lösen. Und dies kann uns erleichtern, über die positiven Ereignisse in unserem Leben zu reflektieren (Silberman & Weingartner 1986). Während die linke Hirnhälfte uns zu helfen vermag, uns von unserem emotionalen Leiden zu distanzieren, kann zu starke Aktivität der linken Hemisphäre uns das Gefühl vermitteln, nicht verbunden zu sein. Die linke Seite des Gehirns beherbergt auch das Broca-Areal, das unsere sprachlichen Fähigkeiten unterstützt. Weil traumabasierter Streß das Broca-Areal beeinträchtigt, haben die Betroffenen manchmal Schwierigkeiten, über ihre traumatischen Erlebnisse zu sprechen (van der Kolk 2014/2015).

Menschen mit einer C-PTBS reagieren auch häufig hypersensibel auf akustische Phänomene, Licht und Berührung. Auch für diese Symptome gibt es eine neurologische Erklärung. Unsere Erinnerungen durchlaufen generell einen Konsolidierungsprozeß, der die Speicherung der sensorischen Komponenten unserer Erlebnisse im gesamten Assoziationskortex ermöglicht. Dieser Teil unseres Gehirns vereint alle unsere sensorischen Erlebnisse und erschließt uns so ein vereintes perzeptuelles Erleben der Welt. Im Assoziationskortex verfügt jedes sensorische System über einen eigenen Bereich, der mit den Hirnlappen verbunden ist. Die Parietallappen beispielsweise beherbergen die somatosensorischen Kortizes, die unser Tastempfinden vermitteln. In den Schläfenlappen befinden sich die auditiven Kortizes, die uns helfen, auditive Reize zu verarbeiten und Sprache zu verstehen, und außerdem beherbergen sie die olfaktorischen Kortizes, die das Riechen ermöglichen. Tief in der Falte zwischen Parietal- und Schläfenlappen befindet sich die Insel, die für unseren Geschmackssinn sowie für das interozeptive Gewahrsein innerer Körperzustände wie Hunger, Völle, Durst und Veränderungen der Herzfrequenz zuständig ist. Und die Okzipitallappen schließlich verarbeiten visuelle Informationen.

Teicher hat Bereiche im Assoziationskortex entdeckt, die bei Kindern entsprechend der Art von Traumata, die sie erlebt haben, überentwickelt sind (Teicher & Samson 2016). Insbesondere deuten seine Erkenntnisse darauf hin, daß das Miterleben traumatischer Situationen (wie im Falle häuslicher Gewalt) zu einer Überentwicklung im visuellen Kortex führt, daß verbalen Beschimpfungen ausgesetzt zu sein zu einer Hypersensibilität des auditorischen Kortex führt und daß sexueller Mißbrauch die somatosensorischen Kortizes hypersensibilisieren kann. Solche neuroplastischen kortikalen Veränderungen schützen ein Kind vor der sensorischen Verarbeitung bestimmter Erlebnisse und schaffen eine neurobiologische Grundlage für dissoziative Symptome (Heim et al. 2013).

Wir richten unsere Aufmerksamkeit nun wieder auf den Vagusnerv und wenden uns dem Phänomen der *Hyperakusis* zu, einer Hypersensibilität hinsichtlich hoch- und niederfrequenter Geräusche und Klänge, die bei Menschen mit einer C-PTBS häufig zu finden ist. Der ventrale Vagus verläuft bis in das Innenohr und tonisiert in sicheren Situationen den Steigbügelmuskel *(musculus stapedius)*, der wiederum den Trommelfellspanner *(m. tensor tympani)* dazu veranlaßt, die Mittelohrknochen zu beeinflussen. Dadurch wird die Sensibilität gegenüber besonders hohen und besonders niedrigen auditiven Schwingungen verringert, was unsere Ohren in die Lage versetzt, das Frequenzspektrum der menschlichen Stimme von anderen Schallschwingungen zu unterscheiden. Fühlen wir uns jedoch nicht sicher, erschlafft der Steigbügelmuskel, um unsere Sensibilität für hoch- und niederfrequente Laute zu erhöhen. In der Natur signalisieren Tiere Gefahren mittels hochfrequenter Kreischgeräusche, wie wir sie von Vögeln und Affen kennen, und indem sie auf die tiefen Knurrlaute von Raubtieren reagieren. Leider können lange anhaltende und wiederholte Traumatisierungen Menschen diesen besonders hohen und besonders tiefen Geräuschen gegenüber hypersensibel machen.

Wenn wir die Wirkung lang anhaltender Traumatisierungen auf Gehirn und Körper verstehen, verhilft uns das letztlich zu einem Einblick in die unterschiedlichen Arten des Verhaltens von Klienten mit einer C-PTBS in einer Therapie. Störungen der Balance im Vagusnerv und in der damit verbundenen Physiologie des ANS können die Betroffenen überwältigem und sie als ängstlich, panisch, abgelenkt, unfokussiert oder hypomanisch erscheinen lassen. In anderen Fällen wirken solche Klienten verschlossen, erschöpft, lethargisch oder deprimiert. Darüber hinaus können sie desorientiert wirken, es kann ihnen schwerfallen, kohärent zu sprechen, oder sie können als paranoid und wahnhaft erscheinen. Ohne ein umfassendes Verständnis der Traumavorgeschichte eines Menschen können solche Symptome leicht mißverstanden und falsch diagnostiziert werden. Ein tiefreichendes Verständnis der potentiellen Wirkung komplexer Traumata ermöglicht uns auch, die Variabilität der Symptome unserer Klienten besser einzuschätzen. Dadurch erschließen wir uns die Möglichkeit, an Behandlungen mit fundierterer Wissensbasis und mit tieferem Mitgefühl heranzugehen.

## Die Neurozeption und das System für soziale Verbundenheit

Der Polyvagal-Theorie liegt das Konzept der *Neurozeption* zugrunde. Diesen Begriff hat Dr. Porges für den Prozeß der permanenten Suche des ANS nach inneren und äußeren Signalen für Sicherheit oder Gefahr in der Umgebung und seine Reaktion darauf geprägt. Dieser Prozeß findet weitgehend außerhalb des Bewußtseins statt. Beispielsweise habe ich einmal mit einer Frau gearbeitet, die viele Jahre zuvor gewalttätigen Angriffen ausgesetzt war und bei der später Flashbacks und akute

Angstsymptome auftraten, als sie in einen neuen Job wechselte. Sie war frustriert, weil sie ihre traumatischen Erlebnisse in einer Therapie durchgearbeitet hatte und deshalb dachte, sie sei »darüber hinweg«. Zunächst war ihr nicht klar, warum ihre Symptome wieder aufgetaucht waren. Doch als sie in der Therapie über ihre neue berufliche Situation reflektierte, merkte sie, daß einer ihrer Arbeitskollegen eine gewisse physische Ähnlichkeit mit dem Mann hatte, von dem sie Jahre vorher körperlich angegriffen worden war. Obgleich ihr bewußt war, daß ihr Kollege nicht mit dem früheren Täter identisch war, reagierte ihr Körper unbewußt auf die äußeren Ähnlichkeiten und triggerte die alten Symptome, ohne daß sie wußte warum. Sogar während der Therapiesitzung, als sie über diese Situation sprach, wurde ihr Herzschlag schneller, und ihre Atmung veränderte sich. Dieses Erlebnis erschloß ihr den Zugang zu einem unaufgelösten Teil ihres Traumas, das in ihrem Körper nach wie vor festgehalten wurde. Nachdem sie diese Gefühle in einer Atmosphäre der Sicherheit durchgearbeitet hatte, ließen die Symptome nach.

Wir können eine bewußtere Beziehung zum Prozeß der Neurozeption aufbauen, indem wir unsere Fähigkeit, Veränderungen im Nervensystem wahrzunehmen, verstärken, was beispielsweise Erhöhungen der Herzfrequenz, Veränderungen der Atmung, Muster der Anspannung im Brustbereich und subtile Veränderungen des Blicks und der Körperhaltung betreffen kann. Wird daran in einer Therapiesitzung gearbeitet, kann das Klienten befähigen, besser zu erkennen, wann sie sich angespannt oder abgeschnitten fühlen, und sie können dann Neugier auf die Gründe für ihre Reaktionen und deren Auftreten entwickeln. Außerdem können sie sich in der Sicherheit der Therapiesitzung von unnötigen physiologischen und emotionalen Aktivierungen lösen.

## Empathische Einstimmung und der Vagusnerv

Der Vagusnerv entwickelt sich zwischen dem ersten und zweiten Lebensjahr, also in der gleichen Zeitspanne wie die Bindungsbeziehung. Deshalb hat die Beziehung zwischen Mutter und Säugling anfangs einen starken Einfluß auf Tonus und Funktionsfähigkeit des Vagusnervs (Insel 2000). Eine sensible primäre Bezugsperson stimmt sich auf die nonverbalen Signale des Säuglings ein – indem sie auf den Gesichtsausdruck des Kindes, seine akustischen Äußerungen, seine Gesten und seine Körperbewegungen achtet –, und diese Einstimmung wirkt sich darauf aus, wie die primäre Bezugsperson Berührung, Blickkontakt und Stimmklang nutzt und wie sie das Timing von Interaktionen gestaltet. Mittels einer derart eingestimmten Beziehung tragen primäre Bezugspersonen dazu bei, die unreife Physiologie des Säuglings und des Kleinkindes zu regulieren. Insbesondere das ANS der Mutter beeinflußt den physiologischen Zustand durch den Einfluß ihrer rechten Hirnhälfte auf die rechte Hirnhälfte des Kindes (Bornstein & Suess 2000; Schore 2001), was eine lange anhaltende Wirkung auf das Nervensystem hat.

Im Laufe der Zeit verstärkt die anhaltende empathische Einstimmung das Selbstempfinden des Kindes, was die Aneignung des eigenen Körpers und der Emotionen einschließt. Dieser Vorgang stärkt die Fähigkeit zur Neurozeption. Erreichen Menschen das Erwachsenenalter, sind sie in der Lage, die bei ihnen stattfindenden somatischen und emotionalen Veränderungen zu spüren, und sie verinnerlichen die Fähigkeit, auf ihre sich ständig verändernden Bedürfnisse einzugehen, was zeigt, daß sie zur Selbstregulation fähig sind. Die Selbstregulation wird im Kontext einer sicheren Beziehung möglich, in der die Beteiligten durch *Co-Regulation* lernen, sich selbst zu regulieren. Co-Regulation ist ein interaktiver Prozeß, bei dem Menschen auf das Nervensystem ihres Gegenübers regulierend einwirken, indem sie die Fähigkeit ihres Systems für soziale Verbundenheit nutzen, um Gefühle der Sicherheit und Verbundenheit zu fördern.

Häufig ist die Fähigkeit zur Selbstregulation bei Klienten mit einer C-PTBS beeinträchtigt, weil sie in ihrer Kindheit nicht in ausreichendem Maße Co-Regulation erlebt haben. Sie sind dann nicht in einer fürsorglichen Umgebung aufgewachsen, für die Eingestimmtheit, Verbundenheit und Sicherheit charakteristisch gewesen wären. Doch solche Menschen können in der Sicherheit der Therapie die Kunst der Selbstregulation erlernen, indem sie beim Durcharbeiten belastender Emotionen und somatischer Erlebnisse in Zusammenarbeit mit ihrem Therapeuten Co-Regulation praktizieren. Insofern gibt eine Therapie Klienten mit einer C-PTBS auch Gelegenheit, relationale Eingestimmtheit, Co-Regulation und die Entwicklung der Neurozeption zu erleben. Weiterhin erhalten sie Gelegenheit, den vagalen Tonus zu stärken, was ihre Fähigkeit, Streß zu ertragen oder sich davon zu erholen, verbessert (siehe hierzu Kapitel 9). Auf diese Weise und durch wiederholte Übung können Klienten neue Muster der ANS-Regulation entwickeln.

**Die nachfolgende Liste von Fragen für ein klinisches Interview kann Klienten zu verstehen helfen, welche Symptome bei Menschen mit C-PTBS-Erlebnissen auf eine Störung der Regulationsfähigkeit des Nervensystems hinweisen.** Falls es Ihnen als sinnvoll erscheint, können Sie die Fragen mit Ihren Klienten im Rahmen eines klinischen Interviews erforschen. Sollte sich dies negativ auf die therapeutische Beziehung auswirken, können Sie die Fragen auch im Rahmen informeller Gespräche nutzen, deren Ziel es ist, Klienten besser kennen zu lernen.

Der Fragenliste für klinische Interviews folgen drei Übungen. Die erste von diesen dient der Entwicklung der Neurozeption des Klienten und soll außerdem ihr Gewahrsein des Zustandes ihres Nervensystems stärken, was ihnen zu erkennen hilft, wann sie sich ohne Not in einen Defensivzustand verstricken. Die zweite Übung zielt auf die Stärkung des Systems für soziale Verbundenheit. Sie regt die Klienten zu kleinen Experimenten an, in denen sie erforschen, wie ihnen subtile Veränderungen des somatischen Gewahrseins helfen können, ein Empfinden von Vertrauen, Verbundenheit, Sicherheit und Stabilität zu entwickeln. Die dritte Übung zielt auf die Erweiterung des Toleranzfensters von Klienten, indem sie deren Fähigkeit, emotionales oder somatisches Leiden zu ertragen, stärkt. Klienten müssen sich darüber im klaren sein, daß sie selbst entscheiden, ob sie sich diesen Übungen widmen, und daß es keine »richtigen« oder »falschen« Antworten gibt. Es kann sinnvoll sein, sich in einer Therapiesitzung nur eine einzige Übung vorzunehmen oder sogar nur einen Teil einer Übung, und ich möchte ganz grundsätzlich dringend empfehlen, eine Übung nur dann zu benutzen, wenn sie als im betreffenden Moment relevant erscheint. Teilt ein Klient mit, daß er Spannungen im Bereich der Augen und des Kiefers spürt, könnte Sie das zu einer somatischen Untersuchung dieser Bereiche veranlassen.

FRAGEN FÜR EIN KLINISCHES INTERVIEW

## Lernen Sie Ihr Nervensystem kennen

Diese Liste von Fragen für ein klinisches Interview beschäftigt sich mit einigen der bei Menschen mit einer C-PTBS am häufigsten auftretenden Symptome einer Dysregulation des Nervensystems. Um die Entdeckung von Störungen der Balance im ANS zu unterstützen, führt die Liste Hyperarousalsymptome (die für sympathisch dominante Zustände charakteristisch sind) und Hypoarousalsymptome (die parasympathische Dominanz kennzeichnen) separat auf. Sie können Ihrem Klienten die Fragen entweder im Rahmen eines klinischen Interviews stellen oder sie, wenn das zu aufwühlend wirken würde, in mehreren Sitzungen ansprechen, während Sie den Klienten besser kennenlernen.

### Hyperarousal-Symptome

- Fällt es Ihnen schwer, sich zu entspannen oder zu schlafen?
- Leiden Sie unter Kurzatmigkeit oder haben das Gefühl, nicht durchatmen zu können?
- Schlägt manchmal Ihr Herz sehr schnell oder spüren Sie Schmerzen in der Brust?
- Wurde bei Ihnen Bluthochdruck diagnostiziert?
- Schwitzen Sie oft stark?
- Leiden Sie häufig unter Erkältungen?
- Haben Sie oft Heißhunger auf süße oder salzige Nahrungsmittel?
- Fällt es Ihnen schwer, Ihren Blutzuckerspiegel zu regulieren?
- Knirschen Sie mit den Zähnen oder beißen Sie die Zähne aufeinander?
- Haben Sie Muskelverspannungen in Schultern, Armen, Rücken oder in den Beinen?

### Hypoarousal-Symptome

- Fühlen Sie sich oft lethargisch oder müde?
- Sind Sie allergisch gegen Körpertraining?
- Ist Ihnen manchmal schwindelig oder sind Sie benommen?
- Ist Ihre Sicht gelegentlich verschwommen oder verdunkelt?
- Urinieren Sie häufig?
- Ist Ihnen oft übel?
- Leiden Sie unter Migräne?
- Fallen Sie leicht oder häufig in Ohnmacht?
- Bekommen Sie manchmal nicht-epileptische oder psychogene Krampfanfälle?

Heilungsfördernde Übung – *Seite 1*

## Entwickeln der Neurozeption und der unterscheidenden Wahrnehmung

- Wären Sie bereit, sich auf ein Experiment einzulassen, das Ihre Wahrnehmung Ihres Nervensystems stärken soll? Ich empfehle Ihnen, bezüglich dessen, was Sie erleben, größtmögliche Neugier zuzulassen und es ohne jedes Urteil wahrzunehmen.
- Das Nervensystem umfaßt drei Arousalstufen: (1) sich sicher und verbunden fühlen, (2) für Kampf oder Flucht mobilisiert sein und (3) erstarrt und kollabiert sein. Keiner dieser drei Zustände des Nervensystems ist grundsätzlich schlecht. Möglicherweise werden Sie feststellen, daß mit ihnen jeweils andere Emotionen und Erinnerungen verbunden sind. Es kann aber von Wert sein, auf während unserer Therapiesitzungen eintretende Veränderungen zu achten.
- Sie können Ihre Wahrnehmung der Signale stärken, die Ihnen über den aktuellen Zustand Ihres Nervensystems Aufschluß geben. Nehmen Sie sich ein wenig Zeit, um sich Ihre Körperbewegungen, Ihre Haltung, Atmung und Herzfrequenz sowie Ihr Energieniveau zu vergegenwärtigen, die Ihnen über die drei Zustände Aufschluß geben.
- Fühlen Sie sich kurzatmig? Oder atmen Sie schneller? Spüren Sie den Schlag Ihres Herzens in der Brust? Empfinden Sie eine Anspannung im Bauch, in der Brust oder in der Kehle? Haben Sie das Gefühl, daß Sie sich starr aufrecht halten? Oder empfinden Sie Ihre Haltung eher als kollabiert? Fühlen Sie sich ruhig, voller Energie, rastlos oder erschöpft? Was sagen Ihnen die Signale Ihres Körpers über den Zustand Ihres Nervensystems?
- Unser Geist hält ständig nach Anzeichen für Gefahren Ausschau. Diese können in der äußeren Umgebung, in unserem Körper oder in unseren Beziehungen auftreten. Wenn wir uns nicht sicher fühlen, aktivieren wir unsere Defensivmechanismen. Wenn Sie in eine Kampf-oder-Flucht-Reaktion wechseln oder erstarrt und kollabiert sind, sollten Sie herauszufinden versuchen, warum Sie sich nicht sicher fühlen.
- Sie können mir mitteilen, wenn Sie in einer Therapiesitzung Veränderungen bemerken, weil wir dann als Team eine sichere Umgebung für die Traumagenesung schaffen können.

Heilungsfördernde Übung – *Seite 2*

## Entwickeln der Neurozeption und der unterscheidenden Wahrnehmung

- Sie können die Wahrnehmung der Zustände Ihres Nervensystem auch zwischen den Therapiesitzungen verbessern. Das verhilft Ihnen zu Feedback darüber, wie Sie auf Ihre Umgebung reagieren. Es kann auch nützlich sein, sich zu fragen, ob Sie adäquat auf eine aktuelle Gefahr reagieren. Vielleicht reagieren Sie aber auch auf ein Gefühl, das von einer Erinnerung herrührt. Spüren Sie, ob Ihre Defensivreaktion in der gegenwärtigen Situation wirklich nötig ist?

HEILUNGSFÖRDERNDE ÜBUNG – *Seite 1*

## Aufwecken des Systems für soziale Verbundenheit

- Wären Sie bereit, sich auf ein kleines Experiment einzulassen, das Ihnen helfen soll, Ihr System für soziale Verbundenheit zu kontaktieren? Dabei geht es um einen Zweig des Vagusnervs, der Gesicht, Kehle, Lunge, Herz und Bauch miteinander verbindet. Wenn Sie die genannten Bereiche Ihres Körpers sanft bewegen und in sie hineinatmen, hilft Ihnen das, sich sicher und mit sich selbst und anderen verbunden zu fühlen. Gestehen Sie sich bezüglich dessen, was Sie erleben, Neugier zu, und werden Sie sich so intensiv wie möglich und ohne jedes Urteil dessen, was Sie erleben, bewußt.
- Wir beginnen mit den Augen. Stellen Sie fest, ob Sie in diesem Bereich Ihres Gesichts Anspannung oder Erschöpfung spüren. Erforschen Sie einige Bewegungen Ihrer Augen, indem Sie diese weiten oder sie fest verschließen. Erforschen Sie anschließend, wie es sich anfühlt, Ihren Augen einen sanften Ausdruck von Wärme zu entlocken. Sie können dabei an einen Menschen denken, an dem Ihnen viel liegt, und sich vorstellen, daß Sie ihm ein liebevolles Lächeln schenken. Achten Sie auch darauf, wie sich Veränderungen des Ausdrucks Ihrer Augen in anderen Körperbereichen bemerkbar machen.
- Richten Sie die Aufmerksamkeit dann auf Ihren Mund. Forschen Sie auch im Bereich des Kiefers, der Lippen und der Wangen nach Anzeichen für eine Anspannung. Sie können durch Bewegungen in diesem Bereich auch Empfindungen erforschen, indem Sie den Mund öffnen oder fest verschließen. Sie können sogar ein Gähnen simulieren und dadurch ein echtes Gähnen hervorrufen, welches Anspannung im Kiefer und im Gaumensegel im hinteren Bereich der Mundhöhle lösen kann. Lockern Sie anschließend den Kiefer, und lassen Sie zu, daß sich Ihre Zähne sanft voneinander lösen. Wie bei den Augen können Sie sich auch hier einen geliebten Menschen vorstellen, dem Sie zulächeln. Achten Sie beim Auflösen der Anspannung um den Mund darauf, ob es in anderen Bereichen Ihres Gesichts oder Ihres ganzen Körpers ebenfalls zu einer Auflösung von Anspannung kommt.
- Richten Sie die Aufmerksamkeit nun auf Ihre Kehle. Stellen Sie fest, ob Sie dort irgendwelche Empfindungen oder eine Anspannung bemerken. Spüren Sie, wie Ihr Atem durch den hinteren Teil der Kehle streicht und Ihr Gewahrsein in diesem Körperbereich intensiviert. Sie können auch Seufzer und andere Geräusche erforschen, die

HEILUNGSFÖRDERNDE ÜBUNG – *Seite 2*

## Aufwecken des Systems für soziale Verbundenheit

mit den Empfindungen in der Kehle resonieren. Sie können weiterhin auch erkunden, wie es sich anfühlt, den Kopf zuerst langsam vorzuneigen und ihn dann wieder aufzurichten. Achten Sie dabei darauf, wie Sie die Kontraktion in der Kehle und deren anschließende Öffnung empfinden. Halten Sie ruhig inne, und achten Sie auf damit eventuell verbundene Empfindungen in anderen Körperbereichen.

- Richten Sie die Aufmerksamkeit nun auf Ihre Brust. Falls Sie im Brust- oder Schulterbereich eine Anspannung bemerken, können Sie die Schultern vor- und zurückrollen lassen. Setzen Sie die Bewegungen so lange fort, bis Sie sich mit diesem Körperbereich stärker verbunden fühlen. Stellen Sie sich anschließend vor, wie Ihr Herz von der Lunge umhüllt ist und zwischen beiden eine tiefe Verbindung besteht. Das Atmen ist eine wunderbare Möglichkeit, zum eigenen Herzen in Kontakt zu treten. Vielleicht möchten Sie die Hände auf das Herz legen und so die feinen Bewegungen der Atmung spüren, wenn sich Ihr Brustkorb hebt und senkt. Erforschen Sie im Gewahrsein dieser Qualität der Verbundenheit, wie es für Sie ist, an einen Freund oder ein Haustier zu denken, an ein Wesen, das Ihr Gefühl der Verbundenheit, Dankbarkeit und Liebe verstärkt. Atmen Sie in dieses liebevolle Gefühl hinein, und achten Sie dabei auf alle in Zusammenhang damit in Ihrem Körper auftretenden Empfindungen.

- Konzentrieren Sie Ihre Wahrnehmung nun auf den Bauch, und registrieren Sie alle Empfindungen, jede Anspannung und alles Unbehagen dort. Sie können die Hände auch auf Ihren Bauch legen und auf die Zwerchfellatmung fokussieren, wobei Sie zulassen, daß sich Ihr Bauch beim Einatmen jeweils erhebt. Versuchen Sie, sich von eventuell vorhandener Anspannung zu lösen, indem Sie den Bauch beim Ausatmen weicher werden lassen. Sie können auch die Augen schließen und es sich auf Ihrem Stuhl bequem machen. Wie fühlen Sie sich, wenn Sie sich schwer machen oder sich in den Stuhl, auf dem Sie sitzen, hinein entspannen? Achten Sie auch auf eventuelle subtile Veränderungen Ihrer Verdauungsaktivität, etwa auf ein leise gurgelndes Geräusch im Magen oder Darm infolge der Vertiefung Ihrer Atmung. Erkennen Sie noch irgendwelche anderen Anzeichen dafür, daß sich Ihr Körper in Reaktion auf Ihre Bauchatmung entspannt?

HEILUNGSFÖRDERNDE ÜBUNG – *Seite 1*

## Erweitern Ihres Toleranzfensters

- Wären Sie bereit, sich auf ein kurzes Experiment einzulassen, das Ihnen helfen soll, angesichts belastender Empfindungen und Emotionen präsent zu bleiben? Diese Übung hilft Ihnen, Ihr Toleranzfenster zu erweitern, und bereitet Sie letztlich auf die Traumaverarbeitung vor.

- Atmen Sie einige Male tief ein und aus, und konzentrieren Sie sich auf die Suche nach belastenden Emotionen und Körperempfindungen, die in diesem Moment für Sie präsent sind. Statt daß Sie versuchen, diese belastenden Gefühle zu verscheuchen, ermöglicht diese Übung Ihnen, darauf zu achten, wie es sich auswirkt, wenn Sie sich zugestehen, dieser Emotionen und Empfindungen gewahr zu werden. Sie können Ihre Aufmerksamkeit währenddessen jederzeit von den belastenden Gefühlen abziehen.

- Möglicherweise empfinden Sie den Drang, das, was Sie erleben, als schlecht oder beängstigend zu beurteilen. Versuchen Sie stattdessen, Ihre Empfindungen und Emotionen nur zu beschreiben. Stellen Sie fest, ob Ihre belastende Emotion oder Körperempfindung eine Temperatur hat. Ist sie warm oder kalt? Hat Sie eine Struktur? Ist sie stumpf oder scharf, dicht oder zerstreut, ausstrahlend oder stechend? Ist ein Gewicht damit verbunden, beispielsweise ein Gefühl der Leichtigkeit oder Schwere? Eine Farbe oder Form?

- Vielleicht fällt Ihnen auf, daß Sie über die Emotion oder Empfindung eine Geschichte erzählen möchten. Versuchen Sie zunächst, zu Ihrer Absicht, bei dem Gefühl zu bleiben, zurückzukehren und alle subtilen Veränderungen zu registrieren, während Sie das Gewahrsein auf Ihr Erleben richten.

- Vielleicht bemerken Sie einen negativen Gedanken oder eine negative Überzeugung, etwas, das Ihre Fähigkeit, bei dieser Emotion oder Körperempfindung präsent zu bleiben, beeinträchtigt. Sie könnten glauben, daß Sie schwach sind, wenn Sie sich traurig fühlen, oder Sie fürchten, daß aufgrund der Empfindung, die Sie in Ihrem Körper lokalisieren, etwas Schreckliches geschehen wird. Versuchen Sie, zu der Intention, Ihr Erleben zu beobachten, zurückzukehren.

HEILUNGSFÖRDERNDE ÜBUNG – *Seite 2*

## Erweitern Ihres Toleranzfensters

- Nachdem Sie Ihre Aufmerksamkeit nun auf Ihre belastende Emotion oder Körperempfindung gerichtet haben, können Sie ein wenig Zeit darauf verwenden festzustellen, ob sich das, was Sie fühlen, in irgendeiner Hinsicht verändert hat. Konnten Sie ein wenig länger bei Ihrem Erleben verweilen? Hat die Empfindung an Intensität verloren? Oder hat sie zugenommen? In jedem Fall empfehle ich Ihnen, sich selbst ein wenig Anerkennung dafür zu zollen, daß Sie Ihr Gewahrsein auf Ihr Leiden gerichtet haben. Mit der Zeit wird diese Übung Ihre Fähigkeit, Ihr Trauma zu überwinden, stärken.

# 4 Die therapeutische Beziehung bei der Behandlung komplexer Traumata

Eine C-PTBS beeinträchtigt uns in unserer Fähigkeit, uns sicher, ruhig und mit anderen Menschen verbunden zu fühlen. Interpersonale Traumata erschüttern oft unser Vertrauen und erschweren es uns, sichere und nährende Beziehungen aufzubauen. **Doch der zuverlässigste Indikator für positive Veränderungen der Situation von Klienten mit einer C-PTBS ist die Qualität der therapeutischen Beziehung.** Durch Rapport zu unseren Klienten wächst die Wahrscheinlichkeit, daß sie mit der Therapie lange genug fortfahren, um von traumafokussierten Interventionen profitieren zu können (Pearlman & Courtois 2005). Deshalb beginnt unsere Reise durch diesen integrativ orientierten, Geist und Körper einbeziehenden Ansatz mit dem Aspekt der relationalen Therapie, die uns dazu anhält, uns auf den Aufbau vertrauenswürdiger Beziehungen zu konzentrieren und dabei zu verstehen, daß wir die Symptome unserer Klienten am besten in einem soziokulturellen und entwicklungspsychologischen Kontext verstehen sollten.

Als Menschen werden wir durch signifikante Beziehungen, die wir in unserem Leben entwickeln, geprägt. Die relationale Therapie befaßt sich mit den relationalen Erlebnissen unserer Klienten innerhalb und außerhalb der Therapie. Die relationale Therapie wurzelt in einem psychodynamischen Ansatz, innerhalb dessen wir uns selbst und unsere Klienten im Kontext unserer Beziehungen in frühester Kindheit zu verstehen versuchen, die eine tiefreichende Wirkung auf unser Selbstempfinden und unsere interpersonale Dynamik im Umgang mit anderen Menschen haben. Außerdem erforscht die relationale Therapie, so wie die Psychiaterin Jean Baker Miller sie entwickelt hat, die Wirkung früherer oder aktueller sozialer Abkoppelung infolge von Mißbrauch, Mißhandlung, Rassismus, Sexismus, Klassenvorurteilen und Homophobie (Banks 2006; Frey 2013).

**Die relationale Therapie versucht, für Klienten einen sicheren Ort zu schaffen, an dem sie sich um ihre Beziehungsverletzungen kümmern und neue, regenerierend wirkende relationale Erlebnisse zulassen können.** Dies beinhaltet implizit die Aufforderung, sich in einer Therapie mit der Wirkung von Machtunterschieden und der Dynamik von Privilegien zu beschäftigen sowie damit, in welchem Verhältnis diese zum Leben unserer Klienten außerhalb der Therapie stehen. Weil Beziehungen einen Austausch erfordern, werden Sie in diesem Kapitel aufgefordert, mittels Übungen zur Selbstwahrnehmung Ihre eigene Entwicklung und Ihre soziokulturellen Wurzeln zu untersuchen. Dies gibt Ihnen die Möglichkeit, sich mitfühlend mit potentiellen klinischen blinden Flecken zu befassen, die Ihre Arbeit mit Klienten beeinträchtigen können.

Außerdem stellt dieses Kapitel Übungen vor, die auf Co-Regulation und die Heilung von Beziehungen zielen. Letztlich stärkt das in einer Therapie durch die Auflösung von Verbindungsbrüchen stattfindende relationale Lernen die Fähigkeit unserer Klienten, mit interpersonalen Herausforderungen sorgfältiger und sensibler umzugehen. Das Kapitel schließt mit einer weiteren Gelegenheit, über Ihr Erleben als Therapeut zu reflektieren, wobei Sie hinsichtlich der Gefahr der Sekundärtraumatisierung und der Mitgefühlserschöpfung zur Selbstfürsorge angeleitet werden.

## Bindung und Identität

Verbundenheit bildet das Zentrum menschlichen Erlebens. Wir alle haben das Bedürfnis, gesehen und verstanden zu werden. Wir sehnen uns nach Zugehörigkeit und danach, uns im Kontext liebevoller und respektvoller *Beziehungen* zu erleben. Wir formen unser Selbstempfinden im Kontext unseres Zusammenseins mit anderen. Dieser Prozeß beginnt schon in unseren frühesten Bindungsbeziehungen und setzt sich in unserem ganzen Leben fort. Im Säuglingsalter ist unser Nervensystem davon abhängig, daß andere uns ermöglichen, uns sicher, verbunden und ruhig zu fühlen. Unser Selbstempfinden entwickelt sich durch die Art, wie wir berührt werden, die Qualität des Blickkontakts, den wir erleben, die Mimik und Körpersprache anderer in unserer Gegenwart und den Klang der Stimmen, die wir gehört haben. Hinreichend gute primäre Bezugspersonen stimmen sich auf die Bedürfnisse eines Säuglings ein und erfüllen seine Grundbedürfnisse nach fürsorglicher Zuwendung, Nahrung, Anregung und Ruhe. Die empathische Einstimmung verstärkt das Selbstempfinden des Kindes, was sein Gefühl, über den eigenen Körper und die eigenen Emotionen verfügen zu können, einschließt.

Die Interaktion zwischen Säuglingen und ihren primären Bezugspersonen verläuft in natürlichen Zyklen des Kontakts und der Distanz. In der Phase des Kontakts kann der Säugling ein Geräusch erzeugen, seine Augen weit aufreißen und den Mund öffnen. Die primäre Bezugsperson produziert in Reaktion darauf spiegelnde Geräusche und mimische Äußerungen. Dieser Austausch kann sich zu einem spielerischen Ausbruch von Begeisterung aufbauen, dem häufig eine Phase der Distanzierung folgt, die das Kind einleitet, indem es seinen Kopf zur Seite dreht und wegschaut. Die Distanzierung leitet eine Ruhephase ein, in der die auf das Kind eingestimmte Bezugsperson selbst den Blick abwendet, um die zeitweise Beruhigung zu unterstützen. In der Distanzierungsphase kann sich das Nervensystem der primären Bezugsperson wie auch des Säuglings regenerieren, bis beide bereit sind, sich auf eine weitere spielerische Interaktion einzulassen. Manchmal verstehen primäre Bezugspersonen die Distanzierungssignale von Säuglingen falsch und setzen sich deshalb über das Bedürfnis der Kinder, sich auszuruhen, hinweg. Dies passiert zwar ohnehin relativ häufig, aber wenn die Kinder diesem Verhaltensmuster länger ausgesetzt sind, lernen sie, sich um der Verbundenheit willen über den natürlichen Rhythmus ihres Nervensystems hinwegzusetzen.

Wir eignen uns während unserer gesamten Kindheit und auch noch in der Adoleszenz Muster emotionalen Ausdrucks an. Vielleicht erinnern Sie sich noch an Situationen, in denen Sie sich als Kind gefürchtet haben. Vielleicht ist Ihnen auch noch präsent, wie Ihre Mutter oder Ihr Vater auf Ihre Ängste reagiert haben. Haben sie Sie getröstet und umsorgt? Oder haben sie ihre eigenen Ängste mobilisiert oder sind wütend geworden? Je nach Art dieser Interaktionen lernen wir, daß es akzeptabel ist, in Beziehungen Gedanken und Gefühle zum Ausdruck zu bringen, oder wir lernen, Teile von uns vor anderen zu verbergen, was uns dazu bringen kann, unsere Authentizität zu opfern, um den Anschein von Zugehörigkeit aufrechterhalten zu können.

Wenn Kinder Mißbrauch, Mißhandlung oder Vernachlässigung erleben, werden sie tiefgreifend mißverstanden, zurückgewiesen oder geschädigt, was dazu führen kann, daß sie längerfristig emotional und physiologisch stark leiden. Primäre Bezugspersonen, die sich dysfunktional verhalten, sind selbst emotional gestört und können den Kindern unter ihrer Obhut nicht dazu verhelfen, sich ruhig und sicher zu fühlen. Aufgrund dieser relationalen Dynamiken verinnerlichen die betroffenen Kinder die Botschaft, daß ihr Leid inakzeptabel und unerträglich ist. Sie glauben dann möglicherweise irgendwann, daß sie nicht liebenswert sind oder daß andere Menschen mit ihrem Verhalten unmöglich fertig werden können.

Die Bindungstheorie erklärt, wie solche frühen Erlebnisse, die die Entwicklung beeinflussen, zur Grundlage unseres Selbstempfindens werden. **Unsere Erinnerungen an diese relationalen Interaktionen sind tief im impliziten Gedächtnis verankert.** Wenn Kinder unter der Obhut von Bezugspersonen aufwachsen, die sich vorhersehbar und konsistent verhalten und die eingestimmt und vertrauenswürdig sind, entwickeln sie einen sicheren Bindungsstil. Sie können zu ihren primären Bezugspersonen in Kontakt treten, sich aber auch von ihnen distanzieren. Sie fühlen sich durch die Grenzen, die ihnen gesteckt werden, unterstützt und können deshalb ein verkörpertes Selbstempfinden entwickeln. Als Erwachsene können sich diese Menschen relativ leicht zwischen ihren Bedürfnissen nach Nähe und ihren Bedürfnissen nach Distanz hin und her bewegen.

Hingegen passen sich Kinder, die unter der Obhut distanzierter primärer Bezugspersonen aufwachsen, an die ihnen vorgegebene Situation an, indem sie Nähe meiden, sich emotional distanzieren oder extrem selbständig werden. Als Erwachsene entwickeln sie später oft einen unsicher-vermeidenden Bindungsstil, der sie dazu bringt, die eigenen Emotionen oder Bedürfnisse ebenso wie die anderer Menschen geringzuschätzen. Andere Kinder wachsen bei zwar sehr einfühlsamen, aber auch intrusiven oder invasiven Bezugspersonen auf. Aufgrund dieses unberechenbaren Verhaltens können die Kinder das Gefühl bekommen, daß sie sich auf ihre Verbindung zu ihren primären Bezugspersonen nicht verlassen können. Sie können dann einen unsicher-ambivalenten Bindungsstil entwickeln, für den Unsicherheit, Angst, Furcht, verlassen zu werden, und das Gefühl, auf Beziehungen generell nicht bauen zu können, charakteristisch sind.

In extremsten Fällen von Mißbrauch und Mißhandlung entwickeln Menschen einen desorganisierten Bindungsstil. Das kann passieren, wenn Kinder bei einem Elternteil aufwachsen, dessen Verhalten sie immer wieder in Furcht und Schrecken versetzt. Kinder werden mit einem biologisch basierten Trieb geboren, zu ihrer primären Bezugsperson eine Bindung zu entwickeln, und ihnen ist ein ebenso starker Trieb eigen, jeder Gefahrenquelle zu entfliehen. Weil Säuglinge und kleine Kinder völlig von ihren Eltern abhängig sind, müssen sie, wenn sie in einer dysfunktionalen Umgebung aufwachsen, eine Bindung an die Person entwickeln, die sie schlecht behandelt. Dies können sie nur überleben, indem sie sich von der Realität der schlechten Behandlung abkoppeln. Infolge dieses Musters treten bei Klienten mit einer C-PTBS oft dissoziative Symptome auf.

Weil wir unsere Beziehungserfahrungen verinnerlichen, können solche impliziten Erinnerungen im Erwachsenenalter zu Beziehungsproblemen führen, welche die schmerzhaften Dynamiken der Kindheitserlebnisse wiederholen. Wir nutzen Verhaltensweisen und Interaktionsstile, die dem entsprechen, was wir wissen und wie wir uns selbst kennen. Man könnte sich vorstellen, daß wir durch unsere frühen Bindungsbeziehungen eine Reihe von Tanzschritten erlernen. Wir neigen dazu, nach anderen Menschen Ausschau zu halten, die ähnlich wie wir tanzen, und ihnen, wenn sie dies nicht tun, entsprechende Anweisungen zu übermitteln. Beispielsweise könnte jemand, der in seiner Kindheit immer wieder zurückgewiesen wurde, sich auch in seinem weiteren Leben isoliert fühlen oder davon überzeugt sein, daß er nicht liebenswert sei. Solche Menschen fühlen sich oft übermäßig von anderen abhängig oder verhalten sich unabsichtlich so, daß sie andere von sich wegstoßen, wenn diese ihnen zu nahe kommen. Manchmal verhalten sich die Betreffenden aggressiv oder impulsiv, sobald bei ihnen unerträgliche Emotionen auftauchen. Wie Sie sehen, können alle diese Interaktionen in Beziehungen in der Kindheit erlebte schlechte Behandlung reinszenieren. Aufgrund dessen haben Klienten größere Schwierigkeiten, mit den typischen Herausforderungen bei der Entstehung einer intimen Beziehung, der Betreuung von Kindern oder der Entwicklung wichtiger Freundschaften fertig zu werden.

## Authentizität und verkörperte Kultur in der relationalen Therapie

Oft fühlen Therapeuten sich gedrängt, der Diagnose und protokollbasierten Interventionen zuviel Energie zu widmen – wobei die Authentizität auf der Strecke bleiben kann, die für den Aufbau von Vertrauen in einer Beziehung erforderlich ist. Die Grundlage für Vertrauen ist in jeder Beziehung Authentizität und Austausch (Frey 2013). Durch letzteren entsteht ein Gefühl der Zugehörigkeit und sozialer Verbundenheit, und durch ihre bidirektionale gemeinsame Aktivität bringen die beiden Beteiligten ihre Bereitschaft zum Ausdruck, sich vom anderen verändern und beeinflussen zu lassen. Wenn wir uns als Therapeuten der Authentizität verpflichten wollen, müssen wir unsere eigenen Verletzungen aus unserer Entwicklungszeit durcharbeiten, denn nur dann sind wir zu relationaler Arbeit mit unseren Klienten in der Lage. Oft entwickeln wir diese Fähigkeiten in einer Supervisionsbeziehung weiter, in der wir über unsere klinische Arbeit sprechen und über Reaktionen und Emotionen reflektieren können, die im Rahmen dieser Arbeit bei uns auftauchen. Das Resultat ist, daß wir zwischen authentischen Reaktionen, die für die Entwicklung und die Ziele eines Klienten relevant sind, und solchen, die reaktiv sind oder der Selbstbeweihräucherung dienen, zu unterscheiden lernen.

Supervision ermöglicht uns auch, Brüche in der therapeutischen Beziehung zu untersuchen, so daß wir negative Auswirkungen unseres Verhaltens auf unsere Klienten anerkennen können. **Unsere Bereitschaft, uns von unseren Klienten verändern zu lassen, und unsere Fähigkeit zuzugeben, daß wir Fehler gemacht haben, verringert das Machtgefälle in der therapeutischen Beziehung.** Dieser Prozeß entspricht unserer Intention, die Auswirkungen von Unterdrückung, Diskriminierung und Marginalisierung im Leben unserer Klienten zu verringern. Hierbei kann Supervision uns helfen, unsere eigene Vorgeschichte hinsichtlich kultureller und ethnischer Ursprünge, des Geschlechts und der Geschlechtsidentität sowie hinsichtlich dessen zu erforschen, wie unser eigenes verkörpertes Erleben von Privilegien und Macht in der Therapie zum Ausdruck gelangen.

Alle unsere kulturell und sozial beeinflußten Erlebnisse schlagen sich in unserem Körper nieder (Bennett & Castiglioni 2004; Kimmel 2013; Nickerson 2017). Wir übernehmen soziale und kulturelle Regeln, weil uns das zu einem Gefühl der Zugehörigkeit verhilft. Unsere Haltung, wie wir Blickkontakt, Gesten und räumliche Präsenz nutzen – all dies sind Spiegelungen dieser Erfahrungen. Auf diese Weise entwickeln wir eine persönliche kulturelle Identität. Unsere Interaktionen mit anderen beinhalten unvermeidlich Dynamiken der Macht und von Privilegien. Dies kommt in unserer Bereitschaft, Gespräche anzufangen, uns frei zu äußern oder Raum zu besetzen, zum Ausdruck. Umgekehrt können sich frühere Erlebnisse der Entmachtung, der Respektlosigkeit oder der Verletzung in Form von Rückzugsverhalten, Defensivität, Reaktivität oder furchtsamen Reaktionen auf einen bestimmten anderen Menschen äußern.

Wir alle haben uns aufgrund unserer kulturellen Wurzeln bestimmte Arten, uns selbst und andere wahrzunehmen, zu eigen gemacht. Diese bilden die Grundlage für Stereotypen, Vorurteile und Diskriminierungen, die auf Attributen wie der Zugehörigkeit zu einer bestimmten Rasse oder Ethnie, einem bestimmten natürlichen oder sozialen Geschlecht, einer Religion oder Altersgruppe oder einem bestimmten Niveau körperlicher Fitness basieren. Oft manifestieren sich diese Dynamiken außerhalb des Bewußtseins; doch wir können lernen, Verantwortung für unsere unbewußten kulturell geprägten Verhaltensweisen zu übernehmen. Selbst wenn die Familie, in der wir aufgewachsen sind, bestimmte Vorurteile billigte, können wir über unsere Konditionierung reflektieren und neue, respektvolle und gütige Arten entwickeln, zu Menschen, die anders als wir sind, in Beziehung zu treten. Dieser Prozeß ist eine der Grundlagen erfolgreicher relationaler Therapie in einer immer stärker multikulturell geprägten Welt. Allerdings müssen wir dazu in der Lage sein, jenes Unbehagen zu ertragen, das mit Veränderungen und dem Erlernen neuer Sichtweisen verbunden sein kann.

PAUSE FÜR DIE REFLEXION – *Seite 1*

## Selbstgewahrseinsübung für Therapeuten

Nehmen Sie sich ein wenig Zeit, um über Ihre Rolle als Therapeut zu reflektieren. Wahrscheinlich haben Sie sich bei Ihrer Arbeit mit anderen oft sicher gefühlt. Und vielleicht gab es auch bei Ihnen – wie bei vielen von uns – Situationen, in denen Sie sich beklommen oder unsicher fühlten. Die folgenden Beschreibungen sollen Sie dazu anregen, auf relationale Dynamiken in der therapeutischen Beziehung zu achten. Vielleicht kommt Ihnen einiges davon bekannt vor. Erforschen Sie, wie sich diese Dynamiken auf Ihre eigene relationale, soziokulturelle und entwicklungsbezogene Vorgeschichte und die Ihrer Klienten auswirkt.

- **Sich defensiv fühlen:** Denken Sie an eine Situation in der Therapie, in der Sie den Drang verspürten, sich von einem Klienten zu distanzieren. Vielleicht hatten Sie gemerkt, daß Sie stärker auf die Gedanken des Betreffenden als auf seine Gefühle fokussiert waren. Vielleicht fühlten Sie sich von seinem Erleben abgeschnitten und waren nicht daran interessiert. Oder Sie hatten die Verbindung zu Ihrem eigenen Körper und zu Ihren Emotionen verloren. Oder Sie waren müde und abgelenkt. Es kann auch sein, daß Sie Ihren Klienten unabsichtlich von sich weggestoßen haben.

- Erinnern Sie sich an andere Situationen in Ihrem Leben außerhalb Ihrer Arbeit als Therapeut, in denen Sie sich so fühlten? Gibt es eine Resonanz aus Ihrer eigenen Kindheit oder Bindungsgeschichte zu dieser relationalen Haltung? War ein Elternteil Ihnen gegenüber distanziert oder abschätzig? Wie könnte Ihre eigene Lebensgeschichte Ihnen helfen, Ihre Gefühle bezüglich Ihres Klienten zu verstehen? Spüren Sie, ob diese Dynamik mit Ihren eigenen kulturellen Wurzeln oder mit denen Ihres Klienten verbunden ist? Erkennen Sie Parallelen zwischen Ihren Gefühlen und der Beziehungs- oder Bindungsvorgeschichte Ihres Klienten? In welcher Hinsicht könnte dieser Prozeß der Introspektion Ihnen helfen, Ihr Selbstmitgefühl oder Ihre Empathie Ihrem Klienten gegenüber zu vertiefen?

- **Sich beschützend fühlen:** Führen Sie sich eine Situation in der Therapie vor Augen, in der Sie sich so stark mit dem Erleben eines Klienten verbunden fühlten, daß es Ihnen schwerfiel, sich davon zu separieren. Vielleicht verspürten Sie in der Therapiesitzung starke Emotionen und Körperempfindungen. Vielleicht haben diese Emotionen und

PAUSE FÜR DIE REFLEXION – *Seite 2*

## Selbstgewahrseinsübung für Therapeuten

Empfindungen Sie auch nach der Sitzung weiter verfolgt. Vielleicht fühlten Sie sich für das, was der Klient erlebte, verantwortlich oder hatten den Drang, ihn zu retten.

- Fragen Sie sich, ob Ihnen dieses Erlebnis des Verschmelzens mit einem anderen Menschen vertraut ist. Fangen Sie die Emotionen anderer häufig auf? Erinnern Sie sich an Situationen außerhalb einer Therapie, in denen Sie sich ähnlich fühlten? Gibt es eine Resonanz aus Ihrer Kindheit oder Ihrer Bindungsgeschichte zu dieser relationalen Haltung? Fühlten Sie sich als Kind für die Emotionen eines Elternteils verantwortlich? Wie könnte Ihre Lebensgeschichte Ihnen helfen, Ihren Beziehungsstil im Umgang mit Ihrem Klienten zu verstehen? Spüren Sie, ob diese Dynamik mit Ihren eigenen kulturellen Wurzeln oder mit denen Ihres Klienten verbunden ist? Erkennen Sie irgendwelche Parallelen zur Beziehungs- oder Bindungsgeschichte Ihres Klienten? Und haben Sie eine Idee, wie Sie ein wenig mehr Raum schaffen könnten, um sich als von Ihrem Klienten verschieden zu spüren?

- **Sich furchtsam fühlen:** Erinnern Sie sich an eine Situation in einer Therapie, in der Sie sich vor, während oder nach einer Sitzung mit einem Klienten furchtsam und beunruhigt fühlten. Vielleicht war Ihnen unwohl, oder Sie waren rastlos. Vielleicht merkten Sie, daß Ihr Herz schneller zu schlagen anfing, oder Ihnen fiel auf, daß Ihre Atmung flacher wurde. Vielleicht spürten Sie auch Aggressionen Ihrem Klienten gegenüber oder hatten das Gefühl, von ihm schlecht behandelt zu werden. Oder Sie waren verwirrt oder glaubten, nicht klar denken zu können. Alle diese Erscheinungen deuten darauf hin, daß Ihr Geist und Körper auf das Gefühl, bedroht zu werden, reagierten.

- Erinnern Sie sich an Situationen, in denen Sie sich außerhalb einer Therapie so fühlten? Resoniert dieses relationale Erlebnis mit etwas aus Ihrer Kindheit oder Bindungsgeschichte? Wie könnte Ihre Lebensgeschichte Ihnen helfen, Ihre Gefühle bezüglich Ihres Klienten zu verstehen? Spüren Sie, ob diese Dynamik mit Ihren eigenen kulturellen Wurzeln oder denjenigen Ihres Klienten verbunden ist? Fallen Ihnen Parallelen zur Beziehungs- oder Bindungsgeschichte Ihres Klienten auf? Wie könnte dieser introspektive Prozeß Ihnen helfen, das Reenactment besser zu verstehen, zu dem es in der Therapie kommt?

PAUSE FÜR DIE REFLEXION – *Seite 3*

## Selbstgewahrseinsübung für Therapeuten

- **Sich sicher fühlen:** Vergegenwärtigen Sie sich eine Situation in der Therapie, in der Sie sich zentriert und geerdet fühlten. Vielleicht fällt Ihnen auf, daß Sie in solch einer Situation besser auf die Bedürfnisse und Emotionen Ihres Klienten eingestimmt waren. Für die betreffende Sitzung könnte ein Gefühl des Fließens und der Leichtigkeit kennzeichnend gewesen oder Ihr Zeitempfinden könnte darin weniger ausgeprägt gewesen sein. Vielleicht fühlten Sie sich auch besser mit sich selbst, Ihrem Körper oder Ihrem Atem verbunden. Können Sie sich an andere Situationen außerhalb einer Therapie erinnern, in denen Sie sich so fühlten? Spüren Sie, ob dieses Gefühl etwas mit Ihren eigenen kulturellen Wurzeln oder denen Ihres Klienten zu tun hat? Nehmen Sie sich ein wenig Zeit, um sich auf Augenblicke zu besinnen, in denen Sie sich in einer Therapie oder außerhalb davon verbunden, ruhig und sicher fühlten. Lassen Sie zu, daß Ihr Nervensystem durch diese Erinnerungen bereichert wird. Können Sie sich vorstellen, bei der Arbeit mit anderen Menschen mehr von diesem Gefühl zu kultivieren?

## Verbundenheit und Co-Regulation

Der Begriff Co-Regulation, auch soziale Affektregulation genannt, bezieht sich darauf, wie uns unsere Verbindungen zu anderen Menschen helfen, liebevoller miteinander umzugehen. Co-Regulation ermöglicht unseren Klienten in einer Psychotherapie, sich neue Erlebnisse der Verbundenheit und Eingestimmtheit, des Akzeptierens und des Mitgefühls zu erschließen. **Wenn wir erleben, daß andere uns ohne jeden Vorbehalt akzeptieren, lernen wir vereinfacht ausgedrückt, mitfühlend auf unsere eigenen schmerzhaften Emotionen zu reagieren.** Insofern können wir die Co-Regulation als eine Vorstufe der Selbstregulation verstehen.

Konzentriert sich eine Psychotherapie ausschließlich auf die Entwicklung von Fertigkeiten *(skill building)*, um die Fähigkeit zur Selbstregulation zu entwickeln, ist sie oft nur begrenzt wirksam, weil sich ein solcher »Ein-Person«-Ansatz therapeutischer Arbeit auf die relationale Welt, in der wir leben, nicht so leicht übertragen läßt. Dr. Allan Schore hat beschrieben, daß wir von einem »Ein-Person«-Ansatz zu einer »Zwei-Personen«-Psychologie (Schore 2019) wechseln müssen. Von einem interpersonalen Fokus ausgehend können wir die Komplexität von Körper und Geist zweier Personen, die sich in einem Austausch befinden, von Augenblick zu Augenblick beobachten. Wir müssen dabei über die verbale Erzählung hinausgehen und uns die nonverbale Kommunikation zwischen Therapeut und Klient vergegenwärtigen, indem wir beobachten, wie sich Körpersprache, Gesichtsausdruck und Stimmklang auf unser relationales Erleben auswirken.

Wenn wir uns als Therapeuten in einer Therapiesitzung auf unseren eigenen Körper einstimmen, können wir subtile Veränderungen unseres eigenen somatischen Erlebens spüren, die uns über das Erleben des Klienten Aufschluß geben. Beispielsweise könnten Sie eine subtile Anspannung in der Brust bemerken, und Sie könnten daraufhin eine Hand auf Ihr Herz legen und tief atmen. Indem Sie dieses körperbasierte Gewahrsein entwickeln, nutzen Sie Ihre eigene Selbstregulation in der Therapie. Dies kann für den Klienten zu einer nonverbalen Einladung werden, selbst tiefer zu atmen; Sie können diese Information aber auch nutzen, um den Klienten dazu anzuhalten, in seinen eigenen Körper und in seine Atmung hineinzuspüren. **Ihre Fähigkeit, Ihr eigenes Nervensystem zu regulieren, kommt nicht nur der Fähigkeit Ihrer Klienten, Körper und Geist zu regulieren, zugute, sondern schafft auch eine Grundlage für die Selbstfürsorge.** Beispielsweise ermöglicht Ihnen die Beobachtung Ihres eigenen somatischen Erlebens während der Therapiesitzung festzustellen, ob Sie sich auf eine Weise vorlehnen, die dazu führen könnte, daß Sie sich irgendwann erschöpft fühlen. Vielleicht fällt Ihnen aber auch auf, daß Ihre Atmung flach wird, wenn Sie sich auf die Angst Ihres Klienten einstimmen. Diese

Wahrnehmung ermöglicht Ihnen, Ihre Haltung oder Atmung auf subtile Weise zu verändern, was Ihnen erlaubt, sich während einer Therapiesitzung um Ihre eigenen Bedürfnisse zu kümmern.

Durch die Entwicklung dieser Art von somatischem Gewahrsein können Therapeuten die Polyvagal-Theorie in einer Therapiesitzung nutzen (Dana 2018/2018). Dabei fördern wir die Co-Regulation als einen interaktiven Prozeß, der die Systeme für soziale Verbundenheit des Therapeuten und des Klienten aktiviert. Zwar wechseln Klienten mit einer C-PTBS häufig zwischen übererregten und untererregten Zuständen, doch indem wir die Co-Regulation fördern, können wir ihnen helfen, sich sogar unter dem Einfluß eines großen Spektrums schwieriger Emotionen und Körperempfindungen sicher und verbunden zu fühlen. Co-Regulation ist nur möglich, wenn wir uns bei einer großen Vielfalt affektiver Reaktionen und Arousalzustände wohlfühlen. **Manche Klienten mit einem entwicklungsbezogenen Trauma haben nie einen anderen Menschen kennengelernt, der ihnen in ihrem Leid hätte beistehen können, ohne daß diese Person ängstlich geworden wäre, sich verschlossen hätte oder sie sogar inmitten ihres Schmerzes im Stich gelassen hätte.**

Das System für soziale Verbundenheit zu aktivieren ist nicht das gleiche, wie Unterstützung anzubieten. Viele Klienten hatten primäre Bezugspersonen, die zwar ihre Grundbedürfnisse erfüllten, nicht aber ihre Bedürfnisse nach Verbundenheit. Erlebnisse sozialer Verbundenheit beinhalten wechselseitige Zuwendung in einer Atmosphäre, in der wir Klienten so annehmen, wie sie sind. Bieten wir als Therapeuten Klienten unsere Offenheit und Rezeptivität an, fühlen sie sich akzeptiert und verstanden. Wenn Sie auf Ihren eigenen Körper eingestimmt sind, werden Sie mit höherer Wahrscheinlichkeit somatische Empfindungen bemerken, beispielsweise Körperempfindungen und Emotionen, die dem, was der Klient erlebt, ähneln. Stanley Keleman, ein somatisch orientierter Psychologe, nannte diesen Vorgang *somatische Resonanz* (Keleman 1987/1990). Die somatische Psychologie regt Therapeuten dazu an, auf solche Empfindungen zu achten und sie in einer Therapie für transformierende Augenblicke zu nutzen. Beispielsweise könnten Sie sich über ein plötzliches Gefühl der Schwere in der Brust und eine damit verbundene Traurigkeit in Reaktion auf ein Erlebnis des Klienten äußern. Auf diese Weise teilen Sie mit, daß Ihr Klient Sie bewegt oder verändert hat. Auf den Klienten, der in seiner Kindheit zurückgewiesen wurde, kann ein solcher Augenblick des Auf- und Angenommen-Werdens sehr heilend wirken. Sie müssen Klienten klarmachen, daß sie wichtig sind, daß Sie ihre Präsenz spüren und daß ihre Anwesenheit etwas ausmacht – und all dies, weil ihr Einfluß auf Sie eingewirkt hat.

Beim Regulieren von Emotionen geht es nicht primär darum, diese aufzulösen. **Vielmehr soll den Klienten geholfen werden, ihre Fähigkeit zu verbessern, auf den**

**Wogen starker Emotionen und Empfindungen zu surfen.** Zunächst arbeiten die Klienten überwältigende Emotionen und entsprechende somatische Erlebnisse in dem Wissen durch, daß wir bereit sind, uns in solchen schwierigen Augenblicken zu ihnen zu gesellen. Im Laufe der Zeit lernen sie auf diese Weise, daß zeitweilige Kontraktionserlebnisse von einer natürlichen Expansion positiver Emotionen abgelöst werden können, etwa in Form von Erleichterung, Dankbarkeit, Bewußtsein der eigenen Stärke und Freude. Letztlich hilft dieser Prozeß Klienten, auf ihre Fähigkeit, mit ihren Gefühlen fertig zu werden, zu vertrauen.

Wir bieten Co-Regulation mit Hilfe einer beständigen, mitfühlenden und eingestimmten relationalen Präsenz an. Wir nehmen uns selbst wahr und bieten Klienten unsere Beobachtungen hinsichtlich ihrer somatischen Signale an. Wir helfen ihnen, ihre Fähigkeit zur Selbstbeobachtung zu entwickeln, indem wir sie auf Veränderungen aufmerksam machen, die den Klang ihrer Stimme, ihre Bewegung, ihre Haltung und ihren Umgang mit Blickkontakt betreffen. Beispielsweise könnten wir vorsichtig auf die Ausdruckslosigkeit ihres Gesichts hinweisen, auf ihre zusammengesunkene Haltung oder ihre Ausstrahlung von Desinteresse. Wir können Klienten auch helfen, ihre bewußte Neurozeption zu stärken, indem wir sie dazu anhalten, Signale zu beobachten, die auf die ständigen Veränderungen der Zustände ihres Nervensystems hinweisen. In diesem Zusammenhang könnten wir ihnen vorschlagen, darauf zu achten, ob ihr Herz schneller schlägt, ob sie den Atem anhalten oder ob sie sich erstarrt und bewegungsunfähig fühlen. Auf diese somatischen Indikatoren für Veränderungen im Nervensystem zu achten kann ihnen ermöglichen, besser auf ihre wechselnden Bedürfnisse einzugehen.

In der nächsten Übung werden relationale Interventionen vorgestellt, die auf die Förderung der Co-Regulation in der Therapie abzielen. Zu Beginn der Übung werden Sie aufgefordert, sich auf Ihre eigene Atmung und Ihre Körperempfindungen zu konzentrieren, um sich darüber klar zu werden, was Sie in den Therapieraum mitbringen. Dieses Selbstgewahrsein fungiert dann als Grundlage für die weitere Übung, die Sie dazu anregen soll, Signale zu identifizieren, die über den Zustand des Nervensystems Ihres Klienten Aufschluß geben, ihm Ihre Beobachtungen mitzuteilen, und Veränderungen hinsichtlich des Blickkontakts oder der räumlichen Position des Klienten zu erforschen, um die Regulation in der Beziehung zu verbessern. Ich empfehle Ihnen, diese Übung zu nutzen, wenn Sie dies in einem bestimmten Augenblick für relevant halten, wobei Sie berücksichtigen sollten, daß es einigen Klienten peinlich ist oder sie sich schämen, wenn andere Menschen ihre somatischen Muster sehen oder sogar benennen.

HEILUNGSFÖRDERNDE ÜBUNG – *Seite 1*

## Erforschen der Co-Regulation

Probieren Sie die folgenden relationalen Interventionen aus, um mit ihrer Hilfe die Co-Regulation in die Therapie hineinzubringen:

- **Achten Sie auf Ihren Körper und Ihre Empfindungen.** Was fällt Ihnen in Ihrem Körper auf? Fällt es Ihnen leicht oder schwer, zu Ihren Emotionen in Kontakt zu treten? Haben Sie dabei das Gefühl, daß Ihr Geist auf Hochtouren arbeitet? Oder fühlen Sie sich benebelt und müde? Fühlen Sie sich entspannt oder angespannt? Fällt es Ihnen schwer, aufmerksam zu sein? In welcher Beziehung könnte Ihr Erleben zum Zustand des Nervensystems Ihres Klienten stehen? Was ermöglicht Ihnen, präsent zu bleiben und sich sicher zu fühlen? Müssen Sie Ihre Haltung ändern, den Körper bewegen oder anders atmen, um sich mit Ihrem System für soziale Verbundenheit in Kontakt zu fühlen?
- **Beobachten Sie den Arousalzustand des Nervensystems Ihres Klienten:** Achten Sie auf Hinweise und Signale, die über das Arousal des ANS Ihres Klienten Aufschluß geben. Wirkt er ruhelos oder zappelig oder fällt es ihm schwer, still zu sitzen? Oder ist er ungewöhnlich still und wirkt lethargisch? Hält er den Körper starr aufrecht oder sitzt er zusammengesunken da? Wie schnell oder langsam spricht er? Wie hält er Blickkontakt?
- **Bieten Sie Ihre Wahrnehmungen an:** Bitten Sie den Klienten um Erlaubnis, ihm eine Beobachtung über Veränderungen hinsichtlich seines Affekts, einer Empfindung und seines Wachheitszustandes mitzuteilen. Erforschen Sie, inwiefern die Selbstwahrnehmung des Klienten und Ihre Beobachtungen einander ähneln oder sich voneinander unterscheiden. Achten Sie darauf, wann diese Veränderungen bezogen auf den zum betreffenden Zeitpunkt erörterten Inhalt eintreten.
- **Reflektieren und akzeptieren:** Erläutern Sie, bevor Sie irgendwelche auf Regulation zielende Interventionen vorschlagen, wie Sie das momentane Erleben des Klienten im Kontext seiner Entwicklung und seiner sozialen und kulturellen Vorgeschichte sehen. Ist ein Klient beispielsweise wütend, so erklären Sie nachdrücklich, weshalb diese Wut im Zusammenhang seines Erlebens in der Welt einen Sinn hat. Reflektieren Sie mitfühlend seine Emotionen, wobei Sie zulassen, daß der Klang Ihrer Stimme

HEILUNGSFÖRDERNDE ÜBUNG – *Seite 2*

## Erforschen der Co-Regulation

oder Ihre Körpersprache die Intensität seines Erlebens spiegelt. Auch wenn Sie selbst oder Ihr Klient sich inmitten schwieriger Emotionen gefangen fühlen, sollten Sie untersuchen, wie es sich anfühlt, diese und sich selbst so, wie Sie sind, nichturteilend zu akzeptieren.

- **Erforschen der Regulation in Beziehungen:** Regulation in Beziehungen beinhaltet, daß man den Zyklus des Sich-Zuwendens und der Distanzierung des Klienten erkennt, indem man sein Bedürfnis sowohl nach Raum als auch nach Verbundenheit respektiert. Beispielsweise könnten Sie die Nähe oder Distanz beim Sitzen zwischen Ihnen verändern. Sie können dem Klienten auch vorschlagen, aufzustehen und herauszufinden, wie es sich anfühlt, Ihnen gegenüber zu stehen, oder ob er lieber Seite an Seite neben Ihnen steht. Achten Sie auch darauf, wie der Klient den Blickkontakt nutzt. Vielleicht weiten sich seine Augen manchmal, oder er schaut Sie an, weil er bei Ihnen Beruhigung oder Verbundenheit sucht. Achten Sie auch darauf, wie Sie sich fühlen, wenn Sie seinem Blick begegnen. Andererseits gibt es auch Situationen, in denen Ihr Klient zu Boden oder in die Ferne schaut. In solchen Momenten können Sie ihn fragen, ob es für ihn in Ordnung ist, wenn auch Sie wegschauen, und Sie können ihn bitten, Ihnen mitzuteilen, wenn er bereit ist, wieder Blickkontakt zu Ihnen aufzunehmen. Sie können ihm auch versichern, daß Sie trotzdem bei ihm sind und er Ihnen weiterhin wichtig ist. Erforschen Sie, wie Sie und Ihr Klient sich fühlen, während Sie auf die Zyklen der Annäherung und Distanzierung reagieren. Was brauchen Sie beide, um in Ihrer Beziehung mit sich selbst verbunden zu bleiben?

## Beziehungsbruch und Wiederherstellung

Wenn wir uns auf nonverbale Kommunikation einstimmen, spüren wir die subtilen Sehnsüchte unserer Klienten nach Verbundenheit und erkennen Hinweise darauf, daß wir auf ihre Bedürfnisse schlecht eingestimmt waren. Beispielsweise könnte sich ein Klient in unsere Richtung vorlehnen oder den Blick von uns abwenden. Als Therapeuten deuten wir manche Signale unserer Klienten falsch, was zur Folge haben kann, daß sie sich verletzt oder zurückgewiesen fühlen; aber solche kleinen Brüche in einer Therapie können genutzt werden, um an der Wiederherstellung der Beziehung zu arbeiten. Solche Augenblicke der Verletzlichkeit zu würdigen kann den Kindheitserlebnissen des Klienten etwas entgegensetzen, einer Zeit, in der niemand in seinem Umfeld auf Beziehungsbrüche einging und sie zu beheben versuchte.

Andererseits kann eine Häufung von Augenblicken der Fehleinstimmung in einer Therapie Verwirrung, Frustration und Gefühle der Unverbundenheit hervorrufen. Sowohl beim Therapeuten als auch beim Klienten können in solchen Fällen verletzende Muster aus der Vergangenheit aktiviert werden, was das Vertrauen des Klienten zum Therapeuten beeinträchtigen kann. Wenn wir uns nicht die Zeit nehmen, unsere Gegenübertragung zu verstehen, können wir unsere Klienten durch unser Verhalten unabsichtlich von uns wegstoßen oder ihnen das Gefühl vermitteln, zurückgewiesen zu werden. Beispielsweise können wir unser Unbehagen nonverbal durch unsere Körpersprache mitteilen, indem wir uns unbewußt von einem Klienten abwenden oder indem wir durch den Klang unserer Stimme Anspannung zum Ausdruck bringen. Leider kann die Häufung solcher mißglückter Interaktionen Klienten mit der Zeit den Glauben an die Wirksamkeit ihrer Therapie verlieren lassen.

Wenn unsere Sehnsucht nach Verbundenheit nicht erwidert wird oder auf Ablehnung trifft, entwickeln wir häufig Scham, eine interpersonale Emotion, die in Form von Verlegenheit, Gefühlen der Demütigung und Schüchternheit zum Ausdruck kommt. Körperlich bewirkt Scham Erröten, Wegschauen, Verbergen des Gesichts oder ein Kollabieren der Haltung. Wir können uns Scham als einen physischen Akt der Abwendung von etwas, das die Betroffenen sich in Wahrheit zutiefst wünschen, vorstellen. Bleibt die Scham uneingestanden, werden die Betroffenen häufig wütend und traurig. Und wenn Scham als unerträglich empfunden wird, können die mit ihr verbundenen Verhaltensweisen die betroffenen Menschen dazu bringen, sich von ihren Empfindungen und Emotionen zu distanzieren, weil es zu schmerzhaft für sie ist, weiter verletzlich zu bleiben. Wir beobachten dies bei Klienten, die Schwierigkeiten haben, bei ihren Emotionen und Empfindungen zu bleiben.

In einer gesunden Beziehung erkennen wir solche verletzenden Emotionen und akzeptieren sie im Rahmen eines Regenerationsprozesses. Dieser ermöglicht uns,

Augenblicke der Unverbundenheit zu überwinden und das Vertrauen unserer Klienten zu uns wiederherzustellen. **Beziehungsbrüche, denen die Wiederherstellung der Beziehung folgt, helfen Klienten zu erkennen, daß es möglich ist, interpersonale Konflikte zu lösen.** Sie lernen dadurch, daß sie schwierige Erlebnisse der Unverbundenheit durcharbeiten und mit dem damit verbundenen Unbehagen fertig werden können und aus solchen Erfahrungen gestärkt hervorgehen werden. Sie lernen, in Gegenwart von jemandem, der sie nicht zurückweisen oder ausnutzen wird, ihre Ängste mitzuteilen und ihre Verletzlichkeit auszudrücken. Als Therapeuten begegnen wir Klienten (und uns selbst) mit der Intention, sie (und uns selbst) so zu akzeptieren, wie sie (und wir) sind. Dieses Akzeptieren ist das Fundament, auf dem Veränderung und Weiterentwicklung möglich sind. Das Resultat ist eine Atmosphäre des Mitgefühls, das beide Beteiligten nährt.

Wir schauen uns nun meine Arbeit mit Jessica ein wenig genauer an, einer europäischstämmigen Frau in den Fünfzigern, die in ihrem familiären Umfeld vernachlässigt und emotional mißhandelt worden war.

»» Jessica orientierte sich an unrealistisch hohen Maßstäben. Manchmal kam dies in bohrender Selbstkritik und einer Neigung zum Perfektionismus zum Ausdruck. In ihren Beziehungen hatte sie große Schwierigkeiten, und sie berichtete, die Unzulänglichkeiten anderer machten sie völlig fertig. Trotzdem hielt sie zäh an einer grundsätzlich optimistischen Einstellung fest. Oft berichtete Jessica mir zu Beginn unserer Therapiesitzungen über Errungenschaften und positive Momente, die sie im Laufe der Woche erlebt hatte. Ihre aufrechte Haltung und ihr strahlendes Lächeln wirkten erfrischend und ansteckend. Oft fühlte ich mich geradezu genötigt, ihr wegen der Erfolge, über die sie berichtete, Komplimente zu machen.

Gegen Ende vieler unserer Sitzungen jedoch veränderte sich ihr Affekt abrupt. Sie erklärte dann plötzlich, in der Therapie würden ihre Bedürfnisse nicht erfüllt. Ihr warmherziges Lächeln wich einem verärgerten Gesichtsausdruck, und sie erklärte mir, daß ich sie in vielerlei Hinsicht enttäuscht hätte. Ich wußte nicht, was ich von solchen plötzlichen Wechseln halten sollte und mühte mich damit ab, nach diesen Erlebnissen, die bei uns beiden Gefühle der Unverbundenheit hervorriefen, den Kontakt wiederherzustellen.

Als unsere gemeinsame Arbeit intensiver wurde, fing ich an, mich mit Jessicas Kindheit zu befassen. So erfuhr ich, daß in der häuslichen Umgebung, in der sie aufgewachsen war, Vernachlässigung und emotionale Mißhandlung Normalität gewesen waren. Ihre Mutter war erst zwanzig Jahre alt gewesen, als Jessica geboren wurde, und sie hatte oft erwähnt, daß sie zu einem so frühen Zeitpunkt keine Schwangerschaft gewollt hatte. Sie hatte Jessica stolz erzählt, daß diese sich im Alter von neun Monaten selbst das Laufen beigebracht habe, daß sie keine Windeln mehr gebraucht habe, als sie ein Jahr alt gewesen sei, und daß sie danach »auf sich selbst gestellt« gewesen sei. Die Formulierung »auf sich selbst gestellt« erfaßte die Verletzung, die Jessica bis ins Erwachsenenalter verfolgte.

Jessica hatte gelernt, keine Bedürfnisse zu haben. Außerdem hatte man ihr beigebracht, daß es keinen Raum für schmerzhafte Emotionen wie Traurigkeit, Verletztheit, Eifersucht oder Wut gebe. Stattdessen wurde Jessica zu »Mamis kleiner Helferin«, und sie wurde für ihre Kompetenz, Selbständigkeit und Fähigkeit, sich um ihre beiden jüngeren Schwestern zu kümmern, belohnt. Mit sechzehn Jahren war sie relativ unabhängig. Sie hatte zwei Jobs, half außerdem weiter im Haushalt und fuhr die kleineren Schwestern zur Schule. Ihre Selbständigkeit half ihr zwar zu überleben, überdeckte aber auch ihre unerfüllten Bedürfnisse nach fürsorglicher Zuwendung, Zärtlichkeit, Zuneigung und Verständnis.

Obwohl ich Jessicas Bindungsgeschichte nun besser verstand, spürte ich weiterhin, daß meine eigene Angst stärker wurde, wenn ich in den Therapiesitzungen unsere schmerzhaften Augenblicke der Unverbundenheit kommen sah. In der Supervision erforschte ich meine Furcht davor, daß Jessica auf mich wütend werden könnte. So wurde mir klar, warum mich dieses Gefühl an Verletzungen erinnerte, die ich in meiner eigenen Kindheit erlitten hatte. Ich selbst hatte als kleines Mädchen alles darangesetzt, »gut« zu sein, um von meinen Eltern nicht kritisiert zu werden. Diese Erkenntnis half mir zu verstehen, wie meine eigenen Ängste mich dazu gebracht hatten, Jessicas Gefühle der Wut, Verletztheit und Enttäuschung zu vermeiden. Dieser Prozeß vertiefte meine Empathiefähigkeit.

In der nächsten Sitzung teilte ich Jessica mein Gefühl mit, daß ihre kindliche Erfahrung, die »Starke« sein zu müssen, ihr wenig Raum für Gefühle der Verletztheit und Wut gelassen hatte. Außerdem gestand ich ihr ein, daß ich im Rahmen unserer gemeinsamen Arbeit nicht ausreichend auf ihr Leiden eingegangen sei. Jessica seufzte erleichtert, weil sie spürte, daß nun mehr Raum für ihre Gefühle vorhanden war. Ich erklärte ihr, daß es für mich in Ordnung sei, wenn sie auf mich wütend würde. Diese Äußerung führte in unserer Beziehung zu einer wichtigen Heilung, insbesondere weil es ihr nie möglich gewesen war, ihre Wut auf ihre Mutter zum Ausdruck zu bringen. Die Sitzung markierte einen Wendepunkt unserer gemeinsamen Arbeit. Die vorher beherrschende Dynamik spielte danach in unserer Arbeit keine Rolle mehr, weil es uns gelungen war, einen sicheren Ort für den Ausdruck eines großen Spektrums ihrer Gefühle zu schaffen. Sie erklärte, sie sei dankbar dafür, nun zu wissen, daß ihre schmerzlichen Erlebnisse ebenso wie ihre ungewöhnlichen Stärken in unserer Beziehung willkommen seien.

Im Rahmen eines relationalen Therapieansatzes erkennen wir an, daß uns allen gelegentlich Irrtümer unterlaufen und daß solche Augenblicke in einer Therapie häufig eine wichtige Rolle für das Zustandekommen von Veränderungen spielen (Bromberg 2011). Wir verstehen unsere Klienten hin und wieder falsch, schauen zu einem unglücklichen Zeitpunkt auf die Uhr oder sagen unabsichtlich etwas Verletzendes. Schließlich sind wir alle Menschen. Doch das Engagement in einem Wiederherstellungsprozeß ermöglicht uns, Neues zu lernen. Dazu müssen wir die Verantwortung für unseren eigenen Anteil an der Dynamik übernehmen. Durch persönliche Introspektion, Supervision oder eine Therapie können wir unser Wissen über unsere eigene Bindungsgeschichte und unser Lernen in Beziehungen vergrößern. Außerdem kann eine Supervision uns zu lernen helfen, mit emotionaler Intensität umzugehen, die in schwierigen Momenten der Unverbundenheit auftauchen kann, oder mit Konflikten in einer Therapie, ohne uns auf Defensivität, Rückzug oder Schuldzuweisungen zu verlassen. In vielen Fällen werden solche Augenblicke zu Katalysatoren für unsere eigene Entwicklung. Die nächste Übung beschreibt Schritte auf dem Weg zur Auflösung von Beziehungsbrüchen, wenn diese in einer Therapie entstehen.

HEILUNGSFÖRDERNDE ÜBUNG

## Arbeit an der Wiederherstellung einer Beziehung

- **Den Bruch der Beziehung anerkennen:** Beginnen Sie mit dem Wiederherstellungsprozeß, indem Sie dem Klienten mitteilen, daß Sie einen Bruch der Beziehung wahrnehmen. Sie können beispielsweise sagen: »Mir ist aufgefallen, daß Sie still geworden sind und weggeschaut haben.«

- **Erklären Sie, wie Sie die Situation verstehen, und bringen Sie Ihre Bereitschaft, mehr darüber zu erfahren, zum Ausdruck:** Teilen Sie dem Klienten mit, daß Sie sich um die Wiederherstellung der Verbindung bemühen wollen. Erklären Sie zunächst, wie es nach Ihrer Auffassung zu dem Beziehungsbruch gekommen ist. Sie können sagen: »Ich glaube, ich habe etwas übersehen, als ...« Fragen Sie den Klienten, ob er meint, daß Sie das, was geschehen ist, zutreffend verstehen. Und teilen Sie ihm mit, daß es Sie interessiert, wie er sieht, was fehlgeschlagen ist.

- **Spiegeln Sie nicht-defensiv, wie der Klient die Situation erlebt hat:** Würdigen Sie seine Sicht. Sie können beispielsweise sagen: »Sie haben Recht, ich habe ...« und: »Ich höre, daß Sie das Gefühl hatten ...« Nehmen Sie sich Zeit, um Ihr vertieftes Verständnis der Ursache des Beziehungsbruchs zu erläutern. Manchmal ist es von Nutzen zu erläutern, warum Sie etwas Bestimmtes gesagt oder sich auf eine bestimmte Weise verhalten und dadurch den Klienten unabsichtlich verletzt haben. Aber erwecken Sie nicht den Eindruck, Sie wollten sich herausreden oder das, was der Klient erlebt hat, herunterspielen. Sie können auch eine Entschuldigung anbieten. In diesem Zusammenhang können Sie den Klienten auch anregen, sich zu vergegenwärtigen, wie es sich anfühlt, wenn sich jemand bei ihm entschuldigt, weil sich dieses Erlebnis möglicherweise von früheren Erlebnissen in Zusammenhang mit Beziehungsbrüchen unterscheidet, die nie gewürdigt wurden und denen nie eine Wiederherstellung folgte. Setzen Sie diese Arbeit so lange fort, bis der Bruch behoben ist.

- **Würdigen Sie die Auflösung:** Würdigen Sie den Mut, den es kostet, Unbehagen so lange auszuhalten, bis es möglich wird, von der Unverbundenheit zum Erleben von Verbundenheit zurückzukehren. Beispielsweise könnten Sie sagen: »Was empfinden Sie bezüglich dieses Gesprächs?« Sie können auch die Bereitschaft des Klienten würdigen, den Prozeß nicht abzubrechen, indem Sie etwa sagen: »Danke, daß Sie mir berichtet haben, wie Sie sich fühlten. Das hat bewirkt, daß ich mich Ihnen näher fühle.«

## Selbstfürsorge für Therapeuten

Therapeuten, die sich auf die Behandlung von Klienten mit komplexen Traumata spezialisiert haben, sind sich der Wirkung bewußt, die diese Arbeit auf ihre eigene mentale, emotionale und körperliche Gesundheit hat. Durch unsere Arbeit unterhalten wir Beziehungen zu Klienten, die sehr verstörende Dinge erlebt haben. Wenn sie sich über ihre Erlebnisse äußern, kann uns das dazu bringen, uns das Geschehene sehr lebhaft vorzustellen. In anderen Fällen erleben Klienten in unserer Gegenwart sehr belastende physiologische und emotionale Zustände. Sie werden dann von Angst überwältigt, dissoziieren und werden empfindungstaub.

Die Arbeit mit traumatisierten Klienten kann Gefühle der Hilflosigkeit, Hoffnungslosigkeit, Verzweiflung, Isolation, Einsamkeit, Ungerechtigkeit, des Leidens und der Rage hervorrufen. Ein sensibler Therapeut spürt die Relikte solcher relationalen Interaktionen noch nach Sitzungsende. Wird an Erlebnissen dieser Art nicht gearbeitet, kann eine Sekundärtraumatisierung oder Mitgefühlserschöpfung entstehen. Wir sollten aber auch über die positiven Auswirkungen reflektieren, die auftreten, wenn wir Zeugen der Heilung, Genesung und Resilienz von Menschen werden, die in ihrem Leben stark traumatisiert wurden, ein Prozeß, der *stellvertretende Resilienz* (*vicarious resilience* – Edelkott et al. 2016; Killian et al. 2017) genannt wurde. Auch wir können uns in solchen Zusammenhängen weiterentwickeln. Durch unsere Arbeit mit Klienten kann sich unsere eigene Situation verbessern.

PAUSE FÜR DIE REFLEXION

## Selbstgewahrseinsübung für Therapeuten

Nehmen Sie sich ein wenig Zeit, um über die folgenden Fragen zu reflektieren und Ihre Antworten darauf zu notieren. Sie sollen Ihnen helfen, Ressourcen zu entdecken, die Sie bei Ihrer Arbeit unterstützen können:

- Was hilft Ihnen, bei Ihren Klienten präsent zu bleiben, wenn diese Hilflosigkeit, Verzweiflung, Unsicherheit, Enttäuschung und Verluste erleben?
- Wie sorgen Sie für sich, wenn ein Klient während einer Therapiesitzung in einen Zustand emotionaler Überforderung gerät, sich verschließt oder dissoziative Symptome erkennen läßt?
- Welche Unterstützungssysteme für Situationen, in denen Sie sich infolge Ihrer Arbeit emotional aufgewühlt fühlen, stehen Ihnen zur Verfügung? Was hilft Ihnen, sich in der Balance, geerdet oder mit Ihrem Zentrum verbunden zu fühlen?
- Haben Sie einen Supervisor, der Ihnen hilft, wenn Sie bei der Arbeit mit Klienten schwierige Situationen erleben? Wie hat Ihre eigene Therapie Sie in Ihrer Rolle als Therapeut unterstützt? Welche zusätzliche Unterstützung könnte Ihnen helfen, wenn Sie bei Ihrer Arbeit mit Klienten in Schwierigkeiten kommen?
- Welche sinnstiftenden, spirituellen oder der Selbstfürsorge dienenden Übungen helfen Ihnen, mit der Mühsal der Traumaarbeit fertig zu werden?
- In welcher Hinsicht haben Sie sich durch Ihre Arbeit zum Besseren verändert? Können Sie sich an Situationen erinnern, in denen Sie durch Ihre klinische Arbeit mehr über sich selbst herausgefunden haben? Haben bestimmte Momente während Ihrer klinischen Arbeit Sie inspiriert oder Ihnen ein Gefühl der Hoffnung vermittelt?

# 5 Mit achtsamkeitsbasierten Therapien Präsenz entwickeln

Achtsamkeitsbasierte Therapien regen uns zum Beobachten unseres mentalen, emotionalen und somatischen Erlebens an, wobei es wichtig ist, neugierig und nicht-urteilend zu bleiben und Selbstmitgefühl zu entwickeln. Im Rahmen des integrativen, Geist und Körper einbeziehenden Ansatzes der C-PTBS-Behandlung hilft Achtsamkeit Klienten, Toleranz gegenüber belastenden Emotionen und Empfindungen zu entwickeln. *Distress-Toleranz* wird gestärkt, indem man lernt, belastende Gefühle zu beobachten, bei ihnen präsent zu bleiben und dabei dem Drang, auf sie zu reagieren oder Impulsen nachzugeben, zu widerstehen. Dadurch wird Klienten mit der Zeit klar, daß schmerzhafte Erlebnisse nicht von Dauer sind und daß sich unangenehme Empfindungen und Emotionen irgendwann verändern.

Achtsamkeit hinsichtlich des Körpers ist besonders wichtig bei der Arbeit mit Klienten mit dissoziativen Symptomen. Allerdings haben einige Klienten Schwierigkeiten, somatisches Gewahrsein zu ertragen, weil körperliche Empfindungen in direkter Verbindung zu traumabezogenen Erinnerungen und Emotionen stehen. Deshalb achten wir bei unseren Bemühungen, ihre Fähigkeit, bei Empfindungen präsent zu bleiben, zu stärken, auf ein für die Betroffenen erträgliches Tempo der Arbeit. In der ersten Phase einer Traumabehandlung kann Achtsamkeit hinsichtlich des Körpergewahrseins Klienten ein Gefühl von Sicherheit vermitteln, das angesichts dysregulierender Symptome stabilisierend wirkt. Die Fähigkeit, Körperempfindungen zu beobachten und zu ertragen, unterstützt Klienten auch beim Durcharbeiten traumatischer Erinnerungen in Phase zwei der Traumabehandlung.

Viele Therapieansätze integrieren das Achtsamkeitstraining in ihre Arbeit. Dazu zählen die Achtsamkeitsbasierte Streßreduktion (Kabat-Zinn 1990/1991), die Dialektisch-Behaviorale Therapie (DBT – Linehan 1993/1996), die Acceptance-and-Commitment-Therapie (ACT – Hayes 2005/2007), Achtsames Selbstmitgefühl (Germer & Neff 2019/2021) sowie die Hakomi-Methode achtsamkeitszentrierter somatischer Therapie (Kurtz 1990/2021). Statt sich auf eine einzige therapeutische Modalität zu beschränken, beschäftigt sich dieses Kapitel mit den für Achtsamkeit relevanten gemeinsamen Faktoren verschiedener Ansätze, wozu das Entwickeln eines »Zeugen« zählt, der unser Erleben nichturteilend beobachtet, weiterhin das Bemühen um achtsames Körpergewahrsein und schließlich die Stärkung des Selbstmitgefühls. Die Übungen in diesem Kapitel, die auf den genannten gemeinsamen Prinzipien basieren, bieten verschiedene Möglichkeiten, Klienten in der Stärkung ihres Geist-Körper-Gewahrseins zu unterstützen, die alle auf die individuellen Bedürfnisse bestimmter Menschen abgestimmt werden können.

## Achtsamkeit in der Psychotherapie

Die Integration der Achtsamkeit in die Psychotherapie beginnt mit der Entwicklung eines Zeugenbewußtseins. Dieses macht uns zu Beobachtern unserer eigenen Gedanken und Gefühle. Das Bezeugen ist so, als säße man am Ufer eines Flusses und sehe die eigenen Gedanken und Emotionen flußabwärts strömen. Das Beobachten unserer Gedanken und Emotionen fördert eine gesunde Distanzierung von diesen, da wir sie beobachten, uns jedoch nicht mit ihnen identifizieren. Wir sehen das, was wir erleben, als temporär, nicht als Spiegelungen einer statischen, unveränderlichen Realität. Der Zeuge läßt uns das »große Bild« oder eine »Vogelperspektive« unserer inneren Landschaft betrachten. Sie können sich Ihre Gedanken und Gefühle auch als vorüberziehende Wolken vorstellen. Das Bezeugen kann besonders nützlich sein, wenn die sich manifestierenden Phänomene besonders turbulent und überwältigend wirken. Achtsamkeit erfordert auch Neugier, was an den »Anfängergeist« des Zen-Buddhismus denken läßt. Neugier öffnet uns dafür, Neues zu lernen; sie läßt uns nach neuen Erlebnissen forschen und weckt unsere Sinne.

**Achtsamkeitsübungen fördern eine nicht-urteilende Haltung und regen uns dazu an, uns selbst und anderen gegenüber freundlicher zu sein.** Eine solche mitfühlende Grundhaltung fördert das Gewahrsein der uns allen gemeinsamen Menschlichkeit, was wiederum unser Gefühl der Isolation verringert, weil wir realisieren, daß unser eigenes Leiden mit dem Leiden anderer Menschen verbunden ist (Germer & Neff 2019/2021). Insgesamt regen diese Praktiken dazu an, sich selbst zu akzeptieren, was uns hilft, uns selbst so zu nehmen, wie wir sind. Statt daß wir versuchen, unser Leiden zu leugnen, uns von unserem Schmerz zu befreien oder aggressiv auf Veränderung hinzuarbeiten, bringt uns eine akzeptierende Haltung dazu, uns dem Unbehagen zuzuwenden. Eine C-PTBS-Vorgeschichte kann die Fähigkeit eines Klienten, angesichts seiner Emotionen und Empfindungen präsent zu bleiben, drastisch verringern. Um die Distress-Toleranz zu stärken, müssen wir unseren Klienten helfen, ihr Toleranzfenster zu vergrößern, und auf diese Weise bereiten wir sie auf die Traumaverarbeitung vor. Erstaunlicherweise verbessert das Akzeptieren unserer negativen Emotionen auch den Zugang zu positiven Emotionen, was weiterhin Bemühungen, positive Zustände zu fördern, unterstützt.

HEILUNGSFÖRDERNDE ÜBUNG

## Der Nordwind und die Sonne

- Äsops klassische Fabel, *Der Nordwind und die Sonne,* ist eine treffende Metapher, die den Nutzen von Sanftheit im Gegensatz zu brachialer Gewalt beim Bemühen um Veränderungen verdeutlicht.

  Der Nordwind und die Sonne stritten darüber, wer von ihnen stärker sei. Während ihres Streits schauten sie auf die Erde hinab und sahen einen Reisenden auf seinem Weg. Der Mann trug einen Mantel und einen Schal. Überheblich sagte der Wind zur Sonne: »Ich bin mir sicher, daß ich diesen Mann schneller dazu bringen kann, seinen Mantel abzulegen, als du es könntest!« Die Sonne stimmte der Wette zu, lehnte sich zurück und schaute zu, wie der Wind Böen aufkommen ließ, die bewirkten, daß der Mantel des Mannes um seinen Körper flatterte. Doch während der Wind immer stärker blies, raffte der Mann den Mantel nur enger um seinen Körper und zog den Schal enger. Alle Mühen des Windes waren vergebens. Dann war die Sonne an der Reihe, und die sanften Strahlen ihres Scheins erwärmten die Luft. Es dauerte nur wenige Minuten, bis der Mann seinen Schal zu lockern begann und seinen Mantel öffnete. Und schon bald darauf legte er beide ab.

- Diese Fabel veranschaulicht sehr treffend, wie die sanfte Wärme des Sich-selbst-Akzeptierens unsere Defensivhaltungen erweichen und unser Herz öffnen kann.
- In welcher Hinsicht gehen Sie in Ihrem Leben Veränderungen an, als wären Sie der Wind?
- Und wie bemühen Sie sich um Veränderungen, als wären Sie die Sonne?

Aus verschiedenen Neuroimaging-Studien geht hervor, daß Achtsamkeitsübungen den Präfrontalkortex funktionsfähiger machen und die Aktivierung der Amygdala verringern; demnach verbessern diese Praktiken unsere Fähigkeit, über emotionale Reaktionen zu reflektieren, und sie können dafür sorgen, daß wir logisch fundierte Entscheidungen treffen, statt uns auf unsere automatisierten überlebenssichernden Reaktionen zu verlassen (Larrivee & Echarte 2018; Raffone, Tagini & Srinivasan 2010). Insbesondere achtsame Körperwahrnehmung scheint die Blutzufuhr zur Insel zu verstärken, einer Gehirnregion, die bei der interozeptiven Wahrnehmung von Empfindungen sowie bei der Wahrnehmung unserer äußeren Sinne wichtige Rollen spielt. Achtsamkeit wurde außerdem mit Verbesserungen der Aufmerksamkeitskontrolle, der Emotionsregulation und mit einer positiven Wirkung auf PTBS-Symptome in Verbindung gebracht (Hopwood & Schutte 2017).

Der Begriff *Achtsamkeit* wird oft mit der Meditationspraxis verwechselt, wodurch falsche Vorstellungen darüber entstehen können, was die Achtsamkeitsübung tatsächlich beinhaltet. Beispielsweise glauben viele, man müsse bestimmte Meditationstechniken erlernen, wenn man Achtsamkeit in der Therapie nutzen wolle. Andere bringen Achtsamkeit mit einer bestimmten Religion in Verbindung. Tatsächlich beinhaltet Achtsamkeit nur, das Geschehen im gegenwärtigen Augenblick aufmerksam zu verfolgen. Bezogen auf die Behandlung von Traumata zielt die Förderung achtsamer Körperwahrnehmung nur darauf ab, die Aufmerksamkeit auf das innere Erleben zu richten, indem wir uns mit der Intention nicht-urteilender Neugier auf unsere Emotionen und Empfindungen einstimmen.

Dr. Christine Caldwell, eine somatisch orientierte Psychologin, ist der Auffassung, man könne Achtsamkeit (engl. *mindfulness*) treffender als die Entwicklung von »*bodyfulness*« beschreiben, weil das, was wir weiterentwickeln, größtenteils unsere Fähigkeit zur Präsenz bei unseren somatischen Wahrnehmungen ist (Caldwell 2018). Wir entwickeln ein körperliches Selbstempfinden, wenn wir die Aufmerksamkeit auf Empfindungen, Emotionen, die Körpergestalt und auf Bewegungen richten (Fogel 2009). Wenn wir die Fähigkeit entwickeln, angesichts unserer Empfindungen präsent zu bleiben, lernen wir auch zu erkennen, wann wir die Verbindung zu unserem Körper verlieren. Dabei ist zu bedenken, daß bei vielen Menschen mit einer C-PTBS dissoziative Symptome auftreten. Manchmal haben die Betreffenden ohnehin schon das Gefühl, daß sie ihr Leben »beobachten«, statt in sich selbst »voll und ganz zu leben«. Ein Ansatz der Geist-Körper-Wahrnehmung ist eine Alternative zu Meditationsübungen, die auf Loslösung zielen, was bei Menschen mit einem komplexen Trauma bewirken kann, daß sie sich noch stärker aus Bezügen herausgelöst oder »entkörpert« fühlen. So können wir die Achtsamkeit in die Psychotherapie einbeziehen, ohne unabsichtlich die dissoziativen Symptome eines Klienten zu verstärken.

**Achtsamkeitsübungen können Klienten helfen, zu ihrer inneren Quelle der Weisheit in Kontakt zu treten, so die Auswirkungen impulsiven Verhaltens zu erkennen und wirksamere Bewältigungsstrategien zu entwickeln.** In der Dialektisch-Behavioralen Therapie (DBT) bezeichnet Dr. Marsha Linehan diesen Prozeß als Entwicklung des *Weisen Geistes* (*wise mind* – 1993/1996), der eine optimale Balance zwischen unserem »vernünftigen Geist« und unserem »emotionalen Geist« beinhaltet. Im Rahmen der Acceptance-and-Commitment-Therapie (ACT) vertritt Dr. Steven Hayes die Auffassung, schwierige Emotionen seien normale Reaktionen auf schmerzhafte Ereignisse im Leben eines Menschen. Achtsamkeit kann Klienten helfen, sich solchen Gefühlen mit einer akzeptierenden, gütigen und Selbstmitgefühl ausdrückenden Haltung zuzuwenden – was wiederum zur Einschränkung von Rückgriffen auf Vermeidungsverhalten beiträgt. Auch die Entwicklung von Selbstmitgefühl hilft Klienten, sich so zu lieben und zu akzeptieren, wie sie sind (Germer & Neff 2019/2021).

Ziel der Therapie ist nicht, sich von den Emotionen zu lösen, sondern sich weniger stark auf reaktive und impulsive Verhaltensweisen wie Selbstschädigung, Substanzkonsum oder Aggression gegenüber anderen Menschen zu verlassen. Wir versuchen, unsere Klienten durch Achtsamkeitsübungen dazu zu bringen, über ihre Gedanken, Emotionen und Empfindungen zu reflektieren, bevor sie in irgendeiner Weise aktiv werden. Die Förderung einer grundsätzlich akzeptierenden Geisteshaltung hilft ihnen zu erkennen, daß sie unangenehmen Erlebnissen nicht zwingend mit Flucht- oder Vermeidungsstrategien begegnen müssen. Statt dessen können die Klienten lernen, angesichts schwieriger Emotionen und Empfindungen präsent zu bleiben und dadurch ihre Fähigkeit, ihr Leid zu ertragen, zu stärken. Wir bieten hier eine neue Erlebensweise an, die zu verstehen hilft, daß schwierige Gefühle nicht destruktiv oder das Resultat einer negativen Grundhaltung sind; so schmerzhaft solche Emotionen auch sein mögen, es geht schlicht darum, sie zu spüren. Man hat festgestellt, daß diese Fähigkeit, Leid zu ertragen, der Bereitschaft, die Therapie fortzusetzen, zugute kommt, die Neigung zum Substanzkonsum verringert, die Offenheit für die Traumaverarbeitung fördert und der Verhinderung von Rückfällen nach Abschluß der Therapie zugute kommt (Boffa et al. 2018).

**Wenn wir die Achtsamkeit in die Therapie einbeziehen, müssen wir daran denken, daß diese Übung für die Therapeuten ebenso wichtig ist wie für die Klienten.** Fühlen wir uns als Therapeuten angesichts der Emotionen unserer Klienten unwohl, können wir unabsichtlich ihren Prozeß unterbrechen oder ihnen die Botschaft übermitteln, daß ihr Zustand für uns nicht zu ertragen sei. Hingegen können wir die in Kapitel 4 vorgestellten Werkzeuge der Co-Regulation nutzen, um ihrem Schmerz gegenüber Mitgefühl zu entwickeln und ihn zu akzeptieren. Dies ist besonders wichtig bei Klienten, die Schwierigkeiten damit haben, Selbstmitgefühl zu entwickeln. Verurteilt ein Klient seine Gefühle, können wir ihm unser Mitgefühl und unser nichturteilendes Akzeptieren anbieten, die dann als Grundlage für ihr eigenes Selbstmitgefühl fungieren können. Mit der Zeit können die Klienten dann lernen, diese Erlebnisse zu verinnerlichen und eine Haltung des Akzeptierens und Mitgefühl sich selbst gegenüber zu entwickeln. Interpersonales Erleben hilft Klienten, zu ihrem eigenen Weisheitskern in Kontakt zu treten.

Angesichts der Bedeutung achtsamen Körpergewahrseins für Therapeuten wie für Klienten sind die in diesem Kapitel vorgestellten Übungen nicht nur Werkzeuge oder Interventionen für Klienten, sondern auch Therapeuten sollten sich in ihrer Anwendung üben, um selbst eine von Achtsamkeit geprägte Körperlichkeit zu entwickeln. **Arbeit an der Entwicklung unseres Körpergewahrseins kommt der therapeutischen Situation zugute.** Im Sinne des in Kapitel 4 erläuterten relationalen Ansatzes spüren wir unsere somatische Gegenübertragung oder Resonanz auf Klienten eher, wenn wir auf unsere eigenen Körperempfindungen achten. Achtsamkeit unserem Körper gegenüber ermöglicht uns, subtile Veränderungen unseres eigenen physischen Zustandes zu spüren, die uns zu Einblicken in die innere Welt des Klienten verhelfen. Solche Wahrnehmungen können auch deutlicher machen, was wir an persönlichem Erleben bezüglich aktueller oder vergangener Ereignisse in die Therapiesitzungen mitbringen. Die Stärkung unseres Selbstgewahrseins hilft uns, die Kluft zwischen unserer verbalen und nonverbalen Kommunikation zu überwinden. Diese Kongruenz von verbalem und nonverbalem Ausdruck macht uns unseren Klienten gegenüber vertrauenswürdiger.

Deshalb empfehle ich, die in diesem Kapitel vorgestellten Übungen zur Förderung des Körpergewahrseins selbst zu erproben, bevor Sie Klienten damit konfrontieren. Die Übungen beinhalten ein wirksames Gegengift in einer Welt, in der sich viele von uns ständig gehetzt, abgelenkt und zerstreut fühlen. Einige Übungen erscheinen Ihnen vermutlich als leichter umsetzbar als andere. Eventuell werden Sie Ihr Unbehagen angesichts bestimmter somatischer Empfindungen oder die Neigung, Ihre Verbindung zum eigenen Körper zu unterbrechen, durcharbeiten müssen. In diesem Fall empfehle ich Ihnen, geduldig zu sein und die Übungen regelmäßig zu wiederholen. Vielleicht empfinden Sie dies auch als Chance, Ihr Mitgefühl gegenüber Klienten zu stärken, falls es diesen schwerfällt, zu ihren Empfindungen in Kontakt zu treten.

Wenn Sie Klienten eine achtsamkeitsfördernde Übung vorstellen, dann bedenken Sie, daß es sich nie lohnt, ein Ziel auf Kosten der Verbundenheit zu verfolgen. Sie können die achtsame Wahrnehmung in einer Psychotherapie durch Äußerungen wie »Nehmen Sie sich ein wenig Zeit, um in Ihren Körper hineinzuhorchen« oder

»Achten Sie darauf, welche Empfindungen und Emotionen Sie momentan wahrnehmen« fördern. Fürchtet sich ein Klient davor, zum eigenen Körper in Kontakt zu treten, können Sie ihm empfehlen, sich zunächst nur mit einem kleinen Bereich seines Körpers zu befassen und das somatische Gewahrsein dann allmählich zu erweitern, sobald er sich dazu bereit fühlt. Dabei kann es sinnvoll sein, wenn der Klient seine Aufmerksamkeit zunächst auf periphere Körperbereiche richtet, bei denen die Triggergefahr geringer ist, etwa auf die Fingerspitzen oder die Zehen. Auch die Einführung des Konzepts der *Erdung* kann nützlich sein, wobei es um die Konzentration der sensorischen Wahrnehmung auf Beine und Füße geht.

Weiterhin können Klienten ihre Toleranz somatischen Empfindungen gegenüber stärken, indem sie die Aufmerksamkeit abwechselnd auf Körperempfindungen und äußere sensorische Reize richten. Wenn beispielsweise ein Klient, der sich fürchtet, beschreibt, daß er friert, zittrig ist und sich angespannt fühlt, können Sie ihm empfehlen, sich auf das zu konzentrieren, was er in seiner aktuellen Umgebung sieht, hört, riecht, schmeckt oder berührt, und ihn anschließend auffordern, mit seiner Aufmerksamkeit einige Atemzüge lang zu seinem somatischen Erleben zurückzukehren. Dies kann Klienten helfen, ihr Gewahrsein von Empfindungen länger aufrecht zu erhalten.

Wir schauen uns nun die Einbeziehung der Achtsamkeit in die psychotherapeutische Arbeit am Beispiel zweier Klienten ein wenig genauer an. Der erste, Zachary, ein europäischstämmiger Mann mittleren Alters, litt unter Alexithymie (Gefühlsblindheit) und C-PTBS, nachdem er als einziges Kind einer stark depressiven Mutter aufgewachsen war.

» ZACHARY hatte Schwierigkeiten, seinen Körper und seine Emotionen zu spüren. Bei seiner Mutter war eine Depression diagnostiziert worden, und sie hatte sich dem Jungen gegenüber in dessen Kindheit distanziert und abweisend verhalten. Zachary war intellektuell sehr gut entwickelt und konnte über seine Lebensgeschichte sprechen, ohne eine emotionale Beteiligung erkennen zu lassen. In der Therapie fühlte ich mich manchmal selbst emotional distanziert und nicht mit meinem Körper und meinen Empfindungen verbunden. Aufgrund meiner somatischen Resonanz fühlte ich mich emotional abgeschnitten.

Nachdem mir klar geworden war, daß meine klinisch distanzierte Haltung einer Reinszenierung von Zacharys Lebensgeschichte gleichkam, war es mir möglich, durch die Umstrukturierung unserer Arbeit ein besseres Resultat zu erreichen. Ich bat den Klienten, mir zu erlauben, jede Therapiesitzung mit einer kurzen Übung zu beginnen, die ihn dazu anregen sollte, sein Gewahrsein auf seinen Körper zu richten. Mein eigenes Gewahrsein fokussierte ich auf meine Empfindungen. Zachary berichtete zunächst weiterhin, er empfinde nichts und fühle sich abgeschnitten. Mir selbst gelang es jedoch, während der Therapiesitzungen subtile Veränderungen in meinem Körper zu verfolgen. Ich fragte Zachary, ob ich ihm mitteilen dürfte, wie sich meine Empfindungen und Emotionen allmählich veränderten. Dann leitete ich ihn dazu an, auf seinen Körper zu achten, während ich ihm meine Beobachtungen über Veränderungen bezüglich des Klangs seiner Stimme und der Aufnahme von Blickkontakt mitteilte.

Diese Augenblicke achtsamer, relationaler Einstimmung halfen ihm, zu seinen Körperempfindungen in Kontakt zu treten, und verstärkten seine Wahrnehmung eigener Emotionen. Schließlich war er in der Lage, sein Körpergewahrsein auch außerhalb der Therapiesitzungen zu verbessern, und er berichtete, daß seine Beziehungen zu anderen Menschen sich gebessert hätten.

Victoria, eine Lateinamerikanerin, neigte zu emotionaler Überflutung und Überwältigtsein, weil sie ihre Kindheit und Jugend in einer Atmosphäre häuslicher Gewalt zugebracht hatte. Sie beschrieb oft Situationen, in denen sie »nicht aufhören konnte zu weinen«, und dies rief bei ihr tagelang Gefühle der Erschöpfung hervor.

›› Als Victoria in die Therapiesitzung kam, schilderte sie einen heftigen Streit, den sie am Vortag mit ihrer Frau gehabt hatte. Beide hatten diesen Konflikt zwar auflösen können, aber Victoria fühlte sich immer noch wütend, zittrig und aufgewühlt, als sie in meine Praxis kam. Nach mehrmonatiger Zusammenarbeit fand ich heraus, daß Victoria sich vor Kontakt zu ihrem Körper fürchtete. Sie berichtete, daß sie häufig »alles gleichzeitig« fühle. Sie hatte Angst, von Tränen überwältigt zu werden, weil sie nach dem Weinen oft Kopfschmerzen bekam.

Ich schlug der Klientin eine Übung zur Stärkung ihres Körpergewahrseins vor, in der es speziell um die Erdung ging. Sie ließ sich darauf ein, merkte aber, daß sie sich weiterhin zögerlich fühlte, weil es sie immer noch ängstigte, sich auf ihren Körper und ihre Emotionen zu konzentrieren. Um eine Atmosphäre der Sicherheit zu schaffen, schlug ich ihr vor, ihre Aufmerksamkeit zunächst auf die Füße zu richten. Daraufhin fühlte sie sich sofort weniger bedroht. Nachdem sie ein paar Atemzüge lang mit dem Spüren und Bewegen ihrer Füße experimentiert hatte, forderte ich sie auf, die Aufmerksamkeit auf ihre Beine zu richten, wobei sie die Füße fest gegen den Boden drücken sollte, so daß sie die Anspannung ihrer Beinmuskeln spürte. Sie fokussierte auf die Empfindungen in ihren Beinen und berichtete daraufhin, sie fühle sich stärker präsent. Nachdem sie mich angeschaut und sich im Raum umgesehen hatte, erklärte sie, erstaunlicherweise fühle sie sich ruhiger.

In dieser Situation bat ich Victoria, mir mehr über ihren Streit mit ihrer Frau zu berichten. Daraufhin schilderte sie, der Streit habe bei ihr Erinnerungen an einen Streit ihrer Eltern in der Zeit, als sie noch ein Mädchen gewesen sei, geweckt. Sie hatte sich damals als kleines Kind hilflos und verängstigt gefühlt. In diesem Moment sah es so aus, als würde sie zu weinen anfangen, doch dann erstarrte sie mit einem Ausdruck von Furcht im Gesicht. Nachdem ich diese abrupte Veränderung bemerkt hatte, geleitete ich ihre Aufmerksamkeit zu ihren Füßen und Beinen zurück und gestand ihr zu, sich so viel Zeit zu nehmen, wie sie bräuchte, bis sie sich geerdet und sicher fühlen würde. Sie erklärte, sie empfände eine Anspannung im Brustbereich. Als sie ihr Gewahrsein auf die Brust richtete, fing sie zu weinen an, doch dann kam sie zurück auf ihre Furcht, »alles gleichzeitig zu spüren«. Daraufhin empfahl ich ihr, zu ihrer Beruhigung ihr Gewahrsein auf die Beine und Füße zu richten, wenn sie von Gefühlen der Furcht und Traurigkeit überwältigt werde.

Im weiteren Verlauf unserer Sitzung richtete Victoria die Aufmerksamkeit abwechselnd auf Empfindungen, die ihre Vergangenheit betrafen, und auf ihre Füße und das Hier und Jetzt. Am Ende der Sitzung berichtete sie, sie fühle sich besser mit ihrem Körper und ihren Emotionen verbunden und von diesen nicht überwältigt. Außerdem empfand sie mehr Selbstmitgefühl und fühlte sich ihrer Frau gegenüber liebevoller.

Es kann nützlich sein, eine Achtsamkeitsübung vorzustellen, indem man diese gemeinsam mit dem Klienten ausführt. Beispielsweise können Sie Ihr eigenes Gewahrsein des Atems und somatischer Empfindungen erforschen und Ihren Klienten gleichzeitig dazu anregen, dies selbst auch zu tun. Und wenn ein Klient die Hände auf seinen Bauch legt, können auch Sie Ihre Hände auf den eigenen Bauch legen; so spiegeln Sie seine Bewegung und signalisieren Ihre Unterstützung. Achten Sie auf Veränderungen im Laufe der Sitzungen, während Sie beide Ihr somatisches Erleben wahrnehmen.

Die folgenden Übungen können Sie als Möglichkeiten, an einem Experiment teilzunehmen, verstehen. Weisen Sie Ihre Klienten darauf hin, daß sie selbst darüber entscheiden, ob sie Übungen ausführen wollen. Wenn sie sich für die Fortsetzung der Arbeit entscheiden, können Sie ihnen erklären, daß es keine »richtige« oder »falsche« Reaktion auf die Übung gibt. Machen Sie die Klienten auch darauf aufmerksam, daß sie eine Übung jederzeit beenden können. So wie alle in diesem Buch beschriebenen Übungen können Sie auch die folgenden so abwandeln, daß sie den Bedürfnissen bestimmter Klienten optimal entsprechen. Beispielsweise können Sie sich auf einen kleinen Teil einer Übung beschränken, der für das, was ein Klient erlebt, wichtig ist. Wenn Sie merken, daß ein Klient Schwierigkeiten mit der Entwicklung von Zeugenbewußtsein hat oder daß es ihm schwerfällt, Selbstmitgefühl aufrechtzuerhalten, ist es vielleicht sinnvoll, sich der Arbeit mit Persönlichkeitsanteilen zuzuwenden, die in Kapitel 6 beschrieben wird, und auf diese Weise Anteile zu erforschen, die das Üben erschweren.

HEILUNGSFÖRDERNDE ÜBUNG – *Seite 1*

## Den Zeugen aufwecken

- Wären Sie bereit, sich auf eine kurze Achtsamkeitsübung einzulassen, in der es darum geht, die Fähigkeit zu entwickeln, Ihre eigenen Gedanken und Emotionen zu bezeugen? Nehmen Sie sich ein wenig Zeit, um festzustellen, wo sich Ihre Aufmerksamkeit bewegt. Sind Sie Ihrer Gedanken oder Ihrer Empfindungen stärker bewußt? Sind Ihnen in diesem Augenblick bestimmte Gedanken oder Emotionen besonders präsent? Verschaffen Sie sich ohne jedes Urteil einen allgemeinen Eindruck davon, wie Sie sich momentan fühlen.

- Indem Sie zum Zeugen Ihres Erlebens werden, fördern Sie Neugier und Offenheit gegenüber neuen oder bisher unerforschten Erlebnissen. Verfolgen Sie während dieser Übung staunend Ihre Gedanken. Achten Sie darauf, wie sich Ihr Körper durch Empfindungen, Emotionen und Vorstellungsbilder ausdrückt. Sie können sich auch vornehmen, etwas Neues über sich selbst herauszufinden.

- Wenn Sie möchten, können Sie Ihr Erleben im gegenwärtigen Augenblick erkunden, als würden Sie die Welt mit einem Anfängergeist anschauen – als sähen Sie sich zum allerersten Mal in diesem Raum um und würden sich selbst zum ersten Mal erleben.

- Wenn Sie zum Zeugen werden, können Sie das »große Bild« sehen oder Ihre innere Landschaft aus der »Vogelperspektive« betrachten. Sie können sich Ihre Gedanken und Gefühle wie Wolken und Wetterzustände vorstellen. Vielleicht fühlen Sie sich ruhig und entspannt wie an einem sonnigen Tag. Oder es ist, als befänden Sie sich in einem Tornado. Oder Sie merken, daß sich in der Ferne Sturmwolken zusammenballen. Können Sie für Ihr Erleben Raum schaffen, ohne sich selbst zu beurteilen?

- Sie können auch Ihren Atem beobachten. Spüren Sie, wie sich beim Atmen Luft durch Nase und Mund bewegt. Stellen Sie fest, ob sich Ihr Atem entspannt oder angespannt anfühlt. Achten Sie darauf, ob es in Ihrem Körper Bereiche gibt, die sich in Reaktion auf Ihr Atmen bewegen, etwa daß Ihr Bauch oder Ihr Brustkorb sich hebt oder senkt. Nun können Sie vielleicht mit der Vertiefung Ihrer Atmung experimentieren, indem Sie Zwerchfell und Unterbauch entspannen. Lassen Sie zu, daß sich Ihr Bauch beim Einatmen dehnt und beim Ausatmen immer ein wenig mehr entspannt.

HEILUNGSFÖRDERNDE ÜBUNG *– Seite 2*

## Den Zeugen aufwecken

- Wir sollten nie vergessen, daß alles, was Sie erleben, kommt und geht. Beobachten Sie Ebbe und Flut Ihrer Atmung. Betrachten Sie den Fluß Ihrer Gedanken, als würden Sie auf das Wasser eines Flusses schauen, und lassen Sie die Gedanken mit dem Wasser davonströmen. Beobachten Sie das Auftauchen Ihrer Emotionen und Empfindungen in Ihrem Gewahrsein, und lösen Sie sich wieder von ihnen. Wenn es Ihnen schwerfällt, sich von Gedanken, Gefühlen oder Empfindungen zu lösen, dann richten Sie Ihre Aufmerksamkeit auf das Ausatmen. Erforschen Sie einen einfachen Satz mit dem Atem. Atmen Sie ein, während Sie sich »Ich bin dabei« vergegenwärtigen, und atmen Sie aus, während Sie sich »loszulassen« vorstellen. Stellen Sie fest, wie Sie sich danach in Ihrem Körper fühlen.
- In manchen Situationen spüren Sie Widerstand gegen schmerzhafte Gefühle oder Empfindungen. Sie werden zum Zeugen, indem Sie Ihre Gedanken, Emotionen und Körperempfindungen zulassen, ohne sie verdrängen oder ändern zu müssen. Stellen Sie fest, wie es sich anfühlt, sich so zu akzeptieren, wie Sie sind. Es könnte Sie erleichtern, wenn Sie Ihr Unbehagen annehmen.
- Nehmen Sie sich für diese Übung so viel Zeit, wie Sie brauchen, und geben Sie mir ein Zeichen, wenn Sie das Gefühl haben, damit fertig zu sein.

HEILUNGSFÖRDERNDE ÜBUNG – *Seite 1*

## Erforschen achtsamer Körperwahrnehmung

- Wären Sie bereit, mit einer kurzen Achtsamkeitsübung zu experimentieren, in der es um die Körperwahrnehmung geht? Dabei werde ich Ihnen helfen, Ihre Aufmerksamkeit auf den Körper zu richten, auf einen Bereich nach dem anderen.
- Nehmen Sie sich ein wenig Zeit, um Ihrer Füße bewußt zu werden. Atmen Sie tief, und spüren Sie Ihre Füße auf dem Boden. Nehmen Sie Ihre Füße vollständig wahr, während Sie auf den Kontakt zum Boden darunter achten. Sie können auch die Zehen bewegen oder die Füße fester auf den Boden drücken und so Ihre Beine in die Wahrnehmung einbeziehen.
- Spüren Sie nun die Muskeln auf der Vorder- und Rückseite Ihrer Oberschenkel. Sie können Ihre Ober- und Unterschenkel sogar mit den Händen berühren. Atmen Sie mehrmals aus und ein, während Sie die Aufmerksamkeit auf Ihre Beine und Füße richten. Achten Sie darauf, wie Sie sich fühlen, während Sie sich völlig in Ihre Beine und Füße hineinversetzen.
- Nehmen Sie sich anschließend ein wenig Zeit, um Ihre Hände zu spüren. Begeben Sie sich völlig in Ihre Hände hinein, wobei Sie die Finger bewegen, die Hände zu Fäusten ballen oder die Finger weit spreizen können. Wenn Sie möchten, können Sie Ihr Gewahrsein auf Arme und Schultern ausweiten. Sie können auch eine Hand über den Rumpf führen und den Arm auf der anderen Körperseite sanft massieren. Achten Sie darauf, wie es sich anfühlt, während Sie sich völlig in Ihren Händen und Armen befinden.
- Nehmen Sie sich nun ein wenig Zeit, um Ihre Aufmerksamkeit auf die Rückseite Ihres Körpers zu richten. Vielleicht fällt Ihnen dabei auf, daß Sie den Rücken gegen Ihren Stuhl pressen. Begeben Sie sich vollständig in die Rückseite Ihres Körpers hinein, und spüren Sie die Unterstützung durch Ihren Stuhl. Beachten Sie, wie es sich anfühlt, Ihren Unterrücken zu spüren, und verlagern Sie die Aufmerksamkeit dann auf den Oberrücken und den Bereich zwischen den Schulterblättern. Spüren Sie, wie Sie sich fühlen, wenn Sie sich völlig in der Rückseite Ihres Körpers niederlassen.

HEILUNGSFÖRDERNDE ÜBUNG – *Seite 2*

## Erforschen achtsamer Körperwahrnehmung

- Richten Sie die Aufmerksamkeit nun auf die Vorderseite Ihres Rumpfes. Dabei können Sie eine Hand auf den Bauch und die andere auf Ihr Herz legen. Achten Sie auf die Bewegungen beim Atmen und darauf, wie Sie sich fühlen, wenn Sie sich vollständig in die Vorderseite Ihres Körpers begeben.
- Richten Sie die Aufmerksamkeit anschließend auf Hals und Kehle. Dabei können Sie den Kopf vor und zurück bewegen oder leichte Kreisbewegungen ausführen, um Ihre Empfindungen in diesem Bereich zu verstärken. Wenden Sie die Aufmerksamkeit danach Ihrem Gesicht und Kopf zu, und achten Sie auf Mund und Augen. Vielleicht möchten Sie eine Hand auf den Hinterkopf und die andere auf die Stirn legen, um Ihre Empfindungen im Kopf stärker wahrzunehmen. Fahren Sie so lange fort, Ihre Empfindungen im Kopf und Gesicht zu erforschen, wie Sie wollen, und achten Sie dann darauf, wie es sich anfühlt, sich vollständig in Ihren Hals, Ihre Kehle und Ihren Kopf zu begeben.
- Schließen Sie diese Übung zur Förderung der Körperwahrnehmung mit mehrmaligem tiefem Atmen ab – wobei Sie auf Ihre Gedanken und Emotionen achten, nachdem Sie die Wahrnehmung Ihrer Empfindungen verstärkt haben.

HEILUNGSFÖRDERNDE ÜBUNG – *Seite 1*

## Mitgefühl entwickeln

- Atmen Sie einige Male tief, um zu Ihrem Körper und Ihren Emotionen in Kontakt zu treten. Was bringen Sie heute mit in diesen Raum?
- Ich schlage Ihnen vor, über eine Schwierigkeit zu reflektieren, die Sie momentan beschäftigt. Bitte notieren Sie während dessen Ihre Gedanken, Emotionen und Körperempfindungen.
- Lassen Sie sich nun, während Sie tief atmen, selbst Fürsorge und Güte zukommen. Können Sie sich selbst so lieben, wie Sie sind? Achten Sie, ohne zu urteilen, darauf, ob Sie diese Fürsorge und dieses Mitgefühl von sich selbst annehmen können. Fühlen Sie sich entspannter und gelassener? Oder erleben Sie die Anspannung stärker? Auf diese Fragen gibt es keine richtige oder falsche Antwort.
- Falls es Ihnen schwerfällt, sich selbst gegenüber Güte zu empfinden, können Sie versuchen, gegenüber dem, was Sie erleben, Neugierde zu entwickeln. Hindert eine Überzeugung oder ein somatisches Erlebnis Sie daran, dieses Mitgefühl anzunehmen? Spüren Sie, daß Sie sich wegen Ihres Erlebens beurteilen?
- Wie ist es für Sie zu wissen, daß ich hier bin und Sie so akzeptiere, wie Sie sind? Ich beurteile Sie nicht. Ist es für Sie leicht oder schwer, diese Haltung von mir anzunehmen? Was nehmen Sie in Ihrem Körper wahr? Welche Emotionen erkennen Sie?
- Können Sie sich einen Menschen vorstellen, der Sie liebt und gütig behandelt? Achten Sie darauf, wie Sie sich fühlen, während Sie sich vorstellen, von dieser Person fürsorgliche Zuwendung zu erhalten. Was bemerken Sie in Ihrem Körper? Welche Emotionen fallen Ihnen auf? Ist es für Sie leicht oder schwer, sich vorzustellen, daß Sie diese Zuwendung erhalten?
- Sie müssen nichts tun, um diese Güte zu verdienen. Sie zu empfangen steht allen Wesen von Geburt an zu.
- Wenn Sie wollen, können Sie sich auch einen anderen Menschen oder eine Menschengruppe vorstellen, deren Schmerz oder Leiden dem Ihren ähnelt. Finden Sie heraus, wie es sich anfühlt, die gleiche Fürsorge und Güte jener anderen Person oder jener Gruppe anzubieten. Während Sie herausfinden, wie es ist, anderen Mitgefühl

HEILUNGSFÖRDERNDE ÜBUNG – *Seite 2*

## Mitgefühl entwickeln

entgegenzubringen, können Sie gleichzeitig beobachten, wie sich dies in Ihrem Körper anfühlt. Welche Emotionen fallen Ihnen auf?

- Kehren Sie mit Ihrem Gewahrsein zu sich selbst und Ihrem eigenen Bedürfnis nach Liebe und fürsorglicher Zuwendung zurück. Und atmen Sie abermals tief, und erforschen Sie, wie es ist, sich selbst zu lieben und sich mit fürsorglicher Zuwendung zu bedenken.
- Achten Sie nur auf Ihre Emotionen und Empfindungen, ohne das, was Sie erleben, als »gut« oder »schlecht« zu beurteilen. Nehmen Sie sich dazu die Zeit, die Sie brauchen, und teilen Sie mir mit, wenn Sie das Gefühl haben, zu einem Abschluß gekommen zu sein.

# 6 Mit Hilfe von Persönlichkeitsanteilen an dissoziativen Symptomen arbeiten

Die Arbeit an Persönlichkeitsanteilen basiert darauf, daß bei uns allen verschiedene Geisteszustände und emotionale Zustände existieren. Oft halten wir bestimmte Emotionen, Bedürfnisse oder Empfindungen für akzeptabel, während wir andere ignorieren oder ablehnen. Uns können sogar bestimmte Gefühle als »realer« erscheinen, wohingegen wir andere für falsch oder unecht halten. In Wahrheit sind alle unsere Anteile echt, wichtig und sogar notwendig. Allerdings erleben wir häufig Konflikte zwischen einander entgegengesetzten Emotionen oder Bedürfnissen. Beispielsweise gibt es Situationen, in denen wir einen Elternteil gleichzeitig hassen und lieben. Oder ein Anteil von uns sehnt sich danach, einem geliebten Menschen nahe zu sein, und ein anderer Anteil fürchtet sich vor eben dieser Nähe. Manchmal sind solche inneren Konflikte für uns so destruktiv, daß wir sie von unserem Selbstempfinden trennen müssen. Die rivalisierenden Bedürfnisse in uns bekämpfen einander dann und können Ängste, Unschlüssigkeit, Prokrastination und Selbstsabotage hervorrufen.

Hat ein Mensch in der Vergangenheit anhaltende oder wiederholte Traumata erlebt, kann es zu einer stärkeren Spaltung zwischen unterschiedlichen Selbstanteilen kommen, und die Entstehung dissoziativer Symptome wird wahrscheinlicher. Manchmal empfinden die Betroffenen unablässig das Bedürfnis, vollkommen zu sein, sie werden von einem strengen inneren Kritiker geplagt oder sie entwickeln aggressive Tendenzen sich selbst gegenüber, was dazu führt, daß sie sich in einen Krieg mit sich selbst verstricken. Es kann auch sein, daß sie sich von ihren Emotionen abgeschnitten fühlen oder so, als lebten sie nur rein mechanisch, ohne in ihrem Leben einen Sinn zu spüren oder sich wirklich damit verbunden zu fühlen. Menschen mit einer C-PTBS pendeln oft zwischen dem Gefühl, nicht mit ihren Emotionen verbunden zu sein, und einer übertrieben starken Identifikation mit ihrem Schmerz.

Es gibt verschiedene Ansätze der Arbeit mit Persönlichkeitsanteilen. Dazu zählen die *Ego-State-Therapie* (Forgash & Copeley 2008; Shapiro 2016/2017; Watkins & Watkins 1997/2003), die *Internal Family Systems Therapy* (IFS; Schwartz 1997/1997), die *Theorie der strukturellen Integration* (Fisher 2017/2019; van der Hart et al. 2006/2008) und die *Gestalttherapie* (Perls 1992/1974). Statt sich auf ein einziges Modell der Teilearbeit zu konzentrieren, bietet dieses Kapitel einen Überblick über die Faktoren, die den genannten Ansätzen gemeinsam sind, wobei drei zentrale Aspekte im Vordergrund stehen. Der *erste* ist, daß der menschliche Geist einander wiedersprechende Gedanken, Gefühle und Bedürfnisse gleichzeitig hegen kann. Der *zweite* ist, daß unsere verschiedenen Anteile Spiegelungen unserer Ursprungsfamilie sind. Und der *dritte* ist, daß alle unsere Anteile gleichermaßen wichtig sind. Basierend auf diesen drei Prämissen, die allen Ansätzen der Teilearbeit zugrunde liegen, beschreibt dieses Kapitel ein Modell, das Klienten zunächst hilft, den Wert dieser Arbeitsweise zu verstehen. Darauf aufbauend helfen wir ihnen, ihre eigenen Anteile intensiver wahrzunehmen. In manchen Fällen müssen die Klienten darin unterstützt werden, in ihrem Erwachsenen-Selbst verwurzelt zu bleiben, damit sie sich von ihren jüngeren oder Selbstsabotage betreibenden Anteilen separieren können. Und letztlich hilft dieser gesamte Prozeß den Klienten, Erlebnisse des Genährt- oder Geschütztwerdens, die sie früher in ihrem Leben gebraucht hätten, nachzuholen.

## Persönlichkeitsanteile, Ego-States und dissoziative Symptome

Unterschiedliche Selbstanteile können als unterschiedliche Ego-States oder Ichzustände verstanden werden (Forgash & Copeley 2008; Shapiro 2016/2017; Watkins & Watkins 1997/2003). Beispielsweise gibt es Situationen, in denen wir uns jünger fühlen, als wir zu dem Zeitpunkt tatsächlich sind – als würden wir in das Haus unserer Kindheit zurückkehren. Dieses »innere Kind« verbindet uns mit Emotionen und Empfindungen, die auf Ereignissen oder Erinnerungen aus unserer Kindheit beruhen. Außerdem neigen wir zur Verinnerlichung unserer relationalen Erlebnisse mit Eltern und primären Bezugspersonen. Das ist deshalb so, weil andere Menschen, zu denen wir eine Bindungsbeziehung entwickeln, zu einem Teil von uns werden. Die Gestalttherapie nennt diesen Prozeß *Introjektion*; er beinhaltet, daß wir die Verhaltensweisen und Einstellungen anderer Menschen so stark verinnerlichen, daß wir sie nicht mehr von unserem persönlichen Selbstempfinden unterscheiden können.

Wir können uns Introjektion als den Verlust der Grenzen zwischen uns und anderen vorstellen oder als Verlust des Selbst. Deshalb kann es schwierig sein, zwischen diesem Empfinden eines »anderen« und unserer eigenen Identität zu unterscheiden. Beispielsweise kann ein uns ständig kritisierender Elternteil zur Stimme unserer eigenen Selbstkritik werden, und ein zur Vernachlässigung neigender Elternteil kann uns dazu bringen, selbst unsere Gefühle und Bedürfnisse und die anderer Menschen als unwichtig abzutun. Ebenso können Klienten, die in ihrer Kindheit mißhandelt oder mißbraucht wurden, ihre Täter introjizieren. Bei Menschen, die sich mit Erlebtem stark identifizieren, kann dies die Form von Selbsthaß, negativen inneren Monologen, selbstschädigendem Verhalten und des Drangs, sich anderen gegenüber aggressiv zu verhalten, annehmen.

Wir können uns die Introjektion als den Prozeß vorstellen, der stattfindet, wenn Kinder eine Bindungsbeziehung zu einem Elternteil oder einer primären Bezugsperson entwickeln, obwohl diese Person für sie auch eine Quelle von Schmerz, Furcht, Verwirrung und Zurückweisung ist. In solchen Fällen reagieren Kinder manchmal, indem sie für den betreffenden Elternteil sorgen oder indem sie jeden Ausdruck von Wut oder Leid dem Elternteil gegenüber vermeiden, weil sie hoffen, dadurch auch die Wahrscheinlichkeit zu verringern, daß sie noch stärker unter Vernachlässigung oder Mißhandlungen leiden. In vielen Fällen richten solche Kinder ihre negativen Gefühle irgendwann gegen sich selbst. Die Gestalttherapie bezeichnet diesen Prozeß als *Retroflexion*. Und im Erwachsenenalter wird Retroflexion oft zur Ursache von Depression, somatischen Symptomen und Selbstschädigung.

Kinder entwickeln selbst dann eine Bindung an einen Elternteil, wenn diese Person für sie eine Quelle von Gefahr, Mißhandlungen oder Mißbrauch ist, weil sie völlig abhängig davon sind, daß ihre Eltern ihnen Nahrung, ein Dach über dem Kopf, Kleidung, medizinische Versorgung und ein Gefühl der Zugehörigkeit verschaffen. Sie brauchen eine Bindung, um überleben zu können. Weil sie einen Haushalt, in dem sie schlecht behandelt werden, oft nicht verlassen können, müssen sie sich die für sie gefährliche Umgebung erträglich gestalten. Deshalb sind sie häufig gezwungen, in der Schule oder Kirche das Bild einer »normalen Familie« aufrecht zu erhalten, weil die stillschweigende Loyalitätserwartung ihrer Eltern dies von ihnen verlangt. Außerdem werden Kinder von den Eltern, die sie schlecht behandeln, auch gelobt und mit Aufmerksamkeit bedacht, was sehr verwirrend wirken kann. Ähnliche Dynamiken können entstehen, wenn ein Lehrer, Coach oder Pfarrer Täter ist. Gefühle der Machtlosigkeit und Scham verstärken häufig Isolation, was dazu führt, daß Kinder das »Geheimnis« ihrer Mißbrauchs- oder Mißhandlungserlebnisse nicht lüften.

Dr. Janina Fisher, eine Psychologin und Spezialistin für komplexe Traumata, beschreibt diesen zentralen Konflikt, den mißbrauchte oder mißhandelte kleine Kinder erleben: Sie sind gefangen zwischen ihrem biologischen Drang, eine Bindung zu ihren Eltern zu entwickeln, und ihrem Überlebensinstinkt, der sie dazu antreibt, aus einer gefährlichen Umgebung zu fliehen (Fisher 2017/2019). Manchmal verlassen sich Kinder stark auf ihre Phantasie, um zu überleben. Sie schaffen sich dann eine idealisierte Mutter oder einen idealisierten Vater, um sich von der Realität zu distanzieren. Solche Phantasien beinhalten häufig unzutreffende Überzeugungen, denen zufolge die Betroffenen selbst für ihre Mißhandlungs- oder Mißbrauchserlebnisse verantwortlich sind. Nach Auffassung von Jim Knipe (2015) ist es für Kinder völlig unbegreiflich, daß sie ein »gutes Kind« sein können, das sich mit »schlechten Eltern« abgeben muß; deshalb entwickeln sie die Überzeugung, daß sie ein »schlechtes Kind« sind, das sich auf »gute Eltern« verläßt. Außerdem gelangen sie zu dem Schluß, mit ihnen könne irgend etwas nicht stimmen, die Mißbrauchs- oder Mißhandlungssituation hätten sie voll und ganz selbst verschuldet oder sie verdienten es nicht zu existieren. Auf diese Weise wird die Schuld an der erlebten schlechten Behandlung oder Vernachlässigung auf die Opfer verlagert. Solche Gedanken tauchen auch auf, weil sich die betroffenen Kinder, indem sie glauben, daß sie selbst ihr Problem verschuldet haben, einen gewissen Einfluß auf das Geschehen vorspiegeln können.

Sogar noch im Erwachsenenalter bleiben Menschen mit einer C-PTBS gegenüber Tätern, von denen sie in ihrer Kindheit mißbraucht oder anderweitig schlecht behandelt wurden, loyal. Diese Form des Stockholm-Syndroms kann in einer anhaltenden Idealisierung von Familienmitgliedern zum Ausdruck kommen oder in dem Bedürfnis, Tätern gegenüber liebevolle Empfindungen aufrecht zu erhalten. Klienten mit komplexen Traumata fühlen sich manchmal schuldig, wenn sie sich negativ über andere Mitglieder ihrer Familie äußern, oder sie haben das Gefühl, die Täter hätten immer noch Einfluß auf ihr Leben. Manchmal fällt es Klienten schwer zuzugeben, daß es überhaupt ein traumatisches Ereignis gab, oder sie spielen dessen Bedeutung herab. Beispielsweise kann ein Klient von seinem »wundervollen Vater« reden und anschließend inkongruente Erinnerungen über Substanzkonsum oder häusliche Gewalt berichten. Ein solches mangelndes Gewahrsein der Auswirkungen traumatischer Ereignisse kann auf Klienten wie auf Therapeuten verwirrend wirken. Und gelegentlich wird sich ein Therapeut durch ein solches Erlebnis über bislang unbemerkte eigene Gefühle oder Empfindungen klar. Beispielsweise könnten Sie als Therapeut Wut, Traurigkeit oder Furcht verspüren, während Ihr Klient berichtet, daß er gar nichts empfindet.

**Aus der Perspektive der Teilearbeit vermeiden Menschen, sich traumatische Erlebnisse einzugestehen oder sich an diese zu erinnern, indem sie die Selbstanteile separieren, in denen traumabezogene Emotionen und Erinnerungen aufbewahrt werden, oder indem sie diese ins »Exil« schicken.** Sie sind nicht in der Lage, diese Gefühle in ein umfassendes Selbstempfinden zu integrieren (Schwartz 1997/1997; van der Hart et al. 2006/2008). Zuweilen wird es als bedrohlich empfunden, wenn diese Emotionen der Furcht, Abhängigkeit, Zurückweisung oder Rage zutage treten.

Die Betroffenen versuchen dann eventuell, mit ihrem Erleben fertig zu werden, indem sie unerwünschte Emotionen unterdrücken, sich exzessiv in die Arbeit stürzen oder sich selbst und anderen gegenüber kontrollsüchtig werden. Und weil es in ihrem eigenen Körper Dinge gibt, die sie an erlebte Traumata erinnern, separieren sich Menschen mit einer C-PTBS oft von ihren Empfindungen. Die Folge können Zustände der Derealisation und Depersonalisation sein, was das Gefühl hervorruft, die sie umgebende Welt sei nicht real, ihr Körper und ihre Handlungen seien kein Teil von ihnen oder sie würden wie in einem Nebel leben.

Wenn Menschen ihre mit traumatischen Ereignissen verbundenen Emotionen, Empfindungen und Erinnerungen wegstoßen, können sie sich abgetrennt fühlen oder so, als führten sie die für ihr Leben charakteristischen Aktivitäten nur rein mechanisch aus. Das Resultat kann sein, daß sie sich mit der Zeit wie Blender fühlen. Das Modell der strukturellen Dissoziation bezeichnet diesen Zustand als »anscheinend normalen Persönlichkeitsanteil« (ANP – van der Hart et al. 2006/2008). Wir müssen aber bedenken, daß dieser Anteil dem betreffenden Menschen zu überleben geholfen hat. Er hat einem Kind, das in einer Atmosphäre von Mißbrauch oder Mißhandlungen aufwuchs, einen sicheren Hafen geboten, indem er ihm ermöglichte, weiter zur Schule zu gehen, an kirchlichen Veranstaltungen teilzunehmen oder Freunde zu besuchen. In einer solchen sicheren Umgebung können Kinder sich so verhalten, als würden sie ein »normales« Leben führen, selbst wenn es ihnen nicht möglich war, über ihre reale familiäre Situation zu sprechen.

Manchmal entwickeln Klienten komplexe innere Systeme mit mehreren »verbannten« Teilen, die in der traumatischen Situation gefangen bleiben und so leben, als bestünde diese Situation immer noch. Einige Selbstanteile mögen sich in einem Hyperarousal-Zustand befinden, was in Form von Hypervigilanz, Rastlosigkeit, Reizbarkeit, Aggression, Rage, Angst, Panik oder hemmungslosem Weinen zum Ausdruck kommen kann. Andere Teile befinden sich in einem Hypoarousal-Zustand, weshalb sie sich lethargisch, emotional empfindungslos, hilflos, müde, abgeschnitten, taub, abgetrennt oder depressiv fühlen. **Insofern kann man sich dissoziative Symptome als Zustände der Dysregulation physiologischer Erregung vorstellen, die außerhalb des Toleranzfensters des Klienten liegen.** Sie können auch dann spüren, daß ein Klient dissoziative Symptome erlebt, wenn der Betreffende Ihnen dies nicht ausdrücklich mitteilt. Beispielsweise könnte Ihnen auffallen, daß er sich an ein außergewöhnliches Gespräch, das Sie mit ihm geführt haben, nicht erinnert oder daß er nicht mehr weiß, daß er Ihnen eine eMail geschrieben hat. Oder Ihnen fallen Veränderungen im Klang seiner Stimme oder an seiner Haltung auf, die vermuten lassen, daß er zu Gefühlen in Kontakt getreten ist, die für einen jungen Selbstanteil von ihm charakteristisch sind. Auch könnten Sie bemerken, daß Sie sich anders fühlen, wenn Sie mit dem Klienten in einem Raum sind – daß Sie sich beispielsweise plötzlich müde fühlen oder daß Sie Schwierigkeiten haben, sich zu fokussieren.

Dissoziation äußert sich auch häufig in Form von Desorientiertheit hinsichtlich des Zeitpunktes traumatischer Ereignisse. Der Klient glaubt dann, frühere beängstigende Ereignisse würden immer noch oder könnten wieder stattfinden. Beispielsweise hatte eine Frau in einem Haus gewohnt, in das mehrfach eingebrochen worden war. Deshalb litt sie unter Hypervigilanz, die sie abends hinderte einzuschlafen, obwohl sie inzwischen in einer sichereren Umgebung lebte. Ein anderer Klient wechselte in einen mit Erinnerungen an körperliche Mißhandlungen verbundenen jüngeren Ich-Anteil und erlebte in solchen Augenblicken Emotionen und Empfindungen wieder, als fänden die Mißhandlungen aktuell weiter statt. Manchmal berichten Klienten auch, sie fühlten sich, als wäre ihr Körper ihnen fremd und nicht Teil von ihnen. Beispielsweise beschrieb ein Mann, er fühle sich wie ein Astronaut, der durch den Weltraum schwebe.

Oft vermag ein liebevolles, nicht urteilendes Gespräch über Dissoziation – samt damit verbundenen Symptomen wie etwa Substanzabhängigkeit und Selbstschädigung – das Gefühl solcher Klienten, stigmatisiert zu sein, verringern, was die Wahrscheinlichkeit vergrößert, daß sie offen über ihre Symptome sprechen können (siehe hierzu die Fragen für klinische Interviews aus Kapitel 1). Nehmen Sie sich die Zeit, um Klienten zu erklären, daß die Entwicklung eines Gewahrseins ihrer dissoziativen Symptome ihnen helfen kann, besser für sich selbst zu sorgen. Ebenfalls nützlich kann sein zu erklären, daß das Erkennen früher Anzeichen für eine Dissoziation ermöglicht, etwas dagegen zu tun, bevor die Symptome stärker werden. Auf diese Weise können Sie Klienten helfen, geerdet zu bleiben, indem sie zu den Übungen zurückkehren, die sich auf das Toleranzfenster (Kapitel 1), die Aufmerksamkeitskontrolle (Kapitel 2), das System für soziale Verbundenheit (Kapitel 3), die Co-Regulation (Kapitel 4) und das Körpergewahrsein (Kapitel 5) beziehen.

## Therapeutische Arbeit mit Persönlichkeitsanteilen

Die therapeutische Arbeit mit Persönlichkeitsanteilen zielt darauf ab, Klienten zu helfen, sich geleugneter Emotionen, die von verbannten Anteilen bewahrt werden, und traumatischer Erinnerungen bewußt zu werden und sie zu integrieren – was oft erfordert, sich die Präsenz solcher Anteile überhaupt erst einmal bewußt zu machen. Ein Anteil kann sich in Form emotionaler Zustände manifestieren, etwa wenn sich ein Klient übermäßig von anderen Menschen abhängig oder hilflos fühlt, hemmungslos zu weinen anfängt oder wie ein kleines Kind spricht. Weitere häufige Anzeichen für die Präsenz von Anteilen sind eine starke Neigung zu Selbstkritik, Perfektionismus, selbst-aggressive Tendenzen, Idealisierung eines Täters, die Neigung, eigene Emotionen oder Bedürfnisse als unwichtig abzutun, Prokrastination und Unentschlossenheit. Manchmal sind auch Veränderungen hinsichtlich der Körperhaltung, des Stimmklangs oder der Aufnahme von Blickkontakt zu beobachten, was ebenfalls darauf hindeuten kann, daß sich ein Klient in einem anderen Ichzustand befindet. Oder es treten dissoziative Symptome der Art auf, daß sich der Klient plötzlich schwindelig, benommen oder müde fühlt oder nicht mehr empfindet. Auch körperlicher Schmerz kann auf die Präsenz eines somatisierten Anteils hinweisen. Beispielsweise kann ein Klient plötzlich Kopfschmerzen bekommen, irgendwo in seinem Körper Schmerzen empfinden oder ihm kann vor, während oder nach einer Therapiesitzung schlecht werden.

Wir können Klienten auch helfen, Selbstanteile zu identifizieren, indem wir ihnen vorschlagen, ein Foto von sich als Kind zur Therapiesitzung mitzubringen: Was fällt ihnen beim Anschauen eines solchen Fotos auf? Welche Emotionen verbinden sie mit dem Gesichts- oder Körperausdruck? Welche Emotionen nehmen sie momentan wahr? Was empfinden sie diesem Selbstanteil gegenüber? Oder Sie schlagen Klienten vor, ein Bild zu zeichnen oder eine Collage zu kreieren, die einen Selbstanteil von ihnen repräsentiert. Lassen Sie die Klienten nach Abschluß dieser kreativen Arbeit die Farben der Bilder, die sie zur Repräsentation des Anteils ausgewählt haben, erforschen und wie sie sich beim Anschauen des Bildes fühlen.

Eine andere Möglichkeit, Klienten beim Identifizieren von Selbstanteilen zu helfen, besteht darin, ihnen vorzuschlagen, einen Treffpunkt für alle ihre Anteile zu schaffen, entweder in ihrem Geist oder auf einem Blatt Papier. Dies kann geschehen, indem sie sich einen Konferenztisch, ein Lagerfeuer oder einen anderen Versammlungsort vorstellen. Lassen Sie den Klienten Anteile verschiedensten Alters einladen, beispielsweise ein Baby, ein inneres Kind, einen Teenager oder einen Erwachsenenanteil. Sie können auch Anteile einbeziehen, die verschiedene Emotionen repräsentieren, beispielsweise einen von Scham geplagten, einen wütenden, freudigen, mutigen oder liebevollen Anteil. Außerdem können Sie vorschlagen, Anteile einzubeziehen, die Stärken oder schwierige Aspekte der Persönlichkeit repräsentieren, etwa einen kreativen, einen hart arbeitenden, einen kritischen, perfektionistischen oder nachlässigen Anteil. Sobald der Klient alle seine Anteile zum Versammlungsort gebracht hat, können Sie ihn bitten, die Beziehungen zwischen den Selbstanteilen zu beschreiben. Wenn der Klient etwas gezeichnet hat, können Sie mit ihm zusammen die Positionierung der verschiedenen Anteile untersuchen. Beispielsweise könnte

Ihnen auffallen, daß einige Anteile dicht beieinander plaziert sind, wohingegen zwischen anderen ein großer Abstand besteht. Oder Sie entdecken, daß bestimmte Anteile andere ablehnen oder sich von diesen sogar bedroht fühlen.

**Sobald Sie der Anwesenheit eines Anteils gewahr sind, können Sie den Klienten darin unterstützen, seine Wahrnehmung dieses Anteils zu vertiefen.** Eine Möglichkeit, Klienten zu helfen, sich von einem solchen Anteil zu separieren, ist die Technik des leeren Stuhls aus der Gestalttherapie. Dazu wird der Klient aufgefordert, sich einen Selbstanteil auf einem leeren Stuhl vorzustellen und zu diesem in einen Dialog einzutreten. Sie können Anteile jeder Art auf den Stuhl setzen, ganz gleich, ob es sich um ein inneres Kind, einen Selbstkritiker, einen Elternteil oder einen Täter handelt. Da alle Anteile wichtig sind, sollte jeder die Möglichkeit erhalten, sich zu äußern. Ringt ein Klient mit Selbstkritik, können Sie ihm vorschlagen, den inneren Kritiker auf einen Stuhl zu setzen und dann den kritischen Selbstanteil und den Anteil, der sich kritisiert fühlt, in einen Dialog einzubeziehen. Und wenn es einem Klienten schwerfällt, Entscheidungen zu treffen, können Sie auf zwei Stühlen die beiden Entscheidungsalternativen plazieren. Hat der Betreffende beispielsweise eine ambivalente Beziehung zu seiner Mutter, die ihn früher einmal schlecht behandelt hat, könnte er sagen: »Ein Teil von mir möchte mit meiner Mutter sprechen, und ein anderer Teil von mir hat Angst davor, sie anzurufen.« In diesem Fall repräsentieren die beiden Stühle die beiden Seiten der Entscheidung. Meist gelingt es, Klienten dazu zu bringen, zwischen den Stühlen zu wechseln, und gleichzeitig einen Dialog zu fördern, der ihnen ermöglicht, sich die Stimmen und Bedürfnisse beider involvierter Selbstanteile anzuhören. Er hat auf beiden Stühlen die Möglichkeit, das Gewahrsein seiner Emotionen oder Empfindungen zu stärken.

Im Laufe der Arbeit mit Selbstanteilen fällt Ihnen möglicherweise auf, daß der Klient mit einem bestimmten Anteil stark identifiziert oder »vermischt« *(blended)* ist (Schwartz 1997/1997). Jemand kann stark mit einem jungen oder einem kritischen Selbstanteil identifiziert sein. Vermischung ist das Resultat eines Verhaltens, das einem Menschen früher einmal ermöglichte, mit anderen zurechtzukommen, und in manchen Fällen sogar, zu überleben. Kinder übernehmen gewöhnlich Einstellungen und Überzeugungen, Körpersprache und Stimmklang ihrer primären Bezugspersonen – was in einer schädigend wirkenden Umgebung bedeutet, daß das Kind die schädlichen Botschaften und Verhaltensweisen und die Körpersprache des Täters verinnerlicht und zu einem Teil von sich selbst macht. Dadurch lernen solche Kinder, zukünftiges schädliches Verhalten kommen zu sehen, weil sie den mit bestimmten Mißbrauchserlebnissen oder Mißhandlungen verbundenen Gesichtsausdruck oder Stimmklang der Täter wiedererkennen. Als Erwachsene bleiben solche Klienten nicht nur mit ihren Tätern vermischt, sondern sie identifizieren sich auch weiter mit den Anpassungsstrategien, auf die sie sich als Kinder verlassen haben, um mit der schlechten Behandlung fertig zu werden, indem sie beispielsweise fügsam oder unterwürfig bleiben, um den Täter nicht gegen sich aufzubringen.

**Wenn Klienten mit einem jungen Selbstanteil vermischt sind, nutzen sie ihre Verhaltensweisen aus der Zeit, in der sie im entsprechenden Alter waren, auch in ihren Beziehungen im Erwachsenenalter.** In der Psychotherapie versuchen wir, Klienten zu helfen, ihre Identifikation mit solchen Anteilen aufzulösen. Allerdings müssen wir ihnen oft zunächst helfen, die Stimmen der verschiedenen Anteile zu hören und ihre Bedürfnisse zu verstehen, bevor sie sich von einem Anteil separieren können. Oft sind Klienten jedoch so stark mit einem Anteil identifiziert, daß wir sie zunächst dabei unterstützen müssen, ihr Gewahrsein im auf das Hier und Jetzt hin orientierten »Erwachsenen«-Selbst zu verankern. Im System der Inneren Familie (IFS) beinhaltet dieser Prozeß, zum als Zentrum des Individuums bezeichneten »Selbst« in Kontakt zu treten, das über die Qualitäten Mitgefühl, Zuversicht, Kreativität, Mut, Klarheit, Ruhe, Verbundenheit und Neugier verfügt (Anderson et al. 2017/2018; Schwartz 1997/1997).

Wenn wir unsere Klienten einladen, zu ihrem erwachsenen, gegenwartszentrierten Selbst in Verbindung zu treten, helfen wir ihnen, die inneren Ressourcen zu erschließen, die sie nutzen können, um auf belastende Emotionen effektiver zu reagieren. Ist ihr Gewahrsein im Erwachsenen-Selbst verankert, fällt es ihnen leichter, Alternativen zu erkennen, die ihnen als Kindern noch nicht zur Verfügung standen. In der Vergangenheit konnten sie möglicherweise keine Grenzen setzen, konnten eine Situation, in der sie mißhandelt oder mißbraucht wurden, nicht verlassen, und vermochten ihre eigene Position nicht zu verteidigen. Die Orientierung auf den gegenwärtigen Augenblick hin hilft Klienten zu erkennen, daß diese Ereignisse vorüber sind, somit in der Vergangenheit liegen und sie sich nun auf neue, gesündere Weise schützen und nähren können. **Wenn Klienten ihre Beziehung zu ihrem eigenen Erwachsenen-Selbst stärken, können sie zu einer Quelle der Konsistenz, Zuverlässigkeit und Liebe zu sich selbst werden.**

Bei Nutzung der Teilearbeit für die Behandlung von C-PTBS muß man den Klienten zunächst helfen, die Vermischung mit Anteilen aufzulösen, die stark mit dem Täter identifiziert sind, und erst danach kann man dazu übergehen, direkt an den Anteilen zu arbeiten, welche problematische Emotionen und Erinnerungen bewahren. Diese Vorgehensweise soll die Klienten dazu anregen, ihre Gefühle der Wut, des Widerwillens, des Hasses und des Ekels auf deren Verursacher zu richten. Häufig müssen wir uns dem Tempo anpassen, in dem ein Klient bereit oder in der Lage ist, die Überidentifikation mit einem jungen Selbstanteil oder mit einem Täter aufzulösen. Manchmal empfindet die bewußte Selbstidentität diesen Vorgang als bedrohlich. Klienten fürchten gelegentlich, einen Selbstanteil zu verlieren oder nicht mehr in der Lage zu sein, sich zu schützen. Der hier beschriebene Vorgang kann wie ein starker Identitätsverlust empfunden werden, was Trauer über den Verlust verbliebener Hoffnung, der Täter werde das Bedürfnis nach einer Bindung, nach Liebe und nach Akzeptiertwerden irgendwann doch noch erfüllen, hervorrufen kann. **Wir können unsere Klienten darauf hinweisen, daß es uns nicht darum geht, irgendwelche Anteile von ihnen zu vernichten, sondern darum, ihnen den Zugang zu mehr von ihnen selbst zu erschließen.** Wir können ihnen auch zu der Erkenntnis verhelfen, daß ihre Bedürfnisse nach Schutz und Nahrung durch andere, gesunde Beziehungen erfüllt werden, unter anderem durch die therapeutische Beziehung.

Ist ein Klient nicht mehr mit dem Täter identifiziert, kann sich die Teilearbeit den schmerzlichen Emotionen und unerfüllten Bedürfnissen junger oder verbannter Anteile zuwenden. Oft werden dabei mit Hilfe imaginativer Techniken Wiederherstellungsszenarien gefördert. Insbesondere können sich Klienten Visualisierungspraktiken widmen, die darauf abzielen, Verletzungen aus der frühen Kindheit zu heilen. Wir können die Klienten auch daran erinnern, daß alle Kinder verdienen, genährt, geschützt und bedingungslos akzeptiert zu werden, und daß fürsorgliche, zuverlässige und verständnisvolle Erwachsene ihre Grenzen respektieren. Die Heilung alter Verletzungen können wir fördern, indem wir den Klienten vorschlagen, sich die Bedürfnisse eines jungen Anteils von sich vorzustellen. Sobald sie ein Bedürfnis identifiziert haben, können wir sie bitten, sich vorzustellen, daß sie sich um diesen jungen Anteil kümmern, indem sie ihn schützen oder aus einer gefährlichen Umgebung befreien. Dies kann auch beinhalten, einen Selbstanteil zu finden, der in der Vergangenheit gefangen ist, und ihn in die Gegenwart zu befördern. Ist es für einen Klienten schwierig, einem jungen Anteil gegenüber Mitgefühl zu entwickeln, können Sie ihm vorschlagen, sich einen anderen Erwachsenen vorzustellen, der für den jungen Anteil als Verbündeter fungiert.

Wir werden uns nun mit der Arbeit an Persönlichkeitsanteilen noch etwas intensiver beschäftigen, indem wir uns die Arbeit mit Mateo anschauen, einem jungen Mann Anfang Zwanzig, bei dem eine C-PTBS diagnostiziert worden war und der mit Dissoziation und selbstschädigendem Verhalten kämpfte.

»» Mateo berichtete, er fühle sich wie benebelt, sein Schmerz durchdringe aber manchmal seine Taubheitsempfindungen. In solchen Situationen fügte er sich oft Schnittverletzungen zu. In den Monaten, in denen ich bereits mit Mateo gearbeitet hatte, erfuhr ich, daß er in einem Haushalt mit einem alkoholsüchtigen Vater aufgewachsen war, der ihn mißhandelt hatte. Der Sohn hatte auch mitansehen müssen, wie der Vater seine Mutter angegriffen hatte. Eine seiner verstörendsten Erinnerungen war, daß der Vater die Mutter einmal mit einem Revolver in der Hand bedroht hatte. Das Schlimmste war gewesen, daß er sich bei diesen Erlebnissen wie erstarrt und völlig hilflos gefühlt hatte.

Ich bat Mateo, sich sein junges Selbst in der geschilderten Szene vorzustellen. Daraufhin verzerrte ein Ausdruck des Ekels sein Gesicht. Über sich selbst in der dritten Person redend, erklärte er: »Dieser Junge konnte vor seinem Vater nie bestehen. Der Junge ist widerwärtig!« Mateo hatte seine Wut dem Vater gegenüber verinnerlicht, und er richtete dieses Gefühl gegen sich selbst. Ich bat ihn, sich seinen Vater auf einem leeren Stuhl vorzustellen, der dem seinen gegenüber stand. Dann fragte ich ihn, was er seinem Vater gern sagen würde – vielleicht etwas, das er dem Vater als Kind nie habe sagen können.

Daraufhin wurde Mateo zunächst sehr still. Er senkte den Blick und schien Kontakt zu der Hilflosigkeit und Scham, die er als kleines Kind empfunden hatte, aufzunehmen. Er wirkte erstarrt. Nach einigen Minuten schüttelte er den Kopf, als wollte er sagen: »Ich kann nicht sprechen.« Ich schlug ihm vor, sich ein wenig Zeit zu nehmen, um sich im Raum umzuschauen und zu spüren, daß er jetzt hier war. Ich erinnerte ihn daran, daß er mittlerweile 23 Jahre alt war und daß sein Vater ihn jetzt nicht mehr verletzen konnte. Weil ich wußte, daß er seit einigen Jahren Taekwondo übte, schlug ich ihm vor, sich vorzustellen, daß er sich mit seinem Zentrum verbinde. Daraufhin atmete Mateo mehrmals tief und nickte dann.

Sobald er geerdet war und das Gefühl hatte, über Ressourcen zu verfügen, bat ich ihn erneut, sich vorzustellen, was er seinem Vater gern gesagt hätte. Diesmal erhob Mateo den Blick zum leeren Stuhl und sagte: »Ich hasse dich! Du warst widerwärtig, nicht ich!« Sein Gesicht war rot und seine Augen weit aufgerissen. Während er weiter sprach, fing er an zu weinen: »Es war nicht meine Schuld! Das war es nie. Ich habe nichts falsch gemacht!« Nach einigen Minuten beruhigte er sich. Auf meine Frage, was ihm auffalle, sagte er: »Ich sehe jetzt klarer, als hätte sich ein Nebel aufgelöst.«

Als nächstes fragte ich Mateo, was er seiner Meinung nach als kleiner Junge am meisten gebraucht hätte. Er zuckte die Schultern. Nachdem er eine Weile geschwiegen hatte, fragte ich ihn, ob es in seinem gegenwärtigen Leben jemanden gebe, von dem er sich wünsche, daß er ihn in seiner Kindheit unterstützt hätte. Daraufhin erklärte er, sein Kampfsportlehrer sei der erste Mensch, mit dem er jemals über seine Kindheit gesprochen habe. Dieser Lehrer hatte ihm eine Therapie empfohlen. Ich schlug ihm vor, sich vorzustellen, sein Lehrer begebe sich in seine Vergangenheit und spreche mit ihm als kleinem Jungen. Ich fragte ihn: »Wie wäre es gewesen, wenn Ihr Lehrer damals bei Ihnen gewesen wäre?« Mateo wurde klar, daß sein Lehrer gesehen hätte, wie sehr er sich als Kind gefürchtet und wie hilflos er sich gefühlt hatte. Der Lehrer hätte ihm geholfen, sich zu schützen, und er hätte seinen Vater daran gehindert, seine Mutter zu schlagen. Während Mateo sich diese Szene vorstellte, fing er wieder an zu weinen.

Als die Therapiesitzung sich ihrem Ende näherte, waren wir uns einig, daß wir die Vergangenheit nicht verändern, Mateo aber helfen könnten, sich wegen der Dinge, die er in seiner Kindheit erlebt hatte, keine Vorwürfe mehr zu machen. Im weiteren Verlauf der Therapie führte er noch einige Male »Gespräche« mit seinem Vater. Anläßlich eines dieser Dialoge mit dem leeren Stuhl saß Mateo auf dem Stuhl seines Vaters und offenbarte etwas, das ihm klar geworden war. Er sagte: »Auch mein Vater ist als Kind mißhandelt worden. Er hatte nicht gelernt, sich wie ein Vater zu verhalten.« Diese Erkenntnis rief bei ihm spontanes Mitgefühl seinem Vater und sich selbst gegenüber hervor.

Als Therapeuten müssen wir bedenken, daß auch bei uns Persönlichkeitsanteile existieren. Manchmal aktivieren die Anteile unserer Klienten bei uns selbst Anteile. Passiert das, gehen wir an die Therapie möglicherweise aus der Perspektive eines eigenen Selbstanteils heran statt von unserem Erwachsenenanteil aus. Existieren bei uns beispielsweise Anteile, die auf Emotionen der Anteile unserer Klienten phobisch reagieren, können wir mit Defensivreaktionen der Klienten kollidieren, weil wir versuchen, deren Emotionen von uns fernzuhalten. Wir könnten dann den Eindruck gewinnen, daß die Therapie stagniert, und bei uns kann das Gefühl aufkommen, mit dem Klienten in eine Sackgasse geraten zu sein. In solch einem Fall können wir in einer Supervision oder Konsultation Gegenübertragungsdynamiken untersuchen, die der Klient eventuell in uns hervorruft, und wir können herausfinden, ob wir uns mit einem Anteil von uns in einer Vermischung befinden.

Im weiteren Verlauf dieses Kapitels werden Übungen vorgestellt, die Klienten mit der Teilearbeit bekannt machen und ihnen helfen, ihre verschiedenen Anteile bewußter wahrzunehmen, sich in ihrem Erwachsenenselbst zu verankern, sich von einem Anteil zu differenzieren, Ressourcen für einen Anteil zu finden und ein verschollenes Erlebnis wieder zugänglich zu machen.

HEILUNGSFÖRDERNDE ÜBUNG

## Die Beach-Ball-Metapher

Durch die Beach-Ball-Metapher verweist diese Übung darauf, wie wichtig in einer Therapie das Pacing ist und daß die mit traumatischen Erinnerungen verbundenen Emotionen unbedingt berücksichtigt werden sollten.

- Stellen Sie sich einen Beach-Ball vor, der unter Wasser gehalten wird. Er repräsentiert unerwünschte Emotionen, Empfindungen, Vorstellungsbilder und Gedanken, die mit Ihrer traumatischen Vergangenheit zusammenhängen. Anfangs wollen Sie den Ball unter Wasser halten. Kurzfristig wird Ihnen das als nicht schwer erscheinen und sich sogar gut anfühlen.
- Nach einiger Zeit ermüden Sie jedoch. Es kostet viel Energie, alle diese Dinge unter Wasser zu halten. Sie drängen an die Oberfläche, und es wird immer mühsamer, dies zu verhindern.
- Irgendwann werden Sie von Ihrem Bemühen abgelenkt. Vielleicht verlieren Sie wegen eines Streits mit einem anderen Familienmitglied Ihre Fokussierung, oder ein Albtraum überkommt Sie, oder Sie haben bei irgendeinem Anlaß zu viel getrunken. Das nächste, woran Sie sich erinnern, ist, daß Ihnen der Beach-Ball aus den Händen gerutscht und an die Oberfläche gelangt ist. Plötzlich treten alle Ihre Gefühle und Erinnerungen zutage. Das kann sich wie eine Krise anfühlen, und Ihnen bleibt nichts anderes übrig, als die Dinge zu bereinigen. Daraus kann sich ein Teufelskreis entwickeln, wenn Sie den Ball möglichst schnell wieder unter Wasser drücken wollen.
- Um ein Trauma zu heilen, müssen Sie den Beach-Ball langsam zur Wasseroberfläche aufsteigen lassen. Das können Sie erreichen, indem Sie sich mit dem Schmerz in kleinen Portionen konfrontieren. Jedesmal wenn Sie Ihr Gewahrsein auf Ihre Erinnerungen, Empfindungen und Emotionen richten, verringern Sie den Druck, und der Ball nähert sich der Oberfläche ein wenig mehr, in einem für Sie erträglichen Tempo.
- Sobald Sie genügend Erinnerungen an Ihre traumatische Vergangenheit durchgearbeitet haben, fühlen Sie sich von diesen Gefühlen oder Bildvorstellungen nicht mehr bedroht. Der Beach-Ball befindet sich nun an der Oberfläche Ihres Gewahrseins. Sie brauchen keinen Selbstanteil mehr zu unterdrücken. Sie haben alle Energie, die durch Ihre Bemühungen, alles zu unterdrücken, gebunden war, befreit. Diese steht Ihnen nun für Ihr Leben zur Verfügung.

HEILUNGSFÖRDERNDE ÜBUNG – *Seite 1*

## Klienten die Teilearbeit vorstellen

Wir führen die Arbeit mit Persönlichkeitsanteilen in die Therapie ein, indem wir den Klienten erläutern, daß wir alle unterschiedliche mentale und emotionale Zustände sowie Erregungszustände haben. Die im folgenden beschriebende Psychoedukation soll Klienten helfen, die Teilearbeit zu verstehen und Neugier hinsichtlich ihrer eigenen Anteile zu entwickeln.

- Wir alle haben verschiedene Selbstanteile. Beispielsweise erinnern Sie sich wahrscheinlich an Situationen, in denen Sie sich jung, klein oder hilflos fühlten. In anderen Fällen fühlten Sie sich selbstkritisch oder anderen Menschen gegenüber kontrollbesessen. Und vielleicht fühlen Sie sich in wieder anderen Fällen von sich selbst abgeschnitten.
- Vielleicht empfinden Sie einige Ihrer Anteile als angenehmer oder diese sind Ihnen vertrauter. Von anderen würden Sie sich gern distanzieren. Beispielsweise fühlen sich einige Menschen auf dem Weg zu ihrer Arbeit kompetent oder zuversichtlich, jedoch einsam oder traurig, wenn sie abends nach Hause kommen. Wir erleben häufig Konflikte zwischen verschiedenen Anteilen. Auch kann sich ein Anteil wünschen, geheilt zu werden, während sich ein anderer davor fürchtet, Emotionen zu spüren.
- Selbst wenn Sie Raum für Ihre Emotionen schaffen wollen, können Sie das Gefühl haben, von einem Anteil daran gehindert zu werden, der Ihren verletzlichen Anteil kritisiert, ablehnt oder beschuldigt. Vielleicht versuchen Sie auch, durch ein Gefühl der Kontrolle mit Ihrem Leid fertig zu werden, indem Sie danach streben, perfekt zu sein, oder indem Sie sich ständig exzessiv beschäftigen. Es mag Ihnen zwar nicht sogleich einleuchten, aber Sie können sich diesen kritischen oder kontrollbesessenen Anteil als einen Beschützer vorstellen, der sich große Mühe gegeben hat, Sie von Ihrem Schmerz abzuschirmen. Doch wenn Sie sich mit dem Schmerz nicht auseinandersetzen, werden Sie Ihr ganzes Leben lang das Gefühl haben, nicht von der Stelle zu kommen, oder Sie sind dauerhaft unfähig, Ihre Ziele zu erreichen.
- Die Arbeit an Persönlichkeitsanteilen zielt auf diesen inneren Konflikt, indem sie Ihnen hilft, sich den Zugang zu Ihren verletzlichen verbannten Anteilen zu erschließen, die oft unter schützendem Defensivverhalten verborgen liegen. Diese verbannten

HEILUNGSFÖRDERNDE ÜBUNG – *Seite 2*

## Klienten die Teilearbeit vorstellen

Anteile bergen die schmerzhaften Emotionen, Empfindungen und Erinnerungen, die mit Ihren traumatischen Erlebnissen verbunden sind. Sie können diesen Anteilen helfen, sich mit der Zeit von ihren Lasten zu befreien.

- Die Befreiung von diesen Lasten gelingt Ihnen, wenn Sie zu einer inneren Weisheitsquelle, die Sie stets begleitet, in Verbindung treten. Sie ist auch unter dem Namen Erwachsenen-Ich oder gegenwartszentriertes Selbst bekannt. Diese Instanz steht Ihnen auf Ihrer Reise zur Heilung jederzeit als Unterstützung zur Verfügung. Wenn Sie sich ruhig, klar im Kopf und mutig fühlen, wissen Sie, daß Sie mit Ihrem Zentrum verbunden sind. Sobald Sie zu Ihrem weisen Selbst in Verbindung getreten sind, können Sie Ihre Intuition und Ihren Intellekt nutzen. Dies ermöglicht dem Erwachsenen-Ich, sich allen Ihren Anteilen neugierig und mitfühlend zuzuwenden, so daß Sie sich um alle alten Wunden kümmern und sie heilen können.

HEILUNGSFÖRDERNDE ÜBUNG

## Emotionale Dysregulation als Selbstanteil

- Wenn wir uns fürchten, bestimmte Anteile zu spüren, machen sie sich oft als dysregulierte Emotionen oder Empfindungen bemerkbar. Solange es nicht gelingt, dieser Gefühle bewußt und mitfühlend gewahr zu werden, bleiben die besagten Anteile wahrscheinlich außerhalb Ihres Toleranzfensters.
- Nehmen Sie sich ein wenig Zeit, um Ihres Gefühls von ... gewahr zu werden. *[Wenn der Klient übererregt ist, kann es sich um Angst, Überwältigtsein, Panik oder Aufgewühltsein handeln. Im Fall von Untererregung kann es um Depression, Hoffnungslosigkeit, Verzweiflung oder Scham gehen.]*
- Versuchen Sie, diesen Gefühlen gegenüber Neugier zu entwickeln. Inwieweit sind sie Ihnen vertraut? Können Sie sich vorstellen, daß sie mit einem Anteil von Ihnen verbunden sind, der sich früher einmal so gefühlt hat? Erinnern Sie sich an bestimmte Situationen, in denen Sie sich so fühlten? Wie alt ist dieser Anteil nach Ihrer Schätzung? Vielleicht birgt er auch Ihre Gefühle der Verletzlichkeit. Wie könnte dieser Anteil versuchen, Sie vor ihrer Verletzlichkeit zu schützen? In jedem Fall sollten Sie sich fragen, was der Anteil von Ihnen brauchen könnte.

HEILUNGSFÖRDERNDE ÜBUNG

## Stärken Sie das Gewahrsein eines Anteils mit Hilfe eines Fotos oder einer Bildvorstellung

- Wären Sie bereit, ein Foto von sich als Kind mitzubringen? *[Wenn Klienten kein Foto von sich haben, können Sie ihnen vorschlagen, sich ein Bild von sich als Kind vorzustellen.]*
- Was fällt Ihnen auf, wenn Sie sich dieses Bild aus Ihrer Kindheit anschauen? Wenn Sie Ihre Augen, Ihr Gesicht und Ihre Körpersprache in diesem Alter sehen, was stellen Sie sich dann vor, was Sie damals empfunden haben? Was sehen Sie sonst noch auf diesem Bild?
- Wie fühlen Sie sich beim Anschauen gegenüber diesem Teil von sich selbst? Welche Überzeugungen tauchen beim Betrachten des Bildes auf? Welche Emotionen sind für Sie präsent? Wie fühlen Sie sich in Ihrem Körper?
- Was brauchten Sie nach Ihrer Auffassung zum damaligen Zeitpunkt am meisten? Möchten Sie Ihrem jüngeren Selbst etwas sagen?

HEILUNGSFÖRDERNDE ÜBUNG

## Erforschen eines Anteils mittels Kreativität

- Manchmal ist es nützlich, einen Anteil kreativ zu erforschen, etwa in Form einer Zeichnung oder Collage. Ich habe hier ein weißes Blatt Papier, Zeichenmaterialien, Zeitschriften, eine Schere und Leim. Wären Sie bereit, Ihr Gewahrsein dieses Anteils zu vertiefen, der ... *[z. B. sich hoffnungslos fühlt, Scham empfindet, Angst hat, beschützen will, sich wie ein Verbannter fühlt, Kopfschmerzen hat]*, und ihn zu diesem Zweck mittels kreativer Arbeit zu erforschen?

- Nehmen Sie sich ein wenig Zeit, um über den Anteil zu reflektieren. Welche Arten von Gedanken kommen Ihnen in den Sinn? Welche Emotionen tauchen auf? Wie fühlen Sie sich in Ihrem Körper?

- Erforschen Sie nun, wie es sich auswirkt, wenn Sie ein Bild oder eine Collage schaffen, um Ihr Erleben des Anteils zu veranschaulichen. Nehmen Sie sich Zeit, um etwas zu zeichnen oder Bilder auszuwählen, die repräsentieren, wie Sie den Anteil erleben. Dieses kreative Projekt braucht weder künstlerischen Ansprüchen zu genügen noch perfekt zu sein. Sie sollen etwas schaffen, das Ihren Gefühlen, Empfindungen, Bildvorstellungen oder Gedanken entspricht.

- Nehmen Sie sich nun ein wenig Zeit, um sich Ihre Zeichnung oder Collage anzuschauen. Stellen Sie fest, welche Farben oder Bilder Sie dafür gewählt haben. Wie fühlen Sie sich beim Anschauen Ihrer kreativen Arbeit? Welche Emotionen oder Körperempfindungen nehmen Sie jetzt wahr? Kommt Ihnen an dem, was Sie erleben, etwas bekannt vor? Können Sie sich an andere Situationen erinnern, in denen Sie sich so fühlten? Können Sie sich vorstellen, was dieser Anteil von Ihnen braucht?

- Wenn Sie möchten, können Sie auch bezogen auf andere Anteile Zeichnungen oder Collagen entwickeln.

HEILUNGSFÖRDERNDE ÜBUNG

## Schaffen Sie einen Treffpunkt für Ihre Anteile

- Manchmal ist es nützlich, einen Treffpunkt zu schaffen, zu dem Sie alle Ihre Anteile einladen können. Dafür können Sie einen Konferenztisch oder ein Lagerfeuer, aber auch jede andere Art von Treffpunkt, die Ihnen gefällt, auswählen. Würde es Sie interessieren, einen solchen Treffpunkt für Ihre Anteile zu schaffen?
- Welche Art von Treffpunkt wünschen Sie sich? Möchten Sie diesen Ort lieber zeichnen oder ihn sich einfach nur vorstellen?
- Welche Ihrer Anteile würden Sie gern zu diesem Treffpunkt bringen? Die Anteile können unterschiedlich alt sein, beispielsweise Babys, Kinder, Teenager oder Erwachsene. Es können aber auch Anteile sein, die verschiedene Emotionen repräsentieren, etwa Scham, Furcht, Wut, Freude, Mut oder Liebe. Die Anteile können auch unterschiedliche Aspekte Ihrer Persönlichkeit repräsentieren, beispielsweise Kreativität, harte Arbeit, eine kritische Haltung, Perfektionismus oder Selbstsabotage.
- Sobald Sie die Anteile ausgewählt haben, sollten Sie ein wenig Zeit darauf verwenden, sie an Ihrem Treffpunkt zu plazieren, indem Sie sie entweder auf dem Bild einzeichnen oder sich vorstellen, wo sie plaziert werden sollen. Welche Anteile würden Sie nebeneinander positionieren? Wie würden Sie die Beziehungen zwischen Ihren verschiedenen Anteilen beschreiben? Gibt es irgendwelche Konflikte zwischen Anteilen? Gibt es Anteile, die andere Anteile nähren oder schützen?

Heilungsfördernde Übung – *Seite 1*

## Treten Sie zu Ihrem Erwachsenen-Ich in Kontakt

Mit dieser Heilungsstrategie können Klienten dazu angeleitet werden, mit ihrem Erwachsenen-Ich in Kontakt zu treten, um den Zugang zu den (im Englischen) 8 C des »Selbst« erschließen zu können (Schwartz 1997/1997): Mitgefühl, Klarheit, Zuversicht, Kreativität, Mut, Ruhe, Verbundenheit und Neugier.

- Die Übung soll Ihnen helfen, zu Ihrem Erwachsenen-Ich in Kontakt zu treten. Bitte, stellen Sie sich vor, daß Sie mit Ihrem Zentrum verbunden sind. Das ist ein Bereich in Ihnen, der als Quelle der Klarheit und Neugier und des Mitgefühls fungieren kann.
- Atmen Sie einige Male tief, und achten Sie darauf, wie Sie sich in Ihrem Körper fühlen. Verändern Sie Ihre Haltung so, daß Sie sich mit Ihrem Kern verbunden fühlen. Sie können beispielsweise erforschen, wie es sich anfühlt, die Wirbelsäule zu strecken, während Sie tief atmen. Sie können sich auch vergegenwärtigen, wie es ist, hoch aufgerichtet zu stehen. Erforschen Sie Ihre Haltung, bis Sie eine Position finden, in der Sie sich stark, mutig und ruhig fühlen.
- Spüren Sie sich im Körper Ihres Erwachsenen-Ich. Schauen Sie sich Ihre Hände an, und machen Sie sich klar, daß dies die Hände eines Erwachsenen sind. Wenn Sie können, dann stehen Sie auf, und werden Sie sich dessen bewußt, daß Sie sich in einem erwachsenen Körper befinden, indem Sie sich nach dem oberen Rand des Türrahmens strecken. Vergegenwärtigen Sie sich, daß Sie erwachsen und in Sicherheit sind.
- Orientieren Sie sich auf den gegenwärtigen Zeitpunkt und das aktuelle Datum hin, indem Sie auf eine Uhr oder einen Kalender schauen. Verstehen Sie Datum und Uhrzeit als Möglichkeit, das Bewußtsein zu stärken, daß Sie erwachsen und kein Kind mehr sind.
- Denken Sie an Aktivitäten, zu denen Sie heute in der Lage sind, es als Kind aber noch nicht waren. Beispielsweise können Sie heute ein Auto fahren, zur Arbeit gehen, sich um Ihre eigenen Kinder kümmern und wählen.
- Erforschen Sie, wie es ist, ein warmherziges Lächeln auf Ihr Gesicht zu zaubern. Entspannen Sie Ihr Gesicht, und heben Sie die Mundwinkel leicht an. Lassen Sie ein Lächeln zu. Und lassen Sie, während Sie lächeln, ein entspanntes Gefühl auf Ihrem

HEILUNGSFÖRDERNDE ÜBUNG – *Seite 2*

## Treten Sie zu Ihrem Erwachsenen-Ich in Kontakt

Gesicht sowie im Kopf- und Schulterbereich sich ausbreiten. Stellen Sie fest, ob Sie zu einem Gefühl des Friedens in Kontakt treten können.

- Richten Sie die Aufmerksamkeit auf Ihr Herz, indem Sie mehrmals tief in den Brustraum atmen. Dabei können Sie eine oder beide Hände auf Ihr Herz legen, um Ihre Verbindung zu diesem Körperbereich zu stärken. Wenn Sie zu Ihrem physischen Herzen in Verbindung treten, können Sie auch Kontakt zu den Qualitäten aufnehmen, die Ihr Herz repräsentiert: Wärme, Großzügigkeit und Liebe. Achten Sie darauf, wie es sich anfühlt zu wissen, daß sich diese Eigenschaften ständig in Ihrem Inneren befinden.
- Atmen Sie nun einige Male tief in den Bauch. Auch hier können Sie Ihre Hände über den Körperbereich legen, um Ihr Gewahrsein zu verstärken. Der Bereich in Ihrem Unterbauch, der sich etwa 5 cm unterhalb des Nabels befindet, wird in der Qi-Gong-Tradition *Dantian* genannt und als Zentrum innerer Stärke angesehen. Fokussieren Sie darauf, und stellen Sie sich vor, mit einer Quelle der Stabilität verbunden zu sein, die Ihnen hilft, durch andere Menschen oder bestimmte Situationen im Leben nicht aus der Balance gebracht zu werden.
- Nachdem Sie nun mit Ihrem Erwachsenen-Ich verbunden sind, können Sie ein wenig Zeit darauf verwenden, sich Ihrer Gedanken, Emotionen und Körperempfindungen bewußt zu werden. Vielleicht fühlen Sie sich nun geerdeter, sind stärker mit Ihrem Zentrum verbunden, oder Ihr Gefühl der Klarheit ist stärker geworden. Falls das zutrifft, können Sie dieses positive Erlebnis genießen. Verbinden Sie sich so oft mit diesem Zentrum, wie Sie wollen, indem Sie die hier beschriebenen Übungen ausführen.

Heilungsfördernde Übung – *Seite 1*

## Sich von einem Anteil separieren

Sobald ein Klient mit seinem Erwachsenen-Ich verbunden ist, können wir ihm vorschlagen, sich von Anteilen zu separieren, mit denen er zu stark identifiziert ist. Im Idealfall gewinnt er dadurch mehr Klarheit über die Funktion der schützenden Anteile, und er entwickelt Mitgefühl gegenüber den Verletzungen verbannter Anteile. Zu den Anzeichen für die Vermischung eines Klienten mit einem schützenden Anteil zählen überwältigende Emotionen wie Traurigkeit, Hoffnungslosigkeit, Hilflosigkeit oder Scham.

Die folgende Übung stellt Fragen und gibt Empfehlungen, die Klienten helfen sollen, sich von einem kritischen schützenden Anteil zu separieren und sich nötigenfalls von einem jungen verbannten Anteil zu differenzieren. Das erschließt dem Klienten letztlich den Zugang zu den verletzlichen Emotionen, die der verbannte Anteil bewahrt, so daß die Auflösung und Heilung erreicht werden kann. Häufig wird zwischen den zuvor erläuterten Übungen zur Teilearbeit und der nun folgenden Übung gewechselt:

- Nachdem Sie nun mit Ihrem Erwachsenen-Ich verbunden sind, empfehle ich Ihnen, sich dem Anteil zuzuwenden, der sich ... *[beispielsweise jung, verängstigt, traurig, unzulänglich, wertlos, einsam]* fühlt. Stellen Sie fest, wie Sie sich diesem Selbstanteil gegenüber fühlen. Wie ist es für Sie, ihn zu erleben? Wie schätzen Sie diesen Anteil aus der Perspektive Ihres Erwachsenen-Ich ein?

Scheint der Klient mit einem kritisierenden oder zurückweisenden Anteil vermischt zu sein – was seine Fähigkeit, seinen jüngeren, verletzlicheren Anteil zu erforschen, einschränkt –, dann erforschen Sie die folgenden Fragen und Aussagen:

- Mir fällt auf, daß Sie dem Anteil von Ihnen, der sich ... *[beispielsweise jung, verängstigt, traurig, unzulänglich, wertlos, einsam]* fühlt, kritisch gegenüberstehen. Diese kritische Haltung hat Sie früher einmal geschützt. Ist der kritische Anteil bereit, ein wenig zurückzutreten und es Ihnen zu ermöglichen, für den verletzlichen Anteil präsent zu sein?

- Wir versuchen nicht, den kritischen Anteil loszuwerden, sondern bitten Sie ihn nur, eine Weile zurückzutreten. Statt daß Sie sich völlig von ihm distanzieren, schlage ich Ihnen vor, darüber nachzudenken, wie er Sie zu schützen versucht hat.

Heilungsfördernde Übung – *Seite 2*

## Sich von einem Anteil separieren

- Vielleicht möchten Sie dem Anteil für das, was er für Sie getan hat, Anerkennung zollen. Wenn es Ihnen als Kind nicht möglich war, sich verletzlich zu zeigen, hat der Anteil Ihnen vielleicht geholfen, das Gefühl aufrechtzuerhalten, daß Sie die Kontrolle über Ihr Leben hatten. Fragen Sie sich, ob es weiterhin notwendig ist, sich auf diese Weise zu schützen. Können Sie die Abwehr vielleicht auch gefahrlos lockern?

Wenn ein Klient übermäßig mit seinem jungen Anteil identifiziert zu sein scheint, können Sie mit ihm folgende Fragen und Aussagen erforschen.

- Sie scheinen sich im Moment sehr klein oder jung zu fühlen. Könnten Sie sich ein wenig Zeit nehmen, um sich wieder auf Ihr Erwachsenen-Ich hin zu orientieren? Gibt es nun, da Sie sich offenbar besser mit Ihrem Zentrum und Ihrer Stärke verbunden fühlen, etwas, das dieser junge oder verletzliche Anteil Ihrem Erwachsenenanteil mitteilen möchte? Laden Sie den Erwachsenenanteil ein, sich mit dem jungen Anteil auf eine Besichtigungstour durch Ihr Leben zu begeben. Zeigen Sie dem jungen Anteil, wo Sie leben und arbeiten. Erklären Sie ihm, in welcher Hinsicht sich Ihr heutiges Leben vom Leben in Ihrer Kindheit unterscheidet.

HEILUNGSFÖRDERNDE ÜBUNG – *Seite 1*

## Schlagen Sie einen Dialog mit einem inneren Kritiker vor

Diese Übung ermöglicht eine weitere Intervention, die für Klienten mit einem permanent selbstkritischen Anteil von Vorteil ist. In diesem Fall schlagen Sie dem Klienten einen Dialog zwischen dem inneren Kritiker und dem kritisierten Anteil vor. Dabei ermöglicht ein leerer Stuhl den Austausch zwischen dem Kritiker und dem jungen oder verbannten Anteil. Wie bei allen therapeutischen Interventionen ist auch bei dieser wichtig, daß der Klient ausdrücklich seine Bereitschaft zur Teilnahme an diesem Experiment erklärt. Diese Einwilligung sollten Sie zunächst sichern. Wenn Sie den Dialog initiieren, fordern Sie den Klienten auf herauszufinden, ob er stärker mit der kritischen Stimme oder mit dem kritisierenden Anteil verbunden ist. Dann leiten Sie den Dialog ein, indem Sie den Anteil, mit dem Ihr Klient stärker identifiziert ist, bitten, sich zu äußern. Dementsprechend müssen Sie die Reihenfolge der hier vorgeschlagenen Schritte so verändern, daß diese Ihre Sicht der einzigartigen Situation des Klienten und seiner verinnerlichten Anteile spiegeln.

- ▶ Mir fällt auf, daß Sie ... *[beispielsweise sich selbstkritisch fühlen, sich für wertlos halten, sich so fühlen, als ob Sie vollkommen sein müßten, Ihre Emotionen als unwichtig abtun]*. Wenn Sie einen starken inneren Kritiker haben, kann es nützlich sein, mit diesem Selbstanteil einen Dialog auf einem leeren Stuhl zu beginnen. Außerdem lädt dieser Prozeß den Anteil, der ... *[beispielsweise kritisiert, herabgewürdigt etc.]* wird, ein, sich zu äußern. Wären Sie bereit zu einem Dialog zwischen Ihrem inneren Kritiker und Ihrem kritisierten Anteil?

- ▶ Natürlich findet dieser Dialog nicht in der Realität statt und erfordert nicht, daß Sie das darin Thematisierte im realen Leben zu ... *[beispielsweise Ihrer Mutter, Ihrem Vater, dem Täter]* sagen. Wir arbeiten an der von Ihnen verinnerlichten Präsenz und Stimme. Dieser Dialog soll Ihnen helfen, in Ihrem Inneren eine Auflösung zu finden, während Sie ausdrücken, was Sie in der Beziehung nie haben sagen können.

- ▶ Wir werden den Raum nun so herrichten, daß ein leerer Stuhl vor Ihnen steht. Nehmen Sie sich nun ein wenig Zeit, um zu überprüfen, ob Sie sich stärker mit Ihrem kritischen Anteil oder mit dem Anteil, der kritisiert wird, verbunden fühlen.

Heilungsfördernde Übung – *Seite 2*

## Schlagen Sie einen Dialog mit einem inneren Kritiker vor

- Wenn Sie Ihrem inneren Kritiker zum Ausdruck verhelfen, dann gestatten Sie diesem Anteil, stark zu übertreiben! Achten Sie auf den Klang Ihrer Stimme und Ihre Haltung. Fällt Ihnen hinsichtlich Ihrer Körpersprache oder hinsichtlich der Botschaft, die dieser kritische Anteil von Ihnen kommuniziert, irgendeine Ähnlichkeit auf? Erinnert die Stimme Sie an jemanden, mit dem Sie früher einmal zu tun hatten?

- Wenn Sie dem Anteil, der sich kritisiert fühlt, eine Stimme geben, dann achten Sie darauf, wie Sie sich fühlen, wenn Sie kritisiert und beurteilt werden. Welche Gedanken und Emotionen tauchen dann auf? Schauen Sie von diesem Stuhl aus auf den Stuhl Ihres inneren Kritikers. Gestatten Sie sich auszudrücken, wie es sich anfühlt, kritisiert zu werden. Sie könnten beispielsweise sagen: »Ich fühle mich unbedeutend, wenn du so mit mir redest«, »Du hast mir gegenüber unrealistische Erwartungen« oder: »Ich kann es dir nie recht machen!« Achten Sie, während Sie auf diesem Stuhl sitzen, auf Ihre Haltung und den Ton Ihrer Stimme. Können Sie sich an frühere Situationen erinnern, in denen Sie sich so fühlten?

- Oft sind Selbstkritik und Selbstaggression Ausdrucksformen von Wut, die Menschen gegen sich selbst richten. Fragen Sie sich, was geschehen wäre, wenn Sie als Kind Ihre Wut auf ... *[beispielsweise Ihre Mutter, Ihren Vater, Ihren Täter]* zum Ausdruck gebracht hätten. Können Sie sich heute, statt sich selbst anzugreifen, gestatten, wütend zu sein auf ... *[beispielsweise Ihre Mutter, Ihren Vater, Ihren Täter]?*

- Entwickeln Sie nun einen Dialog, indem Sie zwischen dem Stuhl Ihres inneren Kritikers und dem Selbstanteil, der sich kritisiert fühlt, hin und her wechseln. Beide Anteile sollten Gelegenheit erhalten, gehört zu werden. Erforschen Sie weiter Erinnerungen und Assoziationen, die bezüglich der beiden Anteile in Erscheinung treten. Versuchen Sie zu verstehen, was den kritischen Anteil motiviert. Will er Sie davor schützen, daß Sie sich verletzlich fühlen? Handelt es sich um ein Relikt eines noch nicht aufgelösten Problems, das mit ... *[z. B. Ihrer Mutter, Ihrem Vater, Ihrem Täter]* zusammenhängt und nichts mit Ihnen zu tun hat? Beginnen Sie, die Bedürfnisse des Anteils von Ihnen, der sich kritisiert fühlt, zu erforschen. Braucht dieser Anteil Güte, Nahrung oder Schutz?

HEILUNGSFÖRDERNDE ÜBUNG *– Seite 3*

## Schlagen Sie einen Dialog mit einem inneren Kritiker vor

- Da dieser Dialog in Ihrer Vorstellung stattfindet, müssen Sie entscheiden, wie er enden soll. Sie können sich um eine Auflösung bemühen und ein neues Resultat kreieren. Wie könnte es für den Kritiker sein, sanfter zu werden und auf die Bedürfnisse des Anteils, der sich kritisiert fühlt, einzugehen? Vielleicht können Sie sich vorstellen, daß ... *[beispielsweise Ihre Mutter, Ihr Vater, der Täter]* sich bei Ihnen entschuldigt, was im realen Leben nie geschehen ist. Da dies Ihre innere Welt ist, können allein Sie darüber entscheiden, wie Sie diesen Dialog zum Abschluß bringen wollen.

HEILUNGSFÖRDERNDE ÜBUNG – *Seite 1*

## Suche nach Verbündeten für einen jungen Anteil

Diese Übung soll Klienten helfen, reale menschliche Unterstützer oder imaginierte Verbündete für einen jungen oder verbannten Anteil zu identifizieren. Die Übung ist besonders nützlich, wenn ein Klient seinem jungen Anteil gegenüber Groll, Haß oder Ekel empfindet, weil er dann möglicherweise nicht in der Lage ist, dem jungen Anteil gegenüber von seinem Erwachsenen-Ich aus Mitgefühl zu zeigen.

- Alle Kinder verdienen es, von fürsorglichen Eltern oder anderen primären Bezugspersonen genährt, geschützt und klug geleitet zu werden. Haben Sie diese Art von Unterstützung in Ihrer Kindheit nicht erhalten, fällt es Ihnen möglicherweise schwer, in der Gegenwart einem jungen Anteil gegenüber Mitgefühl zu empfinden. In diesem Fall ist es nützlich, andere Menschen zu finden oder sich Verbündete vorzustellen, die dem jungen Anteil nährende Zuwendung, Schutz und weise Anleitung bieten. Wären Sie bereit, für diesen Anteil einige Ressourcen zu suchen?
- Vielleicht gab es in bestimmten Phasen Ihres Lebens Menschen, die diese Bedürfnisse erfüllten, beispielsweise einen fürsorglichen Verwandten, Nachbarn oder Lehrer. Oder Sie kennen heute Menschen, die Sie unterstützen. Können Sie einen oder mehrere potentielle Unterstützer nennen, Menschen, die Ihnen helfen könnten, wenn Sie an für Sie problematischen Erinnerungen arbeiten? Gibt es jemanden, der Sie unterstützt hat, an Sie geglaubt hat, sich für Sie eingesetzt hat oder Sie in schwierigen Augenblicken geführt hat?
- Selbst wenn es keine solchen Menschen gibt oder gab, können Sie sich Verbündete vorstellen, die positive Eigenschaften repräsentieren. Ein Verbündeter kann ein Tier, ein Vorfahre, eine spirituelle Präsenz oder eine fiktive Gestalt aus einem Film oder Buch sein. Ich möchte, daß Sie einige vorgestellte Verbündete benennen, die Ihnen helfen könnten, wenn Sie schwierige Erinnerungen an Situationen aus Ihrem Leben durcharbeiten. Welche Verbündeten könnten Ihnen Fürsorge, Wärme oder nährende Zuwendung bieten? Wenn Sie wollen, können Sie sich auch Verbündete mit starker Präsenz und der Fähigkeit, Sie zu schützen, vorstellen.

HEILUNGSFÖRDERNDE ÜBUNG – *Seite 2*

## Suche nach Verbündeten für einen jungen Anteil

- Richten Sie Ihren Geist nun auf Ihr junges Selbst, und nehmen Sie sich Zeit, um sich über die Bedürfnisses dieses Anteils klar zu werden. Stellen Sie sich vor, daß Ihre Verbündeten und die Menschen, die Sie unterstützen, dem jungen Anteil fürsorgliche Zuwendung, Schutz und weisen Rat bieten. Welche Emotionen oder Empfindungen tauchen bei Ihnen auf, während Sie sich vorstellen, daß die Unterstützer und Verbündeten sich um diesen Anteil kümmern?

HEILUNGSFÖRDERNDE ÜBUNG – *Seite 1*

## Fördern von Wiederherstellungsszenarien

Sobald sich ein Klient von seinen Anteilen separiert hat, können wir ihm vorschlagen, an der Entwicklung eines Wiederherstellungsszenarios zu arbeiten, das helfen soll, Wunden aus der Vergangenheit zu heilen. Die folgenden Interventionen sind Beispiele dafür, wie man die Bedürfnisse eines jüngeren, verletzlichen Anteils identifizieren und seine Wunden heilen kann. Wie im Fall der vorherigen Übungen werden Sie auch in diesem möglicherweise bemerken, daß es dem Klienten schwerfällt, dem Selbstanteil gegenüber Mitgefühl zu zeigen. Fängt der Klient an, sich mit einem kritischen Anteil zu vermischen, muß man ihm möglicherweise helfen, zu seinem Erwachsenen-Ich in Verbindung zu treten, oder ihm vorschlagen, Verbündete hinzuzuziehen, indem man auf die in diesem Abschnitt zuvor beschriebenen Übungen zurückgreift.

- Ich möchte Ihnen vorschlagen, sich dem Anteil von Ihnen zuzuwenden, der sich ... *[z. B. jung, ängstlich, unzulänglich, wertlos, kritisch]* fühlt. Oft bergen solche Anteile unerfüllte Bedürfnisse von uns, etwa das Bedürfnis, genährt, unterstützt, akzeptiert, gesehen, gehört, verstanden, respektiert, geschützt, gerettet oder aus einer gefährlichen Situation befreit zu werden. Haben wir ein unerfülltes Bedürfnis erkannt, können wir versuchen, für diesen Anteil von uns eine imaginäre Wiederherstellung zu organisieren.
- Nehmen Sie sich ein wenig Zeit, um sich an eine Situation in Ihrem Leben zu erinnern, die mit diesem Anteil verbunden ist. Wo waren Sie damals? Wie alt waren Sie? Waren Sie allein oder mit anderen zusammen? Weshalb war diese Situation für Sie so schwierig? Welche Emotionen verspürten Sie damals?
- Können Sie sich aus der Perspektive Ihres Erwachsenen-Ichs vorstellen, was Sie in jener Situation gebraucht hätten?

Hat der Klient Schwierigkeiten, zu dem Bedürfnis in Kontakt zu treten, können Sie ihm mitteilen, welches Bedürfnis er aus Ihrer Sicht haben könnte. Sie könnten beispielsweise sagen:

- Wenn ich damals bei Ihnen gewesen wäre, hätten Sie meiner Meinung nach folgendes gebraucht. *[Nennen Sie, was dem Klienten nach Ihrer Einschätzung in jener Situation gefehlt hat.]* Könnte es Ihrem Gefühl nach so gewesen sein?

HEILUNGSFÖRDERNDE ÜBUNG – *Seite 2*

## Fördern von Wiederherstellungsszenarien

- Stellen Sie sich Ihr Gegenwarts-Ich vor, wie es in jene Szene eintritt und Ihr jüngeres Selbst nährt. Können Sie sich vorstellen, dieses jüngere Selbst liebevoll und mitfühlend anzuschauen?
- Welche Emotionen sehen Sie auf dem Gesicht Ihres jüngeren Selbst? Wie ist es für Sie zu wissen, daß diese Emotionen nun verstanden und gesehen werden? Möchten Sie zu Ihrem jüngeren Selbst etwas sagen? Möchten Sie noch etwas anderes tun, um diesem jüngeren Selbst gegenüber ein Gefühl des Behagens, der Unterstützung oder des Akzeptierens zum Ausdruck zu bringen? Nehmen Sie sich Zeit für diesen Vorgang, bis Sie das Gefühl haben, daß ein Abschluß erreicht ist. Was fällt Ihnen auf, während Sie diesem Selbstanteil nährende Zuwendung anbieten?
- Können Sie sich vorstellen, daß sich Ihr Erwachsenen-Ich für diesen jungen Anteil einsetzt? Sie werden nicht zulassen, daß jemand diesen Anteil von Ihnen verletzt! Sie haben die Möglichkeit, Grenzen zu setzen. Stellen Sie fest, ob Sie Ihr jüngeres Selbst aus einer gefährlichen Situation erretten müssen. Wenn ja, dann stellen Sie sich vor, daß Sie diesen Anteil an einen sicheren Ort bringen. Nehmen Sie sich die Zeit, diesem Anteil das Gefühl zu vermitteln, daß er sich in Sicherheit befindet. Was fällt Ihnen heute auf, während Sie diesem Selbstanteil Schutz und Sicherheit anbieten?
- Wenn es Ihnen schwerfällt, sich Ihr Erwachsenen-Ich als Ressource für den jungen Anteil vorzustellen, können Sie versuchen, einen Verbündeten in diese Szene aus Ihrer Vergangenheit hineinzubringen. Wie könnte diese Person Sie nähren oder schützen? Vielleicht möchten Sie sich vorstellen, daß Verbündete diesem Anteil helfen, sich gegen einen Täter zur Wehr zu setzen, oder daß sie ihn aus einer gefährlichen Umgebung entfernen. Gibt es noch andere Verbündete, die Sie gern in diese Szene einbeziehen würden? Nehmen Sie sich so viel Zeit, bis Sie das Gefühl haben, daß ein Abschluß erreicht ist. Achten Sie darauf, wie sich Ihr Körper anfühlt und welche Emotionen Sie wahrnehmen.

# 7 Umstrukturierung des Körpers mit Hilfe der Somatischen Psychologie

TIERE HABEN einen angeborenen Überlebensinstinkt, der ihnen hilft, mit bedrohlichen Erlebnissen fertig zu werden. Sie fliehen vor Raubtieren, signalisieren, daß sie zu kämpfen bereit sind, indem sie die Zähne blecken und die Klauen zeigen, oder sie sichern ihr Überleben mit Hilfe der Erstarrungsreaktion. Wenn ein Kaninchen von einem Fuchs gejagt wird, läuft es zunächst davon und versteckt sich hinter einem Gebüsch. Zur Sicherung seines Überlebens verringert es aber möglicherweise auch seine Bewegungen, atmet flach und verlangsamt die Herzfrequenz. Diese Immobilisierungsreaktion verringert die Wahrscheinlichkeit, vom Raubtier wahrgenommen zu werden. Ist die Gefahr vorüber, lösen sich Tiere gewöhnlich von den physiologischen Auswirkungen bedrohlicher Erlebnisse, indem sie sich schütteln, um in einen Zustand gesunder Mobilisierung zurückzukehren (Levine 1997/1998).

Auch bei Kindern ist diese natürliche Tendenz, sich zu schütteln, wenn sie verängstigt sind, zu beobachten, doch Erwachsene unterdrücken dieses natürliche Zittern häufig (Berceli 2015). Ein Grund dafür ist, daß viele von uns in einer Kultur des Stillseins aufgewachsen sind. Man hat uns beigebracht, in der Schule still zu sitzen und so Gehorsam und Respekt zu signalisieren. Dadurch haben viele von uns gelernt, die Verbindung zu ihrem Körper zu unterbrechen. Und im Falle eines anhaltenden und chronischen Traumas tritt der Zustand der Sicherheit, in dem wir uns durch Zittern von der Belastung befreien können, gar nicht ein. In unserem Körper bleibt dann manchmal über Jahrzehnte die Wirkung des unaufgelösten Streß zurück. Viele Therapeuten und Klienten, die verbale Therapieansätze bevorzugen, vermeiden die Einbeziehung von Bewegungen in ihre therapeutischen Bemühungen, und damit bleiben sie der Kultur des Stillseins treu. **Ohne Interventionen, die somatisches Gewahrsein und Bewegung einbeziehen, können viele therapeutischen Ansätze Klienten nur eingeschränkt helfen, sich von den Nachwirkungen traumatischer Ereignisse zu befreien.** Wir können uns nicht ausschließlich durch kognitive Aktivität aus Zuständen traumatischer Aktivierung lösen.

Die somatische Psychologie hingegen empfiehlt sowohl Therapeuten als auch Klienten, auf Empfindungen zu achten, und sie fördert die Einbeziehung achtsamer Bewegung in die Behandlung. Die somatische Psychologie erforscht die Beziehung zwischen Körperempfindungen, Gedanken, Emotionen und Verhaltensweisen. Somatischen Ansätzen liegt die Auffassung zugrunde, daß das, was wir denken, in unserem Körper zu einer Empfindung wird – und daß unsere Art, uns zu bewegen und zu atmen, sich auf unsere Gedanken und Emotionen auswirkt.

Die somatische Psychologie empfiehlt uns als Therapeuten, auf unseren eigenen Körper zu achten und die nonverbale Kommunikation unserer Klienten auf Signale für Sicherheit oder Gefahr hin zu beobachten. Beispielsweise reagiert unser Körper unterschiedlich, je nachdem, ob wir uns sicher oder bedroht fühlen. Im Zustand der Sicherheit fühlen wir uns entspannt, im Falle einer Gefahr jedoch versuchen wir instinktiv, uns zu verteidigen. Ein körperzentrierter Ansatz verweist darauf, daß es wichtig ist, Veränderungen des Gesichtsausdrucks, der Körperhaltung, der Gestik und des Stimmklangs zu beachten, weil all dies im Rahmen einer Therapie von zentraler Bedeutung ist. Die somatische Psychologie nutzt Verkörperungsübungen, um ein Reservoir an körperlichem Gewahrsein und kinästhetischer Wahrnehmung aufzubauen, das unsere Kommunikationsfähigkeit und Empathie stärkt und uns zur Auflösung von Traumata geleitet (Damasio 1999/2002).

In Kapitel 5 ging es um die Verstärkung des Körpergewahrseins in der Therapie, und das vorliegende Kapitel baut auf diese Grundlage auf. Indem wir bei der Behandlung von Traumata auf den Aspekt der Verkörperung fokussieren, können wir die Ressourcen von Klienten durch erdende Interventionen und die Definition von Grenzen stärken. Im übrigen hilft uns die somatische Psychologie, zu Phase 2 der Traumabehandlung überzugehen, die Klienten dabei unterstützt, traumatisches Material wohldosiert und gut organisiert durchzuarbeiten. Durch die Betonung des dualen Gewahrseins und das Arbeiten innerhalb des Toleranzfensters ermöglicht ein körperzentrierter Psychotherapieansatz Klienten, sich von den Nachwirkungen traumatischer Ereignisse auf ihren Körper zu lösen.

Die somatische Psychologie umfaßt eine große Vielfalt psychotherapeutischer Ansätze. Zwei der bekanntesten Körperpsychotherapien sind *Somatic Experiencing®* (Levine 1997/1998, 2010/2011) und die *Sensumotorische Psychotherapie* (Ogden et al. 2006/2010; Ogden & Fisher 2015). Weitere wichtige Einflüsse sind die *Bioenergetik* (Lowen 1977/1976), die *Integrative Körperpsychotherapie* (Rosenberg, Rand & Asay 1985/1989), *Focusing* (Gendlin 1982/1981), der *Moving Circle* (Caldwell 1996/1997), die *Body-Mind-Psychotherapie* (Aposhyan 2007) und die *Hakomi-Methode* (Kurtz 1990/2021).

Dieses Kapitel diskutiert die genannten Modelle somatischer Psychotherapie und stellt einen somatischen Ansatz vor, der die theoretischen und methodischen Elemente verschiedener Körperpsychotherapien vereint (Geuter 2006; Schwartz & Maiberger 2018/2020). Das erste dieser gemeinsamen Elemente ist die Erkenntnis, daß unsere schwierigen Erlebnisse, insbesondere diejenigen aus der frühen Entwicklungszeit, zur Entstehung von Spannungsmustern in unserem Körper beitragen. Ein zweiter gemeinsamer Faktor ist die Überzeugung, daß die Verbesserung des Körpergewahrseins uns hilft, den Zugang zu einer inneren Weisheitsquelle zu erschließen, die den Heilungsprozeß steuert. Der dritte gemeinsame Faktor ist, daß wir unsere Klienten zur Entwicklung ihres Körpergewahrseins und zur Ausführung heilender Bewegungen in einem für sie erträglichen Tempo anleiten. Die in diesem Kapitel vorgestellten Übungen helfen, das Gewahrsein nonverbaler Kommunikationen zu verbessern, somatische Ressourcen aufzubauen, am Haltungsgewahrsein von Klienten zu arbeiten und sie zu Experimenten mit heilenden Bewegungen anzuregen.

## Verkörperung in der Psychotherapie

Schwierige Erlebnisse insbesondere in der frühen Entwicklungszeit schlagen sich im Körper als Spannungsmuster nieder und werden somatische »Panzerung« genannt. Deshalb ist es so wichtig, auf die Körperhaltung von Klienten, ihre Gestik und ihre Atemmuster zu achten, denn diese geben Aufschluß darüber, was in ihrem bisherigen Leben vorgefallen ist. Diese Phänomene zu beobachten bessert nicht nur das Gewahrsein der Spannungsmuster, sondern hilft den Klienten auch, neue Bewegungen zu entdecken, die zur Heilung früher erlittener Verletzungen beitragen.

Bei der Anwendung körperzentrierter Therapieansätze unterstützen wir Klienten darin, ihr Körpergewahrsein in einem für sie nicht zu belastenden Tempo zu verstärken, indem wir ihre Fähigkeit zu *dualem Gewahrsein verbessern* – was bedeutet, daß sie ihrer äußeren Sinne gewahr bleiben und gleichzeitig ihre Fähigkeit weiterentwickeln, innerlich ihren Körper zu spüren und zu fühlen (Rothschild 2010/2012). Auf diese Weise können Klienten ihre Fähigkeit, innerhalb ihres Toleranzfensters zu bleiben, verbessern, so daß sie sowohl auf Zustände starker als auch schwacher Erregung effektiv reagieren können. Man kann sich dies als das Bemühen vorstellen, Klienten zu helfen, ihre Traumata durchzuarbeiten, indem sie herausfinden, welche Stärken traumatischer Aktivierung für sie erträglich sind, weil diese sie nur bis an die oberen und unteren »Ränder« ihres Toleranzfensters bringen. Durch die Arbeit in diesen Randbereichen helfen wir den Klienten, ihre Fähigkeit, Empfindungen und Emotionen zu tolerieren, allmählich zu verbessern, ein Prozeß, der unter dem Namen *Titration* (Levine 1997/1998) bekannt ist. Titration ist ein Begriff aus der Chemie, der die allmähliche, kontrollierte Vermischung chemischer Stoffe bezeichnet. Kombiniert man beispielsweise große Mengen Essig mit Backpulver, kommt es zu einer Explosion. Vermischt man hingegen nur wenige Tropfen Essig mit einer sehr kleinen Menge Backpulver, brodelt das Gemisch zwar zunächst, beruhigt sich dann aber. Wir nutzen die Titration in der Psychotherapie, indem wir Klienten dazu anleiten, sich kleiner Mengen somatischen Leidens bewußt zu werden, und sie dann auffordern, auf eine Weise zu atmen oder sich zu bewegen, die ihnen hilft, sich von ihrer körperlichen und emotionalen Anspannung zu lösen.

Anspannung hat die Tendenz, sich im Körper anzusammeln, wenn wir unseren natürlichen Drang, uns zu bewegen, unterdrücken (Fogel 2009). Die meisten Menschen krümmen ihren Körper auf dessen Vorderseite, wenn sie mit traumatischen Ereignissen konfrontiert werden (Berceli 2008). Diese defensive Haltung resultiert aus Kontraktionen der Lendenmuskeln und Hüftbeuger, die den Körper auf eine Kampf-oder-Flucht-Reaktion vorbereiten. Im Idealfall löst sich eine solche Muskelkontraktion auf, wenn wir uns wieder in Sicherheit befinden, was mit einem Zittern oder mit Schütteln der Beine verbunden sein kann. Die Entladung von physischer Anspannung kann auch in Form eines Zitterns im Oberkörper oder als Freisetzung von Emotionen erlebt werden. Durch diesen *Sequencing* genannten Vorgang verläßt die im Zentrum unseres Körpers festgehaltene Anspannung diesen allmählich. Somatische Anspannung wird manchmal in Reaktion auf somatisches Gewahrsein frei; wir können sie aber auch in der Therapie fördern, indem wir Klienten vorschlagen, Bewegungen auszuführen oder Haltungen einzunehmen, die das Schütteln oder Zittern fördern. *Tension & Trauma Releasing Exercises* (TRE®) beispielsweise ist eine körperbasierte Technik, die therapeutisches Zittern fördert, um Muskelanspannung zu lösen und Angst zu verringern (Berceli 2008).

Wir werden uns nun ein wenig genauer anschauen, wie sich die somatische Psychologie auf eine Therapie auswirken kann. Dazu vertiefen wir uns in meine Arbeit mit Sharon, einer alleinerziehenden Mutter, deren einzige Tochter dabei war, auf ein College zu wechseln.

›› Als Sharon zu mir in die Therapie kam, fühlte sie sich ängstlich und war depressiv. Sie litt unter Reizdarm und Schlaflosigkeit und hatte starke Angst davor, ihre Beziehung zu ihrer Tochter zu verlieren, obwohl sie wußte, daß diese Trennung eine wichtige und notwendige neue Entwicklungsphase der Tochter einleitete. Trotzdem machte ihr das Gefühl, zurückgewiesen zu werden, zu schaffen, und sie empfand sich als übertrieben abhängig von ihrer Tochter. Sharon hatte das Gefühl, sich in einer festgefahrenen Situation zu befinden. Ihre Haltung wirkte zusammengesunken, die Schultern waren nach vorn eingerollt, und die Arme hingen schlaff an den Körperseiten herab. Während ich mit Sharon arbeitete, entdeckte ich, daß sie sich von ihrer eigenen abweisenden und reservierten Mutter abgelehnt fühlte. Sie hatte das Gefühl gehabt, keine Chance zu haben, etwas für die Erfüllung ihrer Bedürfnisse zu tun. Da ihr Vater wegen seiner Arbeit häufig nicht zu Hause gewesen war, war die Tochter ihrer Mutter fast ständig schutzlos ausgeliefert gewesen. Mit zwölf Jahren wurde Sharon von einem Babysitter sexuell mißbraucht. Um die gleiche Zeit ließen sich ihre Eltern scheiden. Daraufhin war sie zusammen mit ihrer Mutter und ihrem Bruder zu ihren Großeltern mütterlicherseits gezogen. Wegen des Chaos in ihrer Familie hatte sie nie jemandem von dem sexuellen Mißbrauch erzählt.

Sharon weinte in Therapiesitzungen oft und hatte das Gefühl, nichts tun zu können, um ihre Lebenssituation nennenswert zu verändern. Es fiel ihr schwer, sich zu behaupten, und sie fürchtete sich davor, auf andere Menschen zuzugehen. Ich begann mit der Einbeziehung somatischen Gewahrseins in unsere Sitzungen, indem ich Sharon aufforderte, auf ihre Empfindungen zu achten. Sie legte ihre Hände auf Brustkorb und Bauch und verstärkte so das Gefühl, mit diesen Bereichen verbunden zu sein. Außerdem fingen wir an, ihre Haltung zu erforschen. Zunächst empfahl ich ihr, urteilsfrei auf ihre Neigung, sich vorzulehnen und zu Boden zu blicken, zu achten. Während wir uns mit ihrer Haltung beschäftigten, bemerkte sie bei sich den Wunsch, sich noch weiter nach vorn einzurollen. Dieser Drang, sich klein zu machen, war mit Gefühlen der Hilflosigkeit und der Trauer über ihre Kindheit verbunden.

Anschließend erforschten wir, wie es für sie war, ihre Beine in den Boden zu stemmen. Es vermittelte ihr ein Gefühl der Unterstützung, half ihr, sich in ihrem Zentrum besser unterstützt zu fühlen, und ermöglichte ihr schließlich, die Wirbelsäule zu strecken und den Blick zu erheben. Sharon beschrieb, sie fühle sich dabei ungeschützt und verletzlich. Daraufhin empfahl ich ihr, ihrem Drang, sich nach unten einzurollen, zu folgen. Diesmal kam sie mit Gefühlen der Scham, Einsamkeit und Furcht in Kontakt, die mit der Zurückweisung verbunden waren, die sie als kleines Mädchen empfunden hatte, sowie mit dem in der Präadoleszenz erlebten sexuellen Mißbrauch.

Obgleich es schmerzhaft war, diese Emotionen zu spüren, entdeckte sie ein neues Gefühl der Stärke in sich. Sie experimentierte damit, zwischen dem Sich-Einrollen und einem neuartigen Gefühl der Längung und Unterstützung in ihrem Körper hin und herzuwechseln. Ich empfahl ihr, diesen Wechsel auch zwischen den Sitzungen zu Hause zu erforschen. In der nächsten Sitzung berichtete sie, sie fühle sich hoffnungsvoller und weniger isoliert, wenn sie sich aufrichte, weil sie dann eher Blickkontakt zu anderen aufnähme.

Als Sharon von ihrem Zentrum her ein neuartiges Gefühl der Unterstützung verspürte, wurde es ihr möglich, ihre Arme nach etwas auszustrecken, das sie wollte. Als sie das erste Mal mit dieser Bewegung experimentierte, fing sie an zu weinen. Sie erklärte, sie fühle sich wie ein kleines Mädchen, das seine Mutter nicht erreichen könne. Ihre Arme zitterten, und sie weinte. Nach dieser emotionalen und körperlichen Lösung berichtete Sharon über ein Gefühl der Erleichterung. In den folgenden Monaten berichtete sie von einer neuen Fähigkeit, auf andere Menschen, die sich ihr gegenüber freundlich und einfühlsam verhielten, zuzugehen. Damit verband sie ein neuartiges Gefühl der Freiheit und der Hoffnung auf die eigene Zukunft.

Sharons Trauma manifestierte sich in Form eines Mangels an Unterstützung aus ihrem Zentrum und eines geringen Muskeltonus, was eine kollabierte Haltung zur Folge hatte. Deshalb fühlte sie sich ständig ängstlich, depressiv und hilflos. Andere Klienten kommen mit starker Muskelanspannung zur Therapie. Ihnen können somatische Interventionen helfen, chronische Anspannungsmuster aufzulösen. Wir beschäftigen uns nun mit Marcus, einem Afroamerikaner, der das andere Ende dieses Spektrums repräsentiert.

›› Marcus kam zur Therapie, weil seine Frau wegen seiner Wutausbrüche ebenso frustriert war wie wegen seiner Unfähigkeit, über seine Gefühle zu sprechen, was ihre Beziehung stark beeinträchtigte. Marcus war beim Militär gewesen und arbeitete mittlerweile als Rettungssanitäter. Seines muskulösen Körpers wegen hatte er Anspannung im Bereich des Brustkorbs, der Schultern, des Halses und des Kiefers akkumuliert. Obwohl seine körperliche Stärke ihm half, mit den Herausforderungen des Lebens fertig zu werden, litt er unterschwellig unter Ängsten, er könnte als Versager abgestempelt werden. Marcus war gegenüber anderen Menschen generell mißtrauisch, und er sorgte sich oft, andere könnten ihn übervorteilen. Im Laufe meiner Arbeit fand ich heraus, daß Marcus von einem Vater aufgezogen worden war, der seinen Sohn oft bestraft hatte und der emotional völlig distanziert war. »Liebe« hatte in seiner Familie eine Leistung vorausgesetzt. Er hatte gelernt, seine Gefühle zu verbergen, um seinen Vater nicht zu enttäuschen. Seine Zeit beim Militär hatte seine stoische Haltung der Welt gegenüber noch verstärkt. Außerdem hatte er als Afroamerikaner während eines großen Teils seines Lebens unter ständigem Streß infolge von Diskriminierung und Rassismus gelitten.

Nachdem wir uns ein wenig kennengelernt hatten, leitete ich Marcus dazu an, auf seine Empfindungen zu achten. Daraufhin wurde ihm die Anspannung in seinem Oberkörper immer stärker bewußt. Statt zu versuchen, diese Anspannung zu verringern, empfahl ich ihm, die Aktivierung in seinen Muskeln zu verstärken, um seine Empfindungen im eigenen Körper besser wahrzunehmen. Nachdem er daraufhin die Anspannung im Brustkorb und in den Armen verstärkt hatte, teilte er mit, ihm sei klar, daß ihm dies ein Gefühl der Kontrolle vermittle und daß ihm dies helfe, andere Menschen daran zu hindern, ihm zu nahe zu kommen. Wir sprachen auch darüber, inwiefern das Gefühl der Kontrolle für ihn als Kind wichtig gewesen sein könnte, daß sich dieses Muster aber heute negativ auswirke, weil er seiner Frau näher sein wolle.

Marcus teilte weiterhin mit, ein Teil von ihm wolle sich von der Anspannung lösen, doch ein anderer Anteil fürchte sich vor dem, was dann geschehen könnte. Daraufhin untersuchten wir diese beiden Anteile somatisch. Zunächst verstärkten wir den Anteil, der »festhielt«, wozu Marcus die Fäuste ballte und gleichzeitig die Arme, den Brustkorb, den Kiefer und das Gesicht anspannte. Dann fokussierte er auf den Anteil, der »loslassen« wollte, indem er die Spannung in Händen und Armen sowie in der Brust, im Kiefer und im Gesicht löste. Dabei fühlte sich Marcus zunächst unwohl. Er berichtete, er habe plötzlich das Gefühl gehabt, in Erregung versetzt zu werden, und er habe das Bedürfnis gehabt, sich aus der laufenden Therapiesitzung zu entfernen. In Reaktion darauf bemerkte ich Anspannungen in meinem eigenen Körper, verbunden mit einem Gefühl der Furcht. Ich atmete tief und konzentrierte mich auf die Erdung durch meine Füße und Beine. Dann empfahl ich Marcus, zu seinem Körper in Kontakt zu treten, woraufhin er über ein »gereiztes und angespanntes« Gefühl in der Brust berichtete, ähnlich dem, wie er sich fühlte, wenn er wütend wurde. Ich erinnerte ihn daran, daß er das Tempo unserer Arbeit selbst bestimmen könne, und wir sprachen darüber, daß das Toleranzfenster ein Werkzeug sei, mit dessen Hilfe wir erkennen können, wann wir uns zu schnell bewegten. Gemeinsam gelangten wir zu der Auffassung, daß seine Anspannung ihn viele Jahre lang geschützt hatte. Deshalb schlug ich ihm vor, mir Bescheid zu geben, wenn er seine Aufmerksamkeit dem Anteil von sich zuwenden wolle, der bereit sei »loszulassen«; ich erklärte ihm aber auch, er könne zu dem »Festhalten«-Anteil so oft zurückkehren, wie er für notwendig halte.

In den nächsten Therapiesitzungen arbeitete ich mit Marcus an diesen beiden rivalisierenden Bedürfnissen. Dies half ihm zu würdigen, wie seine körperliche Panzerung ihm ermöglicht hatte, als Afroamerikaner in der Welt zu bestehen. Er erkannte die Wut an, die er seinem Vater gegenüber verspürt hatte, und begann, sich die unter seiner Defensivhaltung verborgene Verletztheit und Furcht einzugestehen. Am wichtigsten jedoch erschien mir seine Mitteilung, er sei nun zu Hause weniger wütend und eher bereit, sich seiner Frau zu öffnen.

Wie die Berichte über Sharon und Marcus zeigen, kann die Stärkung des Körpergewahrseins zunächst unangenehm sein. Die Klienten haben manchmal Schwierigkeiten, bei ihren Empfindungen präsent zu bleiben. Sie fühlen sich dann rastlos, ängstlich und reizbar oder lethargisch, müde und schwer. Manchmal berichten sie über Taubheitsempfindungen oder Unfähigkeit, zu den eigenen Empfindungen in Kontakt zu treten. Um ihnen in solchen Fällen zu ermöglichen, in einem für sie angenehmen Tempo ihren Körper zurückzuerobern, können Sie die in diesem Kapitel vorgestellten Übungen nutzen und ihnen so helfen, ihre somatische Wahrnehmung zu stärken, ihre Toleranz Empfindungen gegenüber zu verbessern und die Fähigkeit zu entwickeln, traumatisches Material sicher durchzuarbeiten.

So nützlich es einerseits ist, Klienten anzuregen, ihr somatisches Erleben neugierig und mit offenem Geist zu erforschen, so wichtig ist es auch, daß wir diesem Prozeß als Therapeuten mit Offenheit dem Unbekannten gegenüber begegnen (Gendlin 1982/1981; Kurtz 1990/2021). Auf diese Weise nutzen wir die somatische Psychologie klientenzentriert. **Wenn wir eine Intervention anbieten, müssen wir uns von Erwartungen hinsichtlich des Resultats lösen.** Dadurch signalisieren wir unseren Klienten, daß wir ihrer angeborenen Weisheit und ihrer instinktiven Reaktion vertrauen, so wie sie aus Psyche und Soma (dem Körper) hervorgehen. Wenn wir einen Klienten dazu anregen, eine Bewegungsintervention zu erforschen, sollten wir ihm dies als Vorschlag unterbreiten. Sie sollten sich also nach einer solchen Einladung zum Experimentieren mit einer Bewegung oder einer Haltungsänderung zurücklehnen und warten, was passiert. Preschen Sie zu rasch vor oder antizipieren ein bestimmtes Resultat, behindern Sie die authentische Präsenz wahrscheinlich.

## Nonverbale Kommunikation in der Psychotherapie

Nonverbale Kommunikation macht etwa 60 bis 70 Prozent der gesamten Kommunikation aus. Deshalb trägt das aufmerksame Registrieren der Raumnutzung, des Gesichtsausdrucks, des Blickkontakts, der Gestik, der Haltung, des Stimmklangs und des Timings beim Reden in der Therapie zur Erzeugung eines Gefühls der Verbundenheit bei. Diese Arten nonverbaler Kommunikation zu beobachten verhilft uns zu einer besseren Einstimmung in die Emotionen unserer Klienten. Eine verbesserte Wahrnehmung unserer eigenen nonverbalen Kommunikation hilft uns auch zu erkennen, daß unsere Verkörperung unsere Lebensgeschichte spiegelt, was unsere Entwicklung im Kindesalter und unsere sämtlichen sozialen und kulturellen Erlebnisse einschließt. **Indem wir unser Gewahrsein des eigenen somatischen Erlebens stärken, erschließen wir uns die Möglichkeit, die Kongruenz zwischen unseren verbalen Äußerungen und unserer Körpersprache zu verbessern – und auf diese Weise an Vertrauenswürdigkeit zu gewinnen.**

Auf die nonverbale Kommunikation in einer Therapie zu achten ist besonders wichtig, wenn an präverbalen traumatischen Ereignissen aus der frühen Kindheit gearbeitet wird oder wenn Klienten explizite Erinnerungen an spätere traumatische Ereignisse nicht zu reaktivieren vermögen. In solchen Fällen können wir nur am inneren Empfinden (*felt sense*) von Klienten arbeiten, indem wir sie auffordern, sich die im Körper gefangenen Emotionen und Empfindungen zu erschließen. Manchmal berichten Klienten von Erzählungen über ein Geburtstrauma, die sie gehört haben, oder sie wissen, daß bei ihnen ein chirurgischer Eingriff vorgenommen wurde, daß sich ihre Eltern früh getrennt haben oder daß es in ihrer Familie einen Sterbefall gab, doch sie haben an solche Ereignisse selbst keine zugängliche Erinnerung. Manche Klienten wissen auch, daß sie adoptiert und so aus Situationen entfernt wurden, in denen sie schon früh Vernachlässigung erlebt hatten. Um uns mit solchen präverbalen Erinnerungen auseinanderzusetzen, können wir die Klienten dazu anhalten, der Körperempfindungen bewußter zu werden, die auftauchen, wenn sie über solche die Vergangenheit betreffenden Erzählungen reflektieren oder sich Fotos aus ihrer Kindheit anschauen. Einigen Klienten gelingt es nie herauszufinden, welches Ereignis mit in ihrem Körper gefangenen Empfindungen verbunden ist. Trotzdem kann die Arbeit an Empfindungen und Emotionen im Körper ein Gefühl der Lösung hervorrufen.

Dies gilt auch für die Arbeit an *intergenerationellen Traumata* – wenn die unaufgelösten Traumata einer Generation zum Erbe der nächsten Generation werden. Beispielsweise können Afroamerikaner das Traumaerbe ihrer Vorfahren übernehmen, die Sklaverei und systemischen Rassismus erlebt haben. Und Juden können von ihren Eltern und Großeltern das Trauma des Holocaust und des Antisemitismus erben. Alle Genozidtraumata – darunter diejenigen der amerikanischen Ureinwohner, der australischen Aborigines, der Tutsi in Rwanda und der Darfuris im Sudan – beeinträchtigen die psychische Gesundheit von Familienmitgliedern mindestens über drei Generationen (Yehuda 2002). Transgenerationelle traumatische Ereignisse werden in Form von generalisierter Angst, einer Prädisposition für PTBS nach einem traumatischen Erlebnis und Mustern der Anspannung, Schmerz und körperlichen Krankheiten erlebt (Wolynn 2016/2017).

Verkörperung ist kein statisches oder unveränderliches Erlebnis. In Abhängigkeit von unseren Interaktionen mit unserer Umgebung befinden wir uns ständig im Fluß. Wir fühlen uns in unserem Körper unterschiedlich, je nachdem, wie gut wir beispielsweise geschlafen oder was wir gegessen haben. Außerdem wird unser Befinden auch durch den Ort, an dem wir uns aufhalten, beeinflußt. Stellen Sie sich einmal vor, wie Sie sich an einem Strand fühlen und wie im Gegensatz dazu in einem Bürogebäude. Dieses Konzept, *Interkorporalität* genannt, trägt der Tatsache Rechnung, daß unsere Verkörperung aus einer sich ständig verändernden Beziehung zwischen uns und unserer Umgebung resultiert (Merleau-Ponty 1962/1966; Tanaka 2015). Darüber hinaus stellt die Interkorporalität die Vorstellung in Frage, daß wir über ein eigenständiges, inneres Bewußtsein verfügen. Bezogen auf die Psychotherapie erkennen wir, daß sich unsere Verkörperung in Reaktion auf unsere Klienten ständig verändert und anpaßt. Vielleicht ist Ihnen schon einmal aufgefallen, daß Sie sich bei bestimmten Klienten unerklärlicherweise ständig müde fühlen, auch wenn Sie in der vorausgegangenen Nacht gut und lange genug geschlafen haben. Andere Klienten rufen bei Ihnen ein Gefühl der Rastlosigkeit hervor. Wie in Kapitel 4 erläutert wurde, kommt es nicht selten vor, daß sich unsere Körperempfindungen parallel zum verkörperten Erleben unserer Klienten verändern, ein Phänomen, das *somatische Resonanz* genannt wird (Keleman 1987/1990).

Weiterhin spiegelt die Verkörperung unserer Klienten, was sie in ihrer Beziehung zu uns erleben. Denken Sie stets daran, daß sich alle unsere kulturell und sozial geprägten Erlebnisse in unserem Körper niederschlagen (Bennett & Castiglioni 2004; Kimmel 2013; Nickerson 2017). **Die Haltung unserer Klienten, wie sie mit Blickkontakt umgehen, ihre Gestik und wie sie den Raum nutzen – all dies läßt sich nicht von den Dynamiken von Macht und Privilegien trennen, die in ihrem Leben außerhalb und innerhalb des Therapieraums zum Ausdruck kommen.** Wir müssen bedenken, daß die Unfähigkeit von Klienten, frei zu sprechen oder Raum zu beanspruchen, ihren Mangel an Sicherheit im Therapieraum spiegeln kann. Dieser Dynamiken sollten Sie bewußt bleiben, wenn Sie sich der nächsten Übung zuwenden, die Sie dazu anregen soll, achtsam verkörperte relationale Erlebnisse zu untersuchen, die im Laufe einer Therapie auftauchen und mit subtilen Veränderungen der Haltung, der Atmung, des Umgangs mit Blickkontakt, der Bewegung, der Raumnutzung und des Stimmklangs einhergehen.

HEILUNGSFÖRDERNDE ÜBUNG – *Seite 1*

## Beobachten nonverbaler Kommunikation in der Therapie

Die folgende Übung will Ihnen helfen, sich Ihres eigenen somatischen Erlebens in Therapiesitzungen bewußt zu werden und gleichzeitig die nonverbale Kommunikation Ihrer Klienten zu beobachten. Erforschen Sie, wie es sich anfühlt, das somatische Gewahrsein in Therapiesitzungen zu verbessern. So wie bei allen auf das Körpergewahrsein zielenden Übungen geht es auch hier darum, sich mit den folgenden Fragen neugierig und ohne zu urteilen zu befassen. Möglicherweise werden Sie feststellen, daß Ihre Körpersprache im Umgang mit verschiedenen Klienten sehr unterschiedlich ist.

- Achten Sie auf Ihre Haltung und darauf, ob Sie sich auf Ihrem Sitz vor- oder zurücklehnen. Wie wohl fühlen Sie sich in Ihrem Körper? Fühlen Sie sich von Ihrer Wirbelsäule unterstützt? Ist Ihr Zentrum aktiv? Fühlen Sie sich kollabiert oder nicht gestützt? Fühlen Sie sich eingeengt oder angespannt?
- Beobachten Sie die Haltung Ihrer Klienten. Lehnen diese sich auf ihrem Sitz vor oder zurück? Wirken sie in sich zusammengesunken? Wirkt ihre Haltung starr? Oder machen sie einen entspannten und natürlichen Eindruck? Erkennen Sie Veränderungen ihrer Haltung, die auf Veränderungen ihrer Emotionen oder ihres physiologischen Erregungszustandes hindeuten?
- Achten Sie darauf, wieviel Raum Sie beanspruchen. Erkennen Sie ein Bedürfnis, sich kleiner zu machen? Fühlen Sie sich hinsichtlich der Nutzung von Gesten oder der Körpersprache ungewöhnlich ungehindert?
- Beobachten Sie, wie Ihre Klienten den verfügbaren Raum nutzen. Nehmen sie nur einen kleinen Teil des Raumes in Anspruch? Besetzen sie viel Raum? Was fällt Ihnen am Ausdruck ihrer Arme und Hände beim Sprechen auf? Können Sie Veränderungen hinsichtlich ihrer Bewegungen feststellen, die auf einer Veränderung ihrer Emotion oder ihres physiologischen Erregungszustandes hindeuten?
- Beachten Sie, wie stark Sie sich während der Therapiesitzung bewegen. Fällt Ihnen ein Drang zum Zappeln auf? Verändern Sie ständig die Position Ihrer Beine? Greifen Sie häufiger zum Wasserglas oder Teebecher als gewöhnlich? Bewegen Sie sich weniger als normalerweise?

HEILUNGSFÖRDERNDE ÜBUNG – *Seite 2*

## Beobachten nonverbaler Kommunikation in der Therapie

- Beobachten Sie die Bewegungen Ihrer Klienten. Bewegen sie sich stark im Raum? Oder sitzen sie still? Bewegen sie ständig die Hände? Oder wirken ihre Beine und Füße rastlos? Kommen die Klienten Ihnen lethargisch oder träge vor? Fallen Ihnen bei Klienten Veränderungen hinsichtlich der Bewegungen auf, die eine emotionale Veränderung oder einen Wandel ihres physiologischen Erregungszustandes vermuten lassen?
- Achten Sie auf den Klang Ihrer Stimme und darauf, ob Sie beim Sprechen eine Behinderung in der Kehle spüren. Stellen Sie fest, ob Sie den Drang, schnell zu sprechen, verspüren. Ist Ihre Stimme lauter oder leiser als sonst?
- Beobachten Sie, wie Ihre Klienten das Sprechen nutzen. Fällt Ihnen irgendeine Beeinträchtigung oder eine ungewöhnliche Intensität ihrer Stimme auf? Sprechen sie erkennbar schnell oder langsam? Hat ihre Stimme eine normal steigende und fallende Sprachmelodie? Oder klingt sie gleichmäßig flach? Fallen Ihnen Veränderungen des Stimmklangs auf, die eine veränderte emotionale oder physiologische Erregung vermuten lassen?
- Achten Sie auf Veränderungen Ihres Atemmusters. Wirkt Ihre Atmung flach oder eingeschränkt? Oder atmen Sie frei und leicht?
- Beobachten Sie die Atemmuster Ihrer Klienten. Erkennen Sie Veränderungen hinsichtlich der Tiefe oder des Timings ihrer Atmung, die auf eine veränderte emotionale oder physiologische Erregung zurückzuführen sein könnten?
- Achten Sie auf Ihre Art, Blickkontakt zu nutzen. Verspüren Sie einen Drang, Ihren Klienten nicht anzuschauen? Haben Sie das Gefühl, es sei notwendig, Klienten ständig direkt anzusehen?
- Beobachten Sie, wie Ihre Klienten Blickkontakt nutzen. Vermeiden sie Blickkontakt generell? Wirken ihre Augen, als wären sie auf Sie oder ein Objekt im Raum fixiert? Fallen Ihnen Veränderungen des Blickkontakts auf, die emotionale oder physiologische Veränderungen vermuten lassen?

## Stärken der Wahrnehmung von Nähe

Somatisch orientierte Therapeuten können sich um eine Atmosphäre der Sicherheit in der therapeutischen Beziehung unter anderem bemühen, indem sie Interventionen nutzen, die sich auf die Nähe zwischen Therapeut und Klient beziehen. *Nähe* beinhaltet in diesem Zusammenhang, wie wir den vorhandenen Raum nutzen, und es geht hier darum, darüber zu reflektieren, wie nah oder weit entfernt von unseren Klienten wir sitzen. Außerdem ermöglicht uns das Nähe-Bewußtsein, darauf zu achten, ob wir unserem Klienten direkt gegenüber oder in einem Winkel zu ihm sitzen. Veränderungen hinsichtlich der Nähe können sich in der Therapie sehr stark auf das Sicherheits- oder Bedrohungsgefühl von Klienten auswirken. Indem Sie mit Klienten verschiedene Positionierungen zueinander ausprobieren, ermöglichen Sie diesen, selbst herauszufinden, wieviel Raum sie brauchen, um sich sicher zu fühlen (Schwartz & Maiberger 2018/2020). Dies zu klären ist deshalb besonders wichtig, weil sich soziale und kulturelle Dynamiken auf unsere Art, den vorhandenen Raum zu nutzen, auswirken können. **Wenn ein Klient sich in der Vergangenheit häufig seiner Kraft beraubt, ins Abseits gedrängt oder entrechtet fühlte, können wir ihn stärken, indem wir ihm ermöglichen, über seine Sitzposition in Relation zu uns zu entscheiden.**

Außerdem muß eine Therapie einer gängigen Erwartung gemäß im Sitzen durchgeführt werden. Die therapeutische Arbeit an der Nähe im Sinne der somatisch orientierten Psychologie ermöglicht Klienten jedoch, auch im Stehen therapeutisch zu arbeiten. Die folgende Übung hilft Ihnen, die Nähe-Wahrnehmung zusammen mit Ihren Klienten zu erforschen. Es kann von Nutzen sein, wenn Therapeut und Klient ihre Stühle näher zueinander hin und weiter voneinander fort bewegen können. Sie können Klienten auch mitteilen, daß sie jede Sitzgelegenheit im Raum besetzen dürfen, auch die, auf der Sie selbst sitzen. Dadurch wird das Machtgefälle zwischen Therapeut und Klient verringert und die Zusammenarbeit gefördert.

HEILUNGSFÖRDERNDE ÜBUNG

## Erforschen der Nähe-Wahrnehmung

- Sie können jede Sitzgelegenheit in diesem Raum, auf der Sie sich wohlfühlen, benutzen. Ich kann mich darauf einstellen, wie Sie sich entscheiden.
- Nehmen Sie sich ein wenig Zeit, um sich zu vergegenwärtigen, welche Sitzposition Sie gewählt haben. Fühlen Sie sich mit Ihrer Wahl gut? Oder möchten Sie etwas daran verändern? Sie können sich gern näher zu mir hin oder weiter von mir weg setzen, und Sie können auch mich bitten, meine Position zu verändern. Aber vielleicht möchten Sie lieber in einem bestimmten Winkel zu mir oder neben mir sitzen.
- Wie empfinden Sie diese Positionen in Ihrem Körper? Was signalisiert Ihnen Ihr Körper bezüglich der Position, die Sie als besonders unterstützend empfinden?
- Prüfen Sie, was in Ihrem Körper vor sich geht, und stellen Sie fest, wie Sie sich im Moment im Sitzen fühlen. Wenn Sie möchten, können wir auch gemeinsam aufstehen und feststellen, wie das für Sie ist. Wir können aber auch untersuchen, wie Sie es empfinden, wenn wir uns von Angesicht zu Angesicht gegenübersitzen bzw. wenn wir in einem bestimmten Winkel zueinander oder Seite an Seite nebeneinander sitzen. Was empfinden Sie in den verschiedenen Positionen jeweils in Ihrem Körper? Welches Feedback gibt Ihnen Ihr Körper über die Position, in der Sie sich am besten unterstützt fühlen?

## Stärken somatischer Ressourcen

Im Sinne eines phasenorientierten Behandlungsansatzes bietet die somatische Psychologie Werkzeuge an, die das Sicherheitsempfinden von Klienten zu verbessern vermögen. **Nach Auffassung der somatischen Psychologie beeinflussen unsere Bewegungsmuster unser Empfinden dessen, wer wir in der Welt sind.** Wenn wir uns sicher fühlen, können wir uns entspannen, uns frei umherbewegen und die Welt erforschen, uns um das, was wir wollen, bemühen und von uns fernhalten, was wir nicht wollen. Fühlen wir uns hingegen nicht sicher, sind wir nicht in der Lage, mittels unseres Körpers zu einem Gefühl der Sicherheit oder zu gesunder Mobilität in Kontakt zu treten. Dies kann unsere Fähigkeit, tief zu schlafen, uns zu schützen, unsere Emotionen zu spüren und auszudrücken und anderen unsere Bedürfnisse mitzuteilen, beeinträchtigen. Im Rahmen der somatischen Psychologie können wir uns eine nährende Beziehung zu uns selbst und anderen Menschen mit Hilfe des so genannten *Satisfaction Cycle* (Aposhyan 2007) erschließen, der fünf Phasen umfaßt: Nachgeben (*Yielding*), Stoßen/Drängen (*pushing*), Streben, Ergreifen und Ziehen.

*Nachgeben* beinhaltet, daß wir unser eigenes Gewicht der Schwerkraft überantworten. Dies veranschaulicht die Vorstellung, daß ein Kind, das sich in Sicherheit fühlt, in den Armen liebevoller Eltern zu ruhen vermag. Charakteristisch für diesen Zustand ist eine entspannte Wachheit, die Ihnen ermöglicht, bewußt Unterstützung zu empfangen. Wenn Klienten in ihrer Kindheit Mißhandlungen oder Mißbrauch erlebt haben und deshalb auf ein Muster des Kämpfens fixiert sind, weisen ihre Muskeln manchmal starke Verspannungen auf, was ihnen erschwert, sich zu entspannen. Und wenn sie in einem Flucht-Muster gefangen sind, wirken sie eventuell sprunghaft oder aufgewühlt oder sind nicht mit ihren Empfindungen und Emotionen in Kontakt. Haben sie sich hingegen als Kinder hilflos gefühlt, sind sie möglicherweise in einem kollabierten Zustand gefangen. Nachgeben beinhaltet, eine entspannte Muskelaktivität zu fördern, was Menschen hilft, ihren Körper in Beziehung zur Schwerkraft zu spüren. Sie können dieses Gefühl verstärken, indem Sie in Ihrem Praxisraum eine schwere Decke bereitlegen und Klienten vorschlagen, diese zu benutzen. Bei der Yielding-Arbeit tauchen häufig Emotionen auf, weil dieser Prozeß Klienten ermöglicht, sich von schützenden somatischen Mustern zu lösen, die sie früher einmal brauchten, um sich sicher fühlen zu können.

Sobald wir uns der Schwerkraft überantworten können, können wir in unsere Verbindung zur Erde *hineinstoßen*, was uns zu spüren ermöglicht, wo wir selbst im Raum beginnen und enden. Stoßen mit Armen und Beinen hilft uns, uns zu unterstützen und uns unserer Unabhängigkeit zu versichern, was für Traumatisierte besonders wichtig ist, weil sie oft Schwierigkeiten mit Grenzen haben. Insbesondere fällt es ihnen häufig schwer, ihre eigenen Grenzen zu verteidigen; oder sie grenzen sich sehr strikt ab und halten so ihre Mitmenschen auf Distanz. **Eine gesunde Beziehung zum Stoßen/Drängen zu entwickeln kann Klienten helfen, sich mit flexiblen Grenzen vertraut zu machen, die sie nutzen können, um sich zu schützen, und die sie durchlässig machen können, um mehr Nähe zu anderen Menschen zu ermöglichen.** Wir können mit dem Stoßen experimentieren, indem wir Druck auf unsere Beine und Füße ausüben. Beispielsweise hilft Wandsitzen Klienten, starke Emotionen oder Körperempfindungen besser zu tolerieren. Dieses Verfahren ermöglicht Klienten, die zur Dissoziation neigen, sich geerdet und auf das Hier und Jetzt hin orientiert zu fühlen. Wir können auch mit den Armen stoßen und den Druck dann wieder lösen, um die Fähigkeit zur Selbstbehauptung zu stärken oder die Defensivmechanismen der Klienten zu lockern.

Sind die Fähigkeiten nachzugeben und zu stoßen gut entwickelt, können wir zu anderen hin *streben (reach out)*, ohne uns selbst zu verlieren. Hierzu können Sie sich vorstellen, wie ein Kind, das sich geliebt und unterstützt fühlt, zu seinen liebevollen Eltern in Kontakt tritt. **Dieses Streben ermöglicht uns, unsere Neugier auf die Welt, die uns umgibt, auszudrücken, uns auf das, was wir wollen, zuzubewegen, uns um andere zu kümmern oder sie um etwas zu bitten, das wir uns von ihnen wünschen.** Wurde ein Kind jedoch wiederholt zurückgewiesen, wenn es versuchte, zu seinen primären Bezugspersonen Kontakt aufzunehmen, kann es von einem Gefühl der Scham oder Hilflosigkeit ins Erwachsenenalter begleitet werden, das in einer mangelnden Bereitschaft, sich anderen Menschen zu öffnen, zum Ausdruck kommen kann. Dies kann Lethargie oder eine schwache Motivation zur Folge haben. Wir müssen mit unserem Zentrum verbunden bleiben, damit unser Streben nicht das Gefühl in uns hervorruft, wir hätten uns weit über unsere Grenzen hinausbewegt oder wären nicht mit uns selbst verbunden.

*Ergreifen* und *ziehen* sind zwei Bewegungsmuster, die zusammen die Kluft zwischen uns und der Welt überbrücken. Indem wir ergreifen und ziehen, können wir das, was wir uns von der Welt wünschen, zu uns bringen. Diese Aktivitäten müssen mittels der vorherigen Phasen des Satisfaction-Cycle stabilisiert werden; andernfalls kann unser Ergreifen hektisch werden, uns frustrieren und erschöpfend wirken. So ergreifen wir häufig mehr, als wir verdauen können. Es ist, als würden wir uns an einem Buffet zu viel auf den Teller laden. Wir verlieren dann die Fähigkeit, das, was wir haben, wirklich aufzunehmen und zu würdigen, oder uns durch das, was wir erleben, genährt zu fühlen. Gegen diesen Mangel an Zufriedenheit hilft, bewußt zur Übung des Nachgebens zurückzukehren, was uns die Verlangsamung unserer Aktivitäten und die Verarbeitung dessen, was wir aufgenommen haben, ermöglicht.

Die folgenden Übungen erschließen somatische Ressourcen, die Klienten helfen, eine für sie sichere Verbindung zu ihrem Körper herzustellen. Die Interventionen dienen einer erlebensbasierten Erforschung der Aktivitäten im Rahmen des Satisfaction-Cycle. Ich empfehle, sich in einer Therapiesitzung jeweils nur mit einer dieser Bewegungsinterventionen zu beschäftigen. Im Idealfall ist die Integration jedes Bewegungsmusters in einer Sitzung für das Erleben des Klienten relevant. Zwar wird jede Bewegung entwickelt, um dem Klienten zu helfen, eine neue verkörperte Ressource zu entdecken, doch ist es auch wichtig, den Interventionen mit einer Offenheit dem Unbekannten gegenüber zu begegnen, die es dem authentischen Erleben des Klienten ermöglicht, den Verlauf der Sitzung zu lenken. Wenn Sie den Klienten beispielsweise dazu anhalten, sich in seine Unterstützung hinein zu entspannen, könnte er Ihnen eröffnen, daß er sich fürchtet oder sich nicht entspannen kann. In diesem Fall können Sie die Furcht erforschen und bestehende Muster der Muskelanspannung untersuchen, je nachdem, wie das Toleranzfenster des Klienten mit Unbehagen fertig wird. Sie können den Klienten aber auch zu reorientieren versuchen, indem sie ihm signalisieren, daß er im Therapieraum sicher ist, und ihm so Wahlmöglichkeiten und das Containment wieder erschließen (so wie es in Kapitel 2 erläutert wurde).

HEILUNGSFÖRDERNDE ÜBUNG

## Somatische Ressourcen durch Herstellen einer Verbindung zur Unterstützung stärken

- Wären Sie bereit, mit Bewegungen zu experimentieren, die darauf zielen, sich in die Unterstützung hinein zu entspannen? Achten Sie bei diesem Prozeß darauf, was Sie wahrnehmen. Es gibt keine richtige oder falsche Reaktion. Erforschen Sie im Sitzen, wie Sie auf Ihrer Berührungsfläche mit dem Stuhl (oder mit der Couch) ruhen. Machen Sie sich bewußt, wie es sich anfühlt, vom Stuhl von unten unterstützt zu werden. Können Sie zulassen, daß Sie die Unterstützung der Stuhllehne spüren? Achten Sie auf unnötige Anspannung, die Sie daran hindert, an dieser Unterstützung zu ruhen. Oder stellen Sie fest, ob Sie einen Drang zu kollabieren verspüren.
- Sind im Laufe dieses Prozesses irgendwelche Emotionen aufgetaucht? Wenn ja, hätten Sie dann Lust, dieses ... *[z. B. Muster der Anspannung, Gefühl des Kollabierens, Gefühl der Furcht]* zu erforschen?

HEILUNGSFÖRDERNDE ÜBUNG

## Somatische Ressourcen durch Erdung stärken

- Wären Sie bereit, mit Bewegungen zu experimentieren, die auf Erdung zielen? Achten Sie während dieser Arbeit nur auf das, was in Ihnen auftaucht. Es gibt keine richtige oder falsche Reaktion. Wir werden nun gemeinsam aufstehen und uns einen Platz suchen, wo wir uns gegen die Wand »setzen« können. Probieren Sie aus, wie tief Sie in die Hocke gehen müssen, damit es sich für Sie richtig anfühlt, und pressen Sie den Rücken gegen die Wand. Atmen Sie einige Male tief, pressen Sie die Füße fest gegen den Boden, und lassen Sie zu, daß sich die Muskeln in Ihren Beinen anspannen. Stellen Sie fest, wie Sie in dieser Sitzhaltung atmen müssen. Und atmen Sie dann mehrmals in dieser Haltung, und erheben Sie sich wieder, sobald Sie dazu bereit sind. *[Bei manchen Klienten ist es von Nutzen, wenn sie etwa eine Minute in dieser Position bleiben.]* Achten Sie, wenn Sie sich erheben, auf Empfindungen in Ihren Beinen. Nehmen Sie sich ein wenig Zeit, um Ihre Beine zu beugen und zu strecken.
- Wessen sind Sie jetzt gewahr? Vielleicht fühlen Sie sich ein wenig zittrig, oder Sie fühlen sich lebendiger. Geben Sie den auftauchenden Gefühlen Raum.

HEILUNGSFÖRDERNDE ÜBUNG

## Somatische Ressourcen durch Grenzbewußtheit stärken

- Wären Sie bereit, mit Bewegungen zu experimentieren, die Sie mit Ihren Grenzen in Kontakt bringen sollen? Achten Sie während dessen nur darauf, was in Ihnen auftaucht. Es gibt keine richtige oder falsche Reaktion auf die Übung. Ich möchte, daß wir jetzt gemeinsam aufstehen und daß Sie dann Ihre Hände gegen die Wand drükken. Sie können damit experimentieren, sich durch Ihre Arme zu strecken und die Ellbogen zu beugen. Erforschen Sie die Positionierung Ihrer Füße. Sie können auch die Knie beugen und Druck in Richtung der Füße aufbauen, während Sie sich gegen die Wand drücken.
- Stellen Sie sich vor, daß Sie eine Grenze setzen, indem Sie alles, was Sie nicht wollen, von sich wegstoßen. Stellen Sie fest, wie es sich anfühlt, »Nein!« oder »Geh weg!« zu sagen. Wenn Sie die Arme entspannen, können Sie sich vorstellen, daß Sie Raum schaffen, um sich zu entspannen. Verringern Sie den Druck allmählich, und achten Sie auf Empfindungen, die irgendwo in Ihrem Körper auftauchen. Geben Sie allen auftauchenden Gefühlen Raum.

HEILUNGSFÖRDERNDE ÜBUNG

## Stärken somatischer Ressourcen durch Erstreben und Empfangen

- Wären Sie bereit, einige Bewegungen zu erproben, die Sie mit der Welt in Kontakt bringen? Wählen Sie ein Objekt in diesem Raum, zu dem Sie in Kontakt treten möchten. *[Das kann eine Tasse oder ein Kissen sein.]* Strecken Sie nun zunächst die Arme vor dem Körper aus. Achten Sie nur darauf, was dabei in Ihnen auftaucht. Es gibt keine richtige und keine falsche Reaktion. Achten Sie darauf, wie es sich anfühlt, nach etwas zu streben, dem Sie näherkommen wollen. Achten Sie darauf, ob bei Ihnen Emotionen auftauchen oder ob Sie den Drang zu kollabieren verspüren.
- Wenn das passiert, möchten Sie es ... *[z. B. Traurigkeit, Furcht vor Zurückweisung, Gefühl des Kollabierens]* dann erforschen? Sie können das Objekt ergreifen und näher zu sich bringen. Wenn Sie es in Ihre Nähe befördert haben, dann halten Sie inne, und achten Sie darauf, wie es sich anfühlt, dieses Objekt vollständig anzunehmen. Nehmen Sie sich auch jetzt wieder die Zeit, auftauchende Emotionen zu registrieren.

## Das Gewahrsein der eigenen Haltung verstärken

In der somatischen Psychologie versuchen wir herauszufinden, wie der Körper die durch frühere Erlebnisse angesammelten Lasten trägt. Dies zeigt insbesondere unsere Haltung, die oft dem Einfluß unserer Emotionen und Erinnerungen unterliegt. Beispielsweise fühlen sich Menschen, deren Blick zu Boden gerichtet ist, deren Schultern nach vorn eingerollt sind und deren Rumpf in sich zusammengesunken ist, wahrscheinlich depressiv oder hilflos. Sie können sich eher an Situationen erinnern, in denen sie sich so gefühlt haben. Hingegen sind Menschen, die ihre Arme vor der Brust verschränken und in einer unnachgiebigen Haltung verharren, eher von ihren Gefühlen abgeschnitten.

Wir können die Körperhaltung als eine Form impliziter Erinnerung verstehen. Beispielsweise ist die muskuläre Anspannung, die entsteht, wenn Menschen sich bereit machen, eine Bedrohung abzuwehren, direkt mit der sensorischen Information verbunden, die anläßlich eines traumatischen Ereignisses enkodiert wurde. Diese Körper-Geist-Verbindung können wir unter anderem erforschen, indem wir langsam und bedächtig unsere Haltung verändern und dabei auf gleichzeitige Veränderungen unserer Gedanken und Emotionen achten. Dies ist der Sinn der nächsten Übung, die Klienten zum Experimentieren mit Haltungsveränderungen anregen soll. Es geht bei dieser Übung nicht nur darum, eine alte durch eine neue Haltung zu ersetzen. Vielmehr möchten wir, daß die Klienten unterschiedliche Haltungen erforschen, indem sie diese wiederholt ausführen und bewußt herausfinden, wie sie sich fühlen, so daß sie eine Wahl haben, wie sie sich durch die Welt bewegen wollen.

HEILUNGSFÖRDERNDE ÜBUNG

## Das Gewahrsein der Haltung stärken

- Wären Sie bereit zu einem kurzen Experiment, das die Körperhaltung betrifft? Wie bei allen Achtsamkeitsübungen empfehle ich Ihnen auch in diesem Fall, Neugier auf Ihr Erleben zuzulassen und es ohne jedes Urteil zu beobachten.
- Nehmen Sie sich ein wenig Zeit, um sich zu vergegenwärtigen, wie Sie auf Ihrem Stuhl sitzen. Nun möchte ich Sie bitten, sich nach vorn einzurollen. Lassen Sie die Schultern nach vorn fallen, und richten Sie den Blick auf den Boden. Statt gegen diese Haltung anzukämpfen, sollen Sie sie übertreiben. Sie können sich auch nach vorn zusammensacken lassen, bis Ihr Rumpf auf Ihren Beinen liegt. Begeben Sie sich beliebig oft in diese Position und wieder aus ihr heraus. Nehmen Sie sich Zeit, um festzustellen, wie Sie sich fühlen. Welche Emotionen oder Gedanken tauchen nun bei Ihnen auf? Kommt Ihnen an dieser Haltung etwas bekannt vor?
- Richten Sie Rumpf und Wirbelsäule nun wieder auf. Übertreiben Sie auch diese Haltung, als wären Sie ein Soldat, der sich darauf vorbereitet, in den Kampf zu ziehen. Rollen Sie die Schultern zurück, halten Sie die Arme straff, und achten Sie darauf, wie es sich anfühlt, Bauch und Brustkorb anzuspannen. Sie können sich beliebig oft in diese Haltung versetzen und sie wieder verlassen. Achten Sie auch diesmal auf eventuell auftauchende Emotionen oder Gedanken. Kommt Ihnen an dieser Haltung etwas bekannt vor?
- Lassen Sie sich nun eine offene, aber stützende Haltung finden. Lassen Sie zu, daß sich Ihr Blick sanft hebt. Stellen Sie fest, ob Sie sich von Ihrer Wirbelsäule und Ihrem Rumpf unterstützt fühlen; aber achten Sie darauf, wie es sich anfühlt, gleichzeitig Ihr Herz zu öffnen. Achten Sie auch jetzt wieder auf eventuell auftauchende Emotionen oder Gedanken. Kommt Ihnen an dieser Haltung etwas bekannt vor?
- Vielleicht verspüren Sie einen Impuls, sich in Richtung des Kollabierens zu bewegen oder sich im Bereich des Bauches und des Brustkorbs anzuspannen. Fahren Sie mit dieser Untersuchung so lange fort, bis eine aufrechte und gleichzeitig offene Haltung Sie weniger Mühe kostet.

## Sich heilende Bewegung wieder erschließen

Auf Empfindungen zu achten verstärkt nicht nur die Wahrnehmung von Mustern der Anspannung, sondern hilft Klienten auch, neue Bewegungen zu entdecken, die es ihnen ermöglichen, alte Verletzungen zu heilen. Manchmal erforschen Klienten spontan und aus sich heraus heilende Bewegungen. Beispielsweise legen sie dann ihre Hände auf den Brustkorb oder bringen durch eine Geste ihr Streben nach Verbundenheit zum Ausdruck. In solchen Augenblicken könnten wir ihnen empfehlen, ihre Aktivität zu verlangsamen und die Bewegungen zu wiederholen. Wenn wir uns langsam bewegen, spüren wir uns meist besser. Wir wiederholen diese Bewegungen, damit die Klienten das neue Bewegungsmuster integrieren können, aber wir wollen sicherstellen, daß sie nicht nur auf Autopilot, also nicht mit ihrem Körper verbunden, agieren.

Letztlich geht es um die Auflösung von Bewegungssequenzen, die Klienten in der Vergangenheit nicht haben vollenden können. Dies kann das innere Empfinden wecken, daß traumatische Erlebnisse aufgelöst werden. Beispielsweise könnte sich ein Klient vorstellen, er stoße einen Täter von sich weg, und gleichzeitig führt er mit seinen Armen eine stoßende Bewegung aus. Und wenn das Trauma eines Klienten darin besteht, daß er gefangen und nicht in der Lage war, einer für ihn gefährlichen Situation zu entfliehen, können wir dem Betreffenden helfen, sich eine Schrittbewegung zurückzuerobern und sich gleichzeitig vorzustellen, er laufe davon. Dies kann ein neues Gefühl einer gesunden physischen Mobilisierung erschließen.

Falls ein Klient in der Vergangenheit nicht in der Lage war, seine Stimme zu benutzen, können wir ihm vorschlagen, mit der Suche nach geeigneten Worten zu experimentieren oder ein Geräusch hervorzubringen, das eine Blockade in der Kehle auflöst. Erklärt ein Klient, er scheue sich, ein Geräusch zu erzeugen, können Sie ihm vorschlagen, mit ihm zusammen ein Geräusch zu erzeugen, weil dies seine Befangenheit verringern kann. Peter Levine beispielsweise empfiehlt, ein langes, langsames »wuuuh«-Geräusch zu produzieren und dabei lange auszuatmen (Levine 2010/2011). Dieses Geräusch aktiviert den Vagusnerv und das Parasympathische Nervensystem und ermöglicht es Klienten so, sich aus einem überstimulierten Zustand des Sympathischen Nervensystems oder aus einem dorsal-vagalen (Shutdown-)Zustand zu befreien.

Die nächsten Übungen helfen Klienten, über die Beziehung zwischen ihren Empfindungen und ihrer Traumageschichte zu reflektieren. Außerdem dienen sie dazu, Bewegungen zu erforschen, durch die sich stagnierende oder unvollendete Bewegungssequenzen auflösen lassen. Sie können diese Interventionen nutzen, um das somatische Gewahrsein von angespannten Bereichen, Taubheitsempfindungen oder schmerzenden Bereichen zu fördern, während Sie mit dem Klienten über traumatische Ereignisse aus seinem Leben sprechen. Weil nicht alle Aussagen für alle Situationen relevant sind, sollten Sie dieselben so auswählen und anpassen, daß sie sich für Ihren Klienten eignen.

HEILUNGSFÖRDERNDE ÜBUNG – *Seite 1*

## Umstrukturieren des Körpers durch achtsame Bewegung

- Wären Sie bereit, sich ein wenig Zeit zu nehmen, um Ihre Empfindungen zu erforschen? Sind Sie irgendwelcher angespannter Bereiche in Ihrem Körper bewußt?
- Manchmal ist es nützlich, die Anspannung in einem Körperbereich, der ohnehin angespannt ist, zu verstärken. Wenn Sie Angespanntheit in Ihrem Gesicht spüren, können Sie dieses vielleicht zusammenziehen oder herausfinden, was geschieht, wenn Sie den Mund weit öffnen und die Zunge herausstrecken. Wenn Sie Anspannung in den Armen spüren, können Sie die Hände zu Fäusten ballen und die Arme bis zum Brustkorb anspannen. Wenn Sie Anspannung in den Beinen empfinden, können Sie ausprobieren, wie es ist, die Beinmuskeln anzuspannen oder die Beine bis zum Brustkorb hochzuziehen. Gibt es noch andere Bewegungen, die Sie gern erforschen möchten und die dazu beitragen, die Empfindungen im betreffenden Körperbereich zu verstärken? Schaffen Sie Raum für alle auftauchenden Emotionen.
- Mir ist klar, daß Sie während des traumatischen Ereignisses nicht davonlaufen konnten. Hätten Sie Interesse zu erforschen, wie es sich jetzt anfühlt, wenn Sie sich vorstellen, daß Sie die Situation verlassen? Bewegen Sie Ihre Beine sehr bewußt, als ob Sie auf der Stelle gehen würden. Spüren Sie die momentane Bewegung in Ihren Beinen. Machen Sie sich bewußt, daß Sie nicht mehr in jener früheren Situation gefangen sind. Was taucht jetzt bei Ihnen auf?
- Tiere in der Wildnis schütteln sich nach bedrohlichen Erlebnissen. Stellen Sie fest, was passiert, wenn Sie Ihre Arme schütteln. Lassen Sie uns jetzt zusammen aufstehen und gemeinsam unsere Beine und Hüften schütteln. Atmen Sie noch ein paarmal tief, während Sie sich weiter schütteln, und kehren Sie dann in einen Zustand der Ruhe zurück. Stellen Sie fest, was Ihnen jetzt auffällt.
- Manchmal ist es nützlich, nach einem Geräusch oder nach Worten zu suchen, die einem Gefühl im Körper entsprechen. Könnte sich diese Körperempfindung in Worten äußern, was würde sie dann sagen? Falls Ihnen keine Worte einfallen, fällt Ihnen dann vielleicht ein passendes Geräusch ein? Wenn es Ihnen lieber ist, können Sie sich auch vorstellen, daß Sie ein Geräusch produzieren. Und wenn Sie möchten, können wir

HEILUNGSFÖRDERNDE ÜBUNG – *Seite 2*

## Umstrukturieren des Körpers durch achtsame Bewegung

auch gemeinsam versuchen, ein passendes Geräusch zu finden. Ich schlage Ihnen vor, beim Ausatmen ein langes und langsames »Wuuh« zu produzieren. Dabei können Sie sich den Klang eines Nebelhorns vorstellen. Achten Sie dabei darauf, wie dieses Geräusch in Ihrem Bauch, im Brustkorb und in der Kehle eine Vibration erzeugt. Es kann Ihnen helfen, sich aus einer Kampf-, Flucht- oder Erstarrungsreaktion zu befreien. Achten Sie nach dem Produzieren des Geräuschs auf Veränderungen der Empfindungen oder Emotionen.

HEILUNGSFÖRDERNDE ÜBUNG – *Seite 1*

## Umstrukturieren des Körpers durch Identifikation von empfindungstauben Bereichen

- Wären Sie bereit, den Bereich Ihres Körpers ein wenig zu erforschen, in dem Sie sich isoliert fühlen oder nichts empfinden? Falls es solch einen Bereich bei Ihnen gibt, kann es nützlich sein, die Hände auf diesen zu legen und die Aufmerksamkeit darauf zu richten.

- Ich empfehle Ihnen, zunächst ein paar Atemzüge lang die Hände gegeneinander zu reiben, bis Sie zwischen den Handinnenflächen eine gewisse Wärme spüren. Legen Sie die Handflächen dann über den Teil Ihres Körpers, den Sie nicht besonders gut spüren. Lenken Sie Ihren Atem und Ihr Gewahrsein in diesen Körperbereich.

- Sie brauchen eine Veränderung nicht zu erzwingen. Richten Sie nur Ihr Gewahrsein auf den Körperbereich, mit der Absicht, zu ihm in Verbindung zu treten. Falls durch diese Intention subtile Veränderungen hinsichtlich Ihrer Empfindungen oder Emotionen eintreten, dann versuchen Sie, diese nur zur Kenntnis zu nehmen.

- Vielleicht fallen Ihnen im Laufe dieses Prozesses Gedanken oder Gefühle auf. Beispielsweise könnten Sie fürchten, daß Sie zu keinerlei Gefühlen mehr in der Lage sind oder daß Sie dauerhaft nichts mehr empfinden. Sie könnten auch fürchten, daß Ihr gesamter Schmerz geballt zutage tritt, wenn Sie sich Ihren Gefühlen öffnen. Die Empfindungsunfähigkeit hat Ihnen vielleicht einmal geholfen, sich vor schmerzhaften Emotionen zu schützen, sie kann aber auch bewirken, daß Sie sich völlig abgeschnitten und unverbunden fühlen.

- Sie können ein für Sie persönlich angenehmes Tempo wählen, wenn Sie sich Ihre Fähigkeit zu fühlen wieder zu eigen machen. Zu diesem Zweck empfehle ich Ihnen, ein paarmal durchzuatmen, während Sie die Aufmerksamkeit auf den Teil Ihres Körpers richten, der sich taub anfühlt, und dann eine Pause einzulegen. Sobald Sie sich bereit fühlen, können Sie mit der Aufmerksamkeit erneut zu dem Körperbereich zurückkehren, der sich isoliert anfühlt.

- Es kann auch nützlich sein, Ihre Aufmerksamkeit auf einen Körperbereich zu richten, den Sie leichter spüren können. Stellen Sie fest, ob es in Ihrem Körper einen Bereich

HEILUNGSFÖRDERNDE ÜBUNG – *Seite 2*

## Umstrukturieren des Körpers durch Identifikation von empfindungstauben Bereichen

gibt, in dem Sie sich verbunden fühlen. Im Idealfall geht es darum, in Ihrem Körper einen Bereich zu finden, mit dem Sie positive Empfindungen verbinden. Vielleicht fühlen Sie sich mit Ihrem Herzen verbunden. Vielleicht finden Sie einen Körperbereich, den Sie mögen. Legen Sie Ihre Hände auf den Bereich, mit dem Sie sich verbunden fühlen, und atmen Sie mehrmals tief, um Ihr Gewahrsein darauf zu fokussieren. Wenden Sie die Aufmerksamkeit anschließend wieder dem Körperbereich zu, in dem Sie nichts empfinden. Und stellen Sie dann abermals fest, ob sich etwas verändert hat.

HEILUNGSFÖRDERNDE ÜBUNG

## Umstrukturieren des Körpers durch pendelndes Schmerzgewahrsein

- Wären Sie bereit, ein wenig Zeit darauf zu verwenden, Ihre Empfindungen zu registrieren und zu erforschen? Gibt es irgendwelche Bereiche, in denen Sie Schmerzen spüren? Manchmal entsteht Schmerz durch die Erinnerung an früher Erlebtes. Darum kann es sich handeln, wenn Ihr Schmerz kommt und geht oder wenn er in emotional besonders belastenden Situationen stärker wird.
- Bei der Arbeit an einer Schmerzempfindung im Körper kann es nützlich sein, mit dem Gewahrsein zwischen der schwer zu ertragenden Empfindung und einem Körperbereich, der sich entweder positiv oder neutral anfühlt, hin und her zu wechseln.
- Suchen Sie zunächst einen Bereich in Ihrem Körper, der nicht schmerzt. Im Idealfall finden Sie einen Bereich, den Sie entweder als positiv oder zumindest als neutral empfinden. Sobald Sie solch einen Bereich gefunden haben, können Sie feststellen, wie dieser Bereich sich anfühlt oder wie die Temperatur dort ist. Wenn Sie wollen, können Sie Ihre Hände auf den Körperbereich legen und dann einige Atemzüge lang die Aufmerksamkeit dort fokussieren.
- Sobald Sie sich bereit fühlen, können Sie die Aufmerksamkeit wieder auf den Teil Ihres Körpers richten, der Schmerz empfindet. Atmen Sie wieder einige Mal tief, und beobachten Sie den schmerzenden Bereich. Vielleicht stellen Sie fest, daß auch dieser Bereich eine bestimmte Textur oder Temperatur hat. Und entscheiden Sie auch hier wieder, ob Sie die Hände über diesen Körperbereich legen wollen. Atmen Sie erneut mehrmals tief, und richten Sie die Aufmerksamkeit auf diesen schmerzenden Bereich.
- Wechseln Sie mit der Aufmerksamkeit immer wieder zwischen den beiden Bereichen. Atmen Sie jeweils vier- oder fünfmal in die beiden Körperbereiche. Sie können sich vorstellen, daß Ihr Gewahrsein wie ein Pendel von der Schmerzempfindung zu der neutralen oder positiven Empfindung und zurück schwingt.
- Sobald Sie bereit sind, können Sie pausieren und feststellen, ob sich in dem schmerzenden Bereich Ihres Körpers etwas verändert hat.

# 8 Verarbeitung der Vergangenheit mit kognitiv-behavioraler Therapie und EMDR

In der gesamten Menschheitsgeschichte hat man das Geschichtenerzählen zu Heilzwecken genutzt. Wenn wir uns an einem sicheren Ort befinden, von dem wir wissen, daß man uns dort bedingungslos akzeptieren wird, kann es sehr stärkend wirken, über Ereignisse aus unserem Leben zu berichten. Indem wir immer wieder unsere Geschichte erzählen, können wir schwierige Phasen unseres Lebens durcharbeiten und Emotionen ausdrücken, die wir zum Zeitpunkt des Geschehens nicht gespürt haben. Indem wir uns die Zeit nehmen, um eine belastende Erinnerung durchzuarbeiten, verringern wir die Macht traumatischer Ereignisse über unser Leben. Wir erkennen dann an, daß diese Ereignisse vorüber sind und daß sie deshalb nun weniger Macht über uns haben.

Kognitiv-behaviorale Therapien (CBT) zählen zu den am besten erforschten Ansätzen für die Behandlung von PTBS und komplexen Traumata. Einige der bekannteren für die Traumabehandlung genutzten CBT-Ansätze sind die *Prolongierte Exposition* (Foa, Hembree & Rothbaum 2007/2014), die *Cognitive Processing Therapy* (Resick, Monson & Chard 2016) und die *Narrative Expositionstherapie* (Schauer, Neuner & Elbert 2011). Diese Therapien helfen den Klienten, mit dem Trauma zusammenhängende dysfunktionale Gedanken zu modifizieren, und manchmal auch, traumatische Erinnerungen so zu verarbeiten, daß sie keine Furchtreaktion mehr hervorrufen.

Eine weitere häufig für die Traumabehandlung genutzte Methode ist die EMDR-Therapie, die Elemente kognitiv-behavioraler, psychodynamischer und somatischer Therapien verbindet. EMDR hilft Klienten, durch Stimulation des dualen Gewahrseins die mit ihren traumatischen Erlebnissen verbundenen Vorstellungsbilder, Gedanken, Gefühle und Körperempfindungen zu verarbeiten (Shapiro 2018/2021). Wie bereits früher erläutert, ermöglicht duales Gewahrsein Klienten, der positiven Aspekte ihres Erlebens im gegenwärtigen Augenblick bewußt zu bleiben oder sich Erinnerungen an positive Erlebnisse zu vergegenwärtigen und gleichzeitig Erinnerungen an traumatische Ereignisse zu reaktivieren. EMDR verstärkt das duale

Gewahrsein durch kurze und langsame Serien bilateraler Stimulation, was in Form von Augenbewegungen, mit Hilfe taktiler Stimulation, durch Selbststimulation oder durch auditive duale Stimulation geschehen kann.

Statt eine bestimmte CBT-Methode der Verarbeitung von Erinnerungen besonders hervorzuheben, beschreibt dieses Kapitel Gemeinsamkeiten solcher Methoden – ein Ansatz, der auf unserem Verständnis neuronaler Netzwerke und der Entstehung traumatischer Erinnerungen basiert. Wie in Kapitel 2 beschrieben wurde, handelt es sich bei einem neuronalen Netzwerk um eine Gruppe miteinander verbundener Neuronen, die zusammen aktiviert werden, und von traumatischen Erinnerungen wird angenommen, daß beeinträchtigte neuronale Netzwerke sie aufrechterhalten, die von Erinnerungen an positive Ereignisse isoliert sind (Bergmann 2012). Ein sowohl CBT-Ansätzen als auch EMDR-Therapien gemeinsamer Faktor ist die Reaktivierung der mit traumatischen Erinnerungen assoziierten neuronalen Netzwerke, was Klienten die Möglichkeit gibt, belastende Erinnerungen zu reprozessieren, indem sie sich während der Exposition auf eine kognitive Neubeurteilung konzentrieren. Es geht darum, die Klienten zu desensibilisieren oder die emotionale oder somatische Belastung zu verringern, die sie erleben, wenn sie über das Ereignis reflektieren.

Bei Behandlungsansätzen, die auf die Reprozessierung von Erinnerungen zielen, werden die Klienten aufgefordert, über traumatische Erlebnisse zu sprechen oder sich schriftlich darüber zu äußern, was ihnen die Möglichkeit gibt, sich mit dem Erlebten assoziierte Vorstellungsbilder, sensorische Details, Gedanken und Gefühle zu vergegenwärtigen. Manchmal stellen sich die Klienten das Ereignis nur vor, weil sie dessen Einzelheiten nicht mündlich beschreiben wollen. Es geht darum, bei der Verarbeitung traumatischer Ereignisse neue Informationen ins Spiel zu bringen, durch welche die negativen Überzeugungen und unzutreffenden Schlußfolgerungen in Frage gestellt werden, die der Klient aufgrund seiner traumatischen Erlebnisse entwickelt hat. Auf viele Menschen wirkt das Reprozessieren einer Erinnerung mittels Exposition und Desensibilisierung stärkend, weil ihnen auf diese Weise klar wird, daß die Vergangenheit keine Macht mehr über sie hat.

Allerdings kommt es vor, daß sich Klienten mit einer C-PTBS durch die Prolongierte Exposition oder durch auf Desensibilisierung zielende Interventionen überflutet oder destabilisiert fühlen. Deshalb muß die erste Behandlungsphase oft verlängert werden, damit die Klienten die positiven Ressourcen entwickeln können, die sie brauchen, um ein inneres Empfinden von Sicherheit und Stabilität entwickeln zu können. Sind Klienten bereit, mit Phase zwei der Traumabehandlung zu beginnen, kann es immer noch vorkommen, daß wir das Verarbeitungstempo durch modifizierte Expositions- und Desensibilisierungsansätze verringern müssen. Die in diesem Kapitel vorgestellten Übungen sollen den Klienten helfen, positive Ressourcen zu entwickeln, sich der kognitiven Neubeurteilung zu widmen und in einer Atmosphäre von Sicherheit traumatische Erinnerungen zu reprozessieren, um zur emotionalen Auflösung zu gelangen.

## Die neuronalen Netzwerke des Traumas

In Kapitel 2 wurde bereits erläutert, daß alle unsere Erinnerungen in neuronalen Netzwerken enkodiert werden, welche die sensorischen Erlebnisse zum Zeitpunkt des Geschehens enthalten; dazu zählen mit dem Ereignis assoziierte Anblicke, Geräusche, Gerüche, Geschmäcke, Emotionen und Körperempfindungen. Diese neuronalen Netzwerke umfassen verschiedene Bereiche des Gehirns, die den verschiedenen sensorischen Aspekten unseres Erlebens entsprechen. Man kann sich den Abruf von Erinnerungen als Rekonstruktion eines neuronalen Netzwerks vorstellen, in dem wir die verschiedenen Informationsbruchstücke zusammensetzen. Wir reaktivieren also im ganzen Gehirn Neuronen, um uns unser Erlebnis wieder ins Gedächtnis rufen zu können.

Normale Alltagserinnerungen enthalten Lücken hinsichtlich der Repräsentation des Erlebten. Solche Lücken können im Fall von Traumata, die in der Entwicklungszeit entstanden sind, und bei C-PTBS größer sein. Manchmal erinnern sich Menschen nur bruchstückhaft an ein Ereignis oder können nur vage somatische Empfindungen identifizieren. Sie füllen dann die Lücken durch Schlußfolgerungen sowie durch Wissen, das sie anläßlich anderer Erlebnisse erworben haben, oder durch begründete Vermutungen darüber, was höchstwahrscheinlich geschehen ist. Wie wir uns an ein Ereignis erinnern, unterliegt auch dem Einfluß unseres aktuellen emotionalen Zustandes, unserer äußeren Umgebung und der Menschen, mit denen wir interagieren. Angesichts der Formbarkeit des Gedächtnisses müssen Therapeuten sich davor hüten, die Entwicklung falscher Erinnerungen zu fördern, indem sie Ereignisse suggerieren oder vermuten, von denen weder wir noch unsere Klienten wissen, ob sie tatsächlich (so) stattgefunden haben.

Bei jedem Abruf einer Erinnerung reaktivieren wir ein neuronales Netzwerk, und wenn sich ein neuronales Netzwerk entwickelt hat, besteht eine hohe Wahrscheinlichkeit, daß wir dieses auch in Zukunft wieder aktivieren werden. Beispielsweise kann ein Geruch oder Geräusch bewirken, daß ein Mensch mit einer C-PTBS belastende Symptome wiedererlebt, bei ihm ein Flashback ausgelöst wird und die mit belastenden Emotionen wie Furcht oder Rage verbundenen neuronalen Netzwerke reaktiviert werden. Dadurch wird das mit der traumatischen Erinnerung verbundene Leiden verstärkt, was wiederum das entsprechende neuronale Netzwerk stärkt. Deshalb haben Klienten mit einer C-PTBS, die keine ausreichende Unterstützung erhalten, Schwierigkeiten, sich als kognitiv aufbauend und emotional adaptiv zu erleben. Möglicherweise fällt es ihnen schwer, neue, positive Informationen mit ihrem aktuellen furchtbasierten Zustand in Einklang zu bringen (Shapiro 2018/2021).

Einem prädiktiven Modell der Erinnerungsverarbeitung zufolge haben Erinnerungen primär die Funktion, uns zu helfen, unser nächstes Erlebnis vorauszusagen oder vorherzusehen, wobei solche Voraussagen unser Überleben sichern (Chamberlain 2019). Werden wir jedoch mit neuen Informationen konfrontiert, die unseren Erwartungen zuwiderlaufen, besteht eine Diskrepanz zwischen unseren Voraussagen und den aktuellen Informationen. Bei Menschen mit einer C-PTBS kann die Förderung der Entwicklung positiver Überzeugungen, Emotionen und somatischer Erlebnisse einen paradoxen Zustand begünstigen, der ihren Erwartungen aufgrund furchtbasierter Erinnerungen widerspricht. Indem wir diesen Zustand kognitiver Dissonanz hervorrufen, werden die Klienten gezwungen, ihre Zukunftserwartungen zu revidieren. Da kognitive Dissonanz die Neuroplastizität aktiviert, können die Klienten Veränderungen in ihren neuronalen Netzwerken herbeiführen (Tryon 2014). Als Therapeuten können wir diese transformatorischen Augenblicke nutzen, indem wir die Klienten dazu anregen, das »Unbekannte« als Chance zur Veränderung zu tolerieren.

**Fordern wir Klienten in einer sicheren und sie unterstützenden Umgebung auf, über eine traumatische Erinnerung zu reflektieren, können wir außerdem neue Informationen ins Spiel bringen, die das mit traumatischen Erinnerungen verbundene Gefühl einer drohenden Gefahr verringern.** Wir profitieren also von der Möglichkeit, neuronale Netzwerke zu verändern, indem wir sie um korrigierende Informationen erweitern, die das Erleben einer Auflösung ermöglichen. Wie bereits erwähnt, ist Erinnerung formbar, weil sie durch innere und äußere Faktoren beeinflußt wird. Wenn wir Klienten zur Reflexion über traumatische Erinnerungen anregen, können wir uns vorstellen, daß sie ein Dokument auf einem Computer öffnen und die darin enthaltenen Informationen modifizieren oder revidieren, bevor sie die veränderte Version des Dokuments wieder abspeichern (Ecker et al. 2012/2016).

## Positive Ressourcen entwickeln

Menschen mit komplexen Traumata haben stärkere Schwierigkeiten mit Expositionsbehandlungen und erinnerungsfokussierten Behandlungsansätzen. Gehen wir zu schnell vor, fühlen sie sich oft in Gefahr oder werden retraumatisiert, was wiederum zu vorzeitigen Behandlungsabbrüchen führen kann oder dazu, daß sie das Vertrauen zu einer letztendlich positiven Wirkung der Therapie verlieren. Einem phasenorientierten Ansatz entsprechend legt das in diesem Buch empfohlene integrative Behandlungsmodell besonderen Wert darauf, Stabilität und Sicherheit der Situation des Klienten zu gewährleisten, bevor mit der Reprozessierung traumatischer Erinnerungen begonnen wird. Deshalb ist Phase 1 oft die längste und wichtigste einer C-PTBS-Behandlung. Vor Beginn der Arbeit an traumatischen Erinnerungen wollen wir sicherstellen, daß die Klienten bereit sind, sich mit für sie problematischen Gedanken, Emotionen und Empfindungen zu konfrontieren. Dies gilt insbesondere für Klienten, bei denen die Gefahr selbstschädigenden Verhaltens oder von Substanzmißbrauch besteht.

Sinn und Zweck der *Ressourcenentwicklung* ist, den Zugang der Klienten zu positiven Zuständen zu stärken, ihre Fähigkeit zur Emotionsregulierung zu verbessern und ihnen das Gefühl zu vermitteln, daß sie selbst darüber entscheiden können, wann und wie sie an traumatische Erlebnisse denken. Tatsächlich befürwortet ein großer Teil der Literatur über CBT und EMDR die Integration von Bewältigungsfertigkeiten und positiven Ressourcen in die C-PTBS-Behandlung (Jackson, Nissenson & Cloitre 2009; Shapiro 2018/2021). Klienten entwickeln positive Ressourcen, wenn sie sich sicher fühlen, eine Verbindung zu ihrem Therapeuten unterhalten, sich in achtsamer Körperwahrnehmung erden, sich auf ihr Erwachsenen-Ich hin orientieren, sich nährende oder beschützende Verbündete vorstellen und auf konstruktive, bestätigende Überzeugungen fokussieren, die sie selbst in der Welt betreffen.

Beispielsweise können Sie Klienten dazu anregen, sich eine Situation vorzustellen, in der sie sich sicher fühlten, und dann auf die damit verbundenen Vorstellungsbilder, Gedanken, Emotionen und Körperempfindungen zu achten. Kann sich ein Klient nicht an eine Situation erinnern, in der er sich sicher fühlte, kann er sich auch eine imaginäre Situation oder einen entsprechenden Ort vorstellen. Sie können Klienten auch helfen, eine solche positive Vorstellung mittels geführter Entspannungsübungen und Zwerchfellatmung zu verstärken. Indem Klienten einen solchen positiven Zustand erleben, erzeugen sie ein neues neuronales Netzwerk oder verstärken ein bestehendes, indem sie es mit dem positiven Zustand assoziieren.

Klienten mit einer C-PTBS haben manchmal zunächst Schwierigkeiten mit dem Entwickeln positiver Ressourcen, weil sie das Erleben von Sicherheit und Verbundenheit als bedrohlich empfinden. Solche nährenden Erlebnisse können bei ihnen Emotionen wie Traurigkeit hervorrufen oder Erinnerungen an Situationen wecken, in denen sie zurückgewiesen wurden oder allein waren. Klienten mit komplexen Traumata nutzen oft verstärkt defensive Bewältigungsmechanismen, die sie daran hindern, die nährende Zuwendung anderer Menschen oder der Welt an sich heranzulassen. Einige empfinden es als zu riskant, das »Gute« an sich heranzulassen, weil sie sich dazu schutzlos machen müßten, und sie glauben nicht, daß sie mit noch mehr Schmerz fertig werden könnten. In solchen Fällen müssen wir mit unserer Arbeit langsam vorgehen und den Betreffenden helfen, gegenüber positiven Emotionen und entsprechenden somatischen Empfindungen eine größere Toleranz zu entwickeln. Letztlich können wir ihnen helfen, ihre Aufmerksamkeit länger auf positive Emotionen zu richten und so ihre Toleranz gegenüber diesen nährenden Empfindungen allmählich zu vergrößern.

Um Klienten zu helfen, Sicherheit und Stabilisierung zu erreichen, können Sie sich noch einmal den Übungen der vorherigen Kapitel zuwenden, die zur Ressourcenstärkung durch relationale Arbeit, Achtsamkeitsübung, Teilearbeit und somatische Therapie beitragen. Darüber hinaus können die nächsten beiden Übungen Klienten helfen, Verbundenheit mit einem positiven Zustand zu entwickeln. In der ersten geht es um die Vorstellung eines realen oder imaginären Ortes, an dem Klienten sich sicher, entspannt, friedlich und ruhig fühlen können. Im Rahmen dieser Übung können Sie die *Butterfly-Hug* genannte Selbststimulationstechnik *(Self-Tapping)* einführen, die mit Hilfe der EMDR-Methode der bilateralen Stimulation das Nervensystem beruhigt. Verändert sich der Gefühlszustand des Klienten beim Self-Tapping zum Negativen, können Sie ihn bitten, innezuhalten und zu untersuchen, ob die Visualisation eines friedlichen Ortes durch intrusive Gedanken oder Vorstellungsbilder gestört wurde.

Die zweite im folgenden beschriebene Übung ist eine Lebensbaumzeichnung, die sich mit den problematischen und positiven Erlebnissen des Klienten befaßt. Sinn und Zweck dieser von der Narrativen Expositionstherapie inspirierten Übung ist, Klienten zu helfen, ihr Leiden auf einem »Komposthaufen« abzuladen und ihre Aufmerksamkeit wieder ihren Quellen der Kraft, Selbstfürsorgeaktivitäten sowie ihren Werten und Zielen zuzuwenden.

HEILUNGSFÖRDERNDE ÜBUNG

## Visualisieren Sie Ihren friedlichen Ort

- Ich schlage Ihnen vor, sich ein wenig Zeit zu nehmen, um sich einen ruhigen oder friedlichen Ort vorzustellen und so Ihrem Geist und Körper die Möglichkeit zu geben, sich behaglich und entspannt zu fühlen. Diese Übung ist wichtig, weil wir die Nachwirkungen traumatischer Ereignisse oft erst auflösen, wenn wir uns sicher fühlen.
- Sind Sie damit einverstanden, wenn wir uns etwas Zeit nehmen, um eine Vorstellung von einem Ort zu entwickeln, den Sie als friedlich und ruhig empfinden? Der Ort kann real oder imaginär sein. Vielleicht erinnern Sie sich an einen Ort oder eine Situation, an dem oder in der Sie sich sicher oder entspannt fühlten. Vielleicht möchten Sie aber auch einen Ort aus einem Film oder einem Buch wählen oder selbst einen imaginären Ort schaffen.
- Nutzen Sie Ihre Sinne, um Ihre Vorstellung zu erweitern. Was sehen Sie? Was hören Sie? Assoziieren Sie bestimmte Gerüche mit diesem Ort?
- Dies ist *Ihr* imaginärer Ort, mit dem Sie kreativ umgehen können. An diesem Ort haben *Sie* das Sagen. Sie allein entscheiden, ob Sie einen anderen Menschen oder ein Tier dort hinbringen wollen. Fallen Ihnen beim Nachdenken über Ihren Ort irgendwelche Veränderungen ein, die Sie gern vornehmen würden?
- Teilen Sie mir mit, ob irgendwelche negativen Gedanken oder intrusiven Vorstellungsbilder Sie daran hindern, sich sicher und entspannt zu fühlen, während Sie sich Ihren friedlichen Ort vorstellen. In diesem Fall nehmen Sie sich weiterhin Zeit, um Ihre Vorstellung so lange zu verändern, bis Sie sich entspannt fühlen. Sie können um Ihren friedlichen Ort einen Zaun oder eine Mauer errichten, um den Schutz zu verbessern.
- Wir können auch eine Selbststimulationsübung mit Namen Butterfly-Hug (Schmetterlingsumarmung) ausführen, die beruhigend oder entspannend wirkt. Überkreuzen Sie die Arme über dem Brustkorb, so daß Ihre Handflächen auf dem Brustbein ruhen und das Bild eines Schmetterlings erzeugen. Klopfen Sie dann ca. 15 bis 20 Sekunden lang abwechselnd mit beiden Händen auf die Brust, als handle es sich um die Flügel eines Schmetterlings. Ich werde Ihnen ein Zeichen geben, wenn die Zeit für eine Pause gekommen ist. Solange Sie dies als positiv empfinden, können wir das Klopfen wiederholen, während Sie sich Ihren ruhigen und friedlichen Ort vorstellen. Sobald Sie sich unwohl fühlen, hören Sie mit dem Klopfen einfach auf.

Heilungsfördernde Übung – *Seite 1*

## Zeichnen Sie Ihren Lebensbaum

In dieser Übung zeichnen Sie einen Baum, um Ihre problematischen und positiven Erlebnisse darzustellen. Dazu brauchen Sie ein leeres Blatt Papier und ein paar farbige Stifte. Nehmen Sie sich zunächst ein wenig Zeit, um den Umriß eines Baums zu zeichnen. Dazu zählen die Wurzeln, ein Stamm sowie Äste und Zweige. Zeichnen Sie neben dem Baum eine Kiste für Ihren Komposthaufen. Sie können bei dieser Übung so kreativ werden, wie Sie möchten. Ganz wichtig ist, daß die Zeichnung nicht perfekt zu sein braucht. Nehmen Sie sich soviel Zeit, wie Sie brauchen, um Ihren Baum zu zeichnen, und berücksichtigen Sie dabei folgende Aspekte:

- **Komposthaufen:** Der Komposthaufen, der sich in der Kiste neben Ihrem Baum befindet, verändert den »Abfall« so, daß Sie ihn für Ihr Wachstum nutzen können. Notieren Sie in der Kiste traumatische Ereignisse, Mißbrauchs- und Mißhandlungserlebnisse, Situationen, in denen Sie vernachlässigt oder zurückgewiesen wurden, sowie jede Art von Beziehungen, die für Sie problematisch waren. Wichtig ist, daß Sie die Kompostkiste mit einem Deckel versehen. Sie können die darin gelagerten Ereignisse so lange darin aufbewahren, bis Sie über die Ressourcen verfügen, die Sie brauchen, um diese Dinge durchzuarbeiten.
- **Wurzeln:** Die Wurzeln Ihres Baums repräsentieren Ihre Kraftquellen. Notieren Sie im Bereich der Wurzeln die in Ihrem Leben wirksamen positiven Einflüsse oder Quellen des Stolzes, beispielsweise Ihre Heimatstadt oder Ihr Heimatland. Auch kulturelle Ressourcen können Sie berücksichtigen, beispielsweise für Sie wichtige Übergangsrituale, spirituelle Lehrer und Mentoren. Fügen Sie auch andere positive familiäre Vermächtnisse hinzu, etwa Geschichten über Vorfahren, die besonders mutig waren oder denen es gelang, mit bestimmten großen Herausforderungen fertig zu werden.
- **Boden:** Der Boden repräsentiert Ihre aktuellen Nahrungsquellen, beispielsweise Selbstfürsorgeaktivitäten, denen Sie sich regelmäßig widmen, um gesund zu bleiben. Beispiele hierfür sind gesunde Ernährung, Körpertraining, Achtsamkeitsübungen oder kreative Aktivitäten. Notieren Sie Ihre Nahrungsquellen auf dem Boden neben Ihrem Baum.

HEILUNGSFÖRDERNDE ÜBUNG – *Seite 2*

## Zeichnen Sie Ihren Lebensbaum

- **Stamm:** Der Stamm des Baums repräsentiert alles, was Sie aufrecht hält und aufgerichtet stehen läßt. Der Stamm eignet sich gut, um Ihre Werte und Fertigkeiten zu notieren. Beispiele für Werte sind Aufgeschlossenheit, Bescheidenheit, Integrität, Ehrlichkeit, Tapferkeit, Führungsfähigkeit, Bereitschaft zu lebenslangem Lernen, Fairness, Güte, Bereitschaft zu vergeben, soziales Verantwortungsbewußtsein und Einfühlungsvermögen.
- **Äste und Zweige:** Ihre Äste und Zweige repräsentieren das, wonach Sie streben. Notieren Sie auf den Ästen des Baumes Ihre Hoffnungen, Träume und Wünsche. Beispielsweise möchten Sie in Ihrem Leben vielleicht mehr Raum für spirituelle Reflexion in Form von Tagebuchschreiben und Meditation schaffen. Oder Sie wünschen sich mehr Raum für kreative Aktivitäten wie Musizieren, Dichten oder Malen. Vielleicht würden Sie sich auch gern auf die Entwicklung gesünderer Eßgewohnheiten konzentrieren oder auf die Umsetzung eines neuen Trainingsprogramms. Welche Aktivitäten würden Ihnen helfen, in Ihrem Leben mehr Freude und Erfüllung zu finden?
- **Blätter:** Die Blätter Ihres Baumes repräsentieren das, was Ihnen hilft, Licht auf sich zu ziehen. Notieren Sie auf den Blättern, wer Sie im Leben unterstützt, beispielsweise Freunde, Familienangehörige oder Haustiere.
- **Blüten und Samen:** Die Blüten und Samen repräsentieren Ihre Ziele. Zeichnen Sie an den Enden Ihrer Zweige Blüten und Samen ein. Dort können Sie alles notieren, was Sie gern an andere Menschen oder an die nächste Generation weitergeben möchten. Dies sind Ihre Geschenke an die Welt.

## Kognitive Neubeurteilung

Wenn man Klienten zur *kognitiven Neubeurteilung* anspornt, lädt man sie ein, sich mit ihren Überzeugungen, die sie selbst und die Welt betreffen, auseinanderzusetzen. Dies hilft ihnen, Denkfehler zu erkennen. **Negative Überzeugungen, die durch Traumata entstanden sind, beinhalten oft das Gefühl, unzulänglich oder beschädigt und für traumatische Erlebnisse selbst verantwortlich zu sein, und sie sind vielfach mit einem beeinträchtigten Sicherheitsempfinden oder einem allgegenwärtigen Gefühl der Hilflosigkeit verbunden.** Diese »Denkfehler« basieren häufig auf übertriebenen Verallgemeinerungen, auf Alles-oder-nichts-Denken, auf »Katastrophieren« und auf emotionsgeleitetem Schlußfolgern.

Nachdem wir die negativen Überzeugungen von Klienten identifiziert haben, können wir die Betreffenden dazu anregen, neue, zutreffende Überzeugungen zu entwickeln. Oft erfordert dies sokratisches Fragen, wobei wir den Klienten Fragen stellen, die sie beantworten können, auch wenn sie sich dessen noch nicht bewußt sind. Beispielsweise könnten wir im Hinblick auf die Arbeit mit einem Klienten, der als Kind Mißbrauch oder Mißhandlungen erlebt hat, sagen: »Sie waren doch damals ein Kind. Glauben Sie wirklich, daß man Sie für das Verhalten Ihres Vaters verantwortlich machen kann?« Dies kann den Klienten befähigen, neue Möglichkeiten zu erkennen, seine bisherigen Annahmen zu hinterfragen, neue Überzeugungen zu entwickeln und eine neue Zukunftsperspektive zu entdecken (Heiniger et al. 2018). Dadurch werden kognitive Dissonanzen gefördert, neuartige emotionale Reaktionen erzeugt, und dem Klienten werden neue Sichtweisen der Ereignisse in seinem Leben erschlossen (Tryon 2014).

Beispielsweise könnte dem Klienten klar werden, daß er zu keiner Zeit die Schuld an den erlittenen Mißhandlungen hatte und daß er stets Freundlichkeit und Respekt verdiente. Oft initiiert dies einen Prozeß der Trauer, bei dem die Betroffenen sich von einschränkenden Überzeugungen oder Verhaltensweisen lösen, mit denen sie sich vorher zu stark identifiziert haben. Letztlich kann Trauer eine natürliche Verringerung emotionaler Beeinträchtigung in Zusammenhang mit dem traumatischen Erlebnis zur Folge haben (Curuli 2014). Die Desensibilisierung ist somit eine natürliche Folge der Reprozessierung von Erinnerungen.

Im nächsten Abschnitt werden zwei Übungen beschrieben. In der ersten soll Klienten durch eine Garten-Metapher zu erkennen geholfen werden, wie wichtig ein gesunder Geist ist. Die zweite Übung soll helfen, negative Überzeugungen zu erkennen, mittels sokratischen Fragens Gegenbeweise zu diesen Überzeugungen zu erforschen und neue Überzeugungen zu entwickeln, die sie sich gern zu eigen machen würden.

HEILUNGSFÖRDERNDE ÜBUNG

## Der Garten des Geistes – eine Metapher

- Die Genesung von einem Trauma gleicht dem Anlegen eines Gartens. Zunächst bearbeitet man den Boden – man versorgt ihn mit ausreichenden Nährstoffen und Wasser und läßt die Sonne für optimale Wachstumsmöglichkeiten sorgen. Wenn Sie den Garten Ihres Geistes anlegen, sollten Sie daran denken, daß allein Sie darüber entscheiden, welche Samen Sie aussäen. Sie können sich Freundlichkeit, Mitgefühl und Weisheit als Blüten vorstellen, die im gut gepflegten Garten Ihres Geistes gedeihen.
- Manchmal müssen Sie auch Unkraut entfernen. Das sind die Gedanken, die Ihnen sagen, daß Sie es nicht wert sind, geliebt zu werden, daß Sie nicht »genug« sind oder daß Sie Ihre Lebenssituation nicht verändern können. In Ihrem Garten können Sie das entfernte Unkraut auf den Komposthaufen werfen. Dort wird es allmählich in fruchtbare Erde verwandelt.
- Nachdem Sie diesen Raum geschaffen haben: Welche neuen Samen möchten Sie im Garten Ihres Geistes pflanzen? Was würden Sie jetzt gern über sich selbst denken? Vielleicht wünschen Sie sich ein neues Selbstempfinden, das in dem Wissen wurzelt, daß Sie Liebe, Freundlichkeit und Respekt verdienen. Sie müssen wählen, was Sie in sich selbst und in Ihrem Leben wachsen lassen und zum Erblühen bringen wollen.
- Sie müssen sich um das neu Angepflanzte in Ihrem Garten kümmern. Die Samen, die Sie ausgesät haben, sind zunächst noch winzige grüne Sprossen, die Schutz und sorgsame Pflege benötigen. Letztlich können Sie mit Hilfe des Sonnenlichts Ihres Gewahrseins Ihr Potential vollständig zum Erblühen bringen.

HEILUNGSFÖRDERNDE ÜBUNG – *Seite 1*

## Kognitive Neubeurteilung fördern

► Wir schauen uns nun die folgende Liste verbreiteter negativer Überzeugungen an. Finden Sie darin einige, mit denen Sie sich identifizieren? Wenn ja, haben Sie dann eine Ahnung, was in Ihrer Lebensgeschichte Sie dazu gebracht hat, sich diese Überzeugungen zu eigen zu machen?

- Ich bin nicht gut genug.
- Ich bin ein schlechter Mensch.
- Ich kann mir nicht vertrauen.
- Ich bin nicht liebenswert.
- Ich bin wertlos.
- Ich bin schwach.
- Ich bin geschädigt.
- Ich hätte etwas tun sollen.
- Ich hätte es besser wissen müssen.
- Ich habe etwas falsch gemacht.
- Es ist meine Schuld.
- Ich bin nicht in Sicherheit.
- Ich kann niemandem vertrauen.
- Ich kann mich nicht schützen.
- Ich habe keinen Einfluß.
- Ich bin machtlos.
- Ich bin hilflos.

► Wählen Sie eine der negativen Überzeugungen aus der obigen Liste, mit der Sie sich identifizieren, und überprüfen Sie diese, indem Sie sich einige Fragen stellen. *[Stellen Sie eine Frage nach der anderen, bis beim Klienten eine Veränderung seiner negativen Überzeugung zu erkennen ist. Nicht alle Fragen sind für die Situationen aller Klienten relevant.]*

- Sind Sie sich sicher, daß das, was Sie fühlen oder glauben, wahr ist?
- Welche Beweise haben Sie für das Zutreffen dieses negativen Gedankens?
- Finden Sie einen Beweis dafür, daß diese Überzeugung *nicht* zutrifft?
- Orientieren Sie sich vielleicht an einem unrealistisch hohen Maßstab?

HEILUNGSFÖRDERNDE ÜBUNG – *Seite 2*

## Kognitive Neubeurteilung fördern

- Sie waren doch damals ein Kind. Glauben Sie wirklich, daß man einem Kind so etwas vorwerfen kann?
- Ist Ihnen die Überzeugung, die Sie selbst betrifft, von Nutzen?
- Wird dieser Gedanke Ihnen ermöglichen, Ihre Ziele zu erreichen?
- Wenn ein enger Freund von Ihnen wüßte, daß Sie dies denken, was würde er dann zu Ihnen sagen?
- Wenn ein Mensch, den Sie lieben, diesen Gedanken hätte, was würden Sie ihm dann sagen?
- Stellen Sie sich vor, Ihr zukünftiges Selbst würde Ihnen einen Rat geben. Was würde es Ihnen dann gern sagen? Wie verändert diese Information Ihre Gedanken oder Überzeugungen, die Sie selbst betreffen?

► Schauen wir uns nun die folgende Liste positiver Überzeugungen an. Was würden Sie jetzt gern über sich selbst glauben?

- Ich bin gut genug.
- Ich bin ein guter Mensch.
- Ich kann mir jetzt vertrauen.
- Ich bin liebenswürdig.
- Ich bin es wert, geliebt zu werden.
- Ich bin stark.
- Ich bin gesund und ganz.
- Ich habe mein Bestes getan.
- Ich gebe jetzt mein Bestes.
- Ich kann aus schwierigen Erlebnissen lernen.
- Was geschehen ist, war nie meine Schuld.
- Es ist vorüber, und ich bin jetzt in Sicherheit.
- Ich kann heute selbst entscheiden, wem ich vertraue.
- Ich kann mich heute schützen und für mich selbst sorgen.
- Ich habe jetzt verschiedene Entscheidungsmöglichkeiten.
- Ich kann heute für mich selbst eintreten.
- Ich bin gestärkt.

## Reprozessieren der Vergangenheit

Klienten mit einer von einem komplexen Trauma geprägten Vorgeschichte entwikkeln oft vielfältige Vermeidungsstrategien, die ihre Angst oder ihr Leiden zeitweise verringern; doch löst dieses Vermeiden die traumatische Aktivierung längerfristig nicht auf. Deshalb werden Klienten im Rahmen von expositionsbasierten Interventionen dazu aufgefordert, bewußt über ihre traumatischen Erinnerungen zu reflektieren und ihre Vermeidungsstrategien dabei zeitweise aufzugeben. Dies ermöglicht ihnen, allmählich Vertrauen zu ihrer Fähigkeit zu entwickeln, sich dem gefürchteten Ereignis zuzuwenden, ohne von belastenden Empfindungen und Emotionen überflutet zu werden.

Doch eine Exposition kann für Klienten mit einer C-PTBS sehr belastend sein, weil eine erneute Konfrontation mit traumatischen Erinnerungen leicht destabilisierend auf sie wirkt. Weil Erinnerungen durch neuronale Netzwerke miteinander verbunden sind, besteht eine erhöhte Wahrscheinlichkeit, daß Klienten während einer Exposition Überflutungen oder dissoziative Symptome erleben. Beispielsweise könnte eine Klientin mit einer C-PTBS, die in ihrer Kindheit viele Jahre lang sexuell mißbraucht wurde, eine Ehe mit einem Mann eingehen, der sie mißhandelt oder mißbraucht. In diesem Fall sind die furchtbasierten Erwartungen der Frau immer wieder verstärkt worden, und das Erinnern eines einzelnen traumatischen Ereignisses kann eine Reihe ähnlicher belastender Erinnerungen zur Folge haben. Außerdem ist das Leben solcher Klienten oft von Streß geprägt und spiegelt die Instabilität, die sie aufgrund ihrer traumatischen Vorgeschichte empfinden. Deshalb kommen sie immer wieder wegen neuer Krisen zu uns zur Behandlung. In solchen Situationen müssen wir uns mit dem aktuellen Stressor oder emotional belastenden Erlebnis befassen und uns dabei auf die Herstellung einer Atmosphäre von Sicherheit und auf die Stabilisierung konzentrieren.

Neigt ein Klient zur Destabilisierung, können wir ihm helfen, aktuelle Stressoren mittels Co-Regulation zu bewältigen, wodurch Klienten in unserer Gegenwart ein Gefühl der Verbundenheit und Sicherheit entwickeln können, bis sich ihr Leiden auflöst. Menschen mit einer C-PTBS sind oft in der Lage, über kürzlich erlebte traumatische Ereignisse mit uns zu sprechen, auch wenn sie noch nicht bereit sind, belastende Erinnerungen zu verarbeiten. Fühlen sie sich validiert und verstanden, entsteht bei ihnen ein positiver Ressourcenzustand, der einen Gegensatz zu dem anhaltenden emotionalen Aufruhr bildet, der einen großen Teil ihres Lebens bestimmt hat. Deshalb helfen wir Klienten, das aktuelle Ereignis zu verarbeiten, bis sie dessen Auflösung erleben, weil ihnen das zu erkennen hilft, daß ihre aktuelle Realität sich von dem in der Vergangenheit erlebten Trauma unterscheidet. Durch Wiederholung können Klienten diesen positiven Zustand der Verbundenheit und Sicherheit als Ressource verinnerlichen, und diese steht ihnen dann während und außerhalb der Therapiesitzungen zunehmend zur Verfügung (Courtois & Ford 2009/2011). Diese Art zu arbeiten hilft ihnen, Bindungstraumata durchzuarbeiten und ihre Fähigkeit, Emotionen zu regulieren, zu verbessern (Karatzias et al. 2018).

Andererseits kann eine zu starke Betonung des Aspekts der Sicherheit und Stabilisierung eine effektive Behandlung unnötig verzögern (de Jongh et al. 2016). Therapeuten, die zu viel Zeit auf diese Behandlungsphase verwenden, können dadurch unwissentlich das Vermeidungsverhalten von Klienten stärken, was zur Folge haben kann, daß sie ihnen keine Gelegenheit mehr geben, sich mit dem traumatischen Material auseinanderzusetzen. Auch eine übermäßige Betonung der Ressourcenentwicklung kann Klienten unbeabsichtigt eine Botschaft übermitteln, nämlich daß wir sie für »fragil« und unfähig halten, mit der notwendigen Arbeit fertig zu werden. Verstehen wir die Therapie hingegen als kollaborativen Prozeß, können wir mit den Klienten offen über den Wert von Ressourcenentwicklung, über das Pacing in der Therapie und über ihre Bereitschaft für die Traumaverarbeitung sprechen.

Selbst wenn ein Klient mit aktuellen Stressoren konfrontiert ist, können wir ihm helfen, sich maßvoll und kontrolliert dem erlebten Schmerz zuzuwenden. Wir erzeugen während der Reprozessierung traumatischer Erinnerungen eine Atmosphäre der Sicherheit, wenn wir Klienten dazu anregen, immer nur auf ein Ereignis oder einen kleinen Teil der Erinnerung zu fokussieren und gleichzeitig eine Containment-Strategie zu nutzen (Gonzalez & Mosquera 2012). Dies ermöglicht es ihnen, sich in einem für sie verkraftbaren Maß mit Unbehagen zu konfrontieren und unterdessen andere traumabezogene Erinnerungen in ihrem Container zu deponieren (siehe hierzu die Übung »Wahlfreiheit und Containment stärken« aus Kapitel 2).

**Weil ähnliche traumatische Ereignisse oft die gleichen neuronalen Netzwerke nutzen und die gleichen kognitiven Verzerrungen aufweisen, kann das Durcharbeiten eines signifikanten traumatischen Ereignisses dazu beitragen, auch andere traumatische Ereignisse aufzulösen.** Beispielsweise könnte die Klientin, die viele Jahre lang sexuell mißbraucht wurde, einen oder zwei konkrete Vorfälle als repräsentativ für die wiederholte Traumatisierung durcharbeiten. Es wirkt auf Klienten oft erleichternd, wenn sie herausfinden, daß sie nicht alle ihre traumatischen Erlebnisse verarbeiten müssen. Sobald sie die Auflösung einer bestimmten Erinnerung erlebt haben, können sie überprüfen, wie relevant die dadurch erschlossenen neuen Informationen oder Erkenntnisse für andere traumatische Erlebnisse sind. Außerdem können Sie mit den Klienten gemeinsam nach traumatischen Ereignissen suchen, die durch die Reprozessierung nicht beeinflußt wurden und an denen deshalb noch gearbeitet werden muß.

Wir können Klienten auch helfen, das Tempo der Traumaverarbeitung durch *Pendeln (pendulation)* zu verringern, ein Verfahren, bei dem sie aufgefordert werden, die Aufmerksamkeit abwechselnd auf die belastende traumabezogene Erinnerung und auf Phänomene im gegenwärtigen Augenblick zu richten, die ihnen helfen, sich sicher zu fühlen (Knipe 2015; Schwartz & Maiberger 2018/2020). Man kann diesen Prozeß mit dem Vor- und Zurückschwingen eines Pendels vergleichen – in diesem Fall dem Schwingen zwischen zwei emotionalen Zuständen. Dabei leiten wir die Klienten dazu an, auf die traumatische Erinnerung zu fokussieren und gleichzeitig nach Signalen für emotionale oder physiologische Dysregulation Ausschau zu halten. Außerdem bitten wir sie, uns mitzuteilen, wann sie sich in Gefahr sehen zu dissoziieren. Ist das der Fall, empfehlen wir ihnen, ihre Aufmerksamkeit wieder einer positiven Ressource zuzuwenden. Auf diese Weise arbeiten wir an den »Rändern« des Toleranzfensters.

In der EMDR-Therapie verstärken wir die Verarbeitung von Erinnerungen mit Hilfe *bilateraler Stimulation*, während der Klient über das traumatische Ereignis reflektiert. Die Wirkung bilateraler Stimulation scheint auf mehreren miteinander verbundenen Faktoren zu beruhen: (1) Durch die Verstärkung des dualen Gewahrseins wird das Gewahrsein des Hier und Jetzt gestärkt; (2) durch die Förderung der Orientierungsreaktion wird die Aufmerksamkeit der Klienten auf die aktuelle Umgebung fokussiert; sie erkennen, daß aktuell keine Bedrohung mehr existiert, und dadurch wird ihre Erregung verringert; (3) EMDR ahmt die schnellen Augenbewegungen des REM-Schlafs nach, die abwechselnd die rechte und linke Gehirnhälfte stimulieren, wodurch die Konsolidierung des Gedächtnisses gefördert wird (Pagani et al. 2017). Diese Mechanismen helfen Klienten, neue Informationen zu erkennen und aufzunehmen und so eine emotionale Auflösung zu erleben (Shapiro 2018/2022). Und wenn Klienten über ein traumatisches Ereignis reflektieren, befördern sie die damit verbundenen Vorstellungsbilder, Gedanken, Emotionen und Empfindungen in ihr Arbeitsgedächtnis. Bilaterale Stimulation fördert die Überprüfung des Arbeitsgedächtnisses und scheint auf diese Weise die Brisanz von Erinnerungen zu verringern (van Veen, Kang & van Schie 2019).

Wenn Klienten berichten, sie hätten während der Verarbeitung das Gefühl, nicht weiterzukommen, oder wenn sie sich überwältigt fühlen, können wir mit Hilfe sokratischen Fragens auch die kognitive Neubeurteilung nutzen, um einen besseren Einblick in tiefreichende Überzeugungen zu erhalten, die den Fortschritt blockieren könnten. Geben Klienten sich beispielsweise selbst die Schuld daran, daß sie in ihrer Kindheit ein bestimmtes Erlebnis hatten, können wir sie fragen, ob ihnen diese Gedanken von Nutzen sind oder was sie einem Freund raten würden, der etwas Ähnliches denkt. Im Idealfall veranlaßt dieser Prozeß einen Klienten dazu, über die betreffende Erinnerung auf eine neue Art nachzudenken, die das starre Denkmuster hinterfragt oder die ihnen hilft, ihre Situation in einem anderen Licht als bisher zu sehen. Wir können auch Ressourcen aus der Arbeit mit Anteilen einbeziehen. Beispielsweise kann der Klient sich während der Arbeit an einem traumatischen Erlebnis aus der Kindheit einen liebevollen oder schützenden Verbündeten vorstellen. Diesen kognitiven Top-down-Ansatz kann man geschickt mit Bottom-up-Strategien koppeln (z. B. mit Interventionen, die das Körpergewahrsein und die somatische Umstrukturierung fördern), um im Sinne eines ganzheitlichen, Geist und Körper einbeziehenden Ansatzes zu arbeiten. Durch einen solchen integrativen Ansatz können wir unseren Klienten helfen, Erinnerungen zu verarbeiten und neuronale Netzwerke zu entwickeln, die in Körper und Geist Raum für positive Zustände schaffen.

Im folgenden wird ein Fall beschrieben, der die Integration von Ressourcen in die Verarbeitung von Erinnerungen bei einer Frau veranschaulicht, bei der infolge von Kindheitstraumata eine C-PTBS bestand. Helen war vierzig Jahre alt und europäischstämmig. Bei der Reprozessierung spielten in ihrem Fall Körpergewahrsein, Teilearbeit, somatische Umstrukturierung und bilaterale Stimulation des dualen Gewahrseins durch EMDR wichtige Rollen.

›› Helen kam nach einem Autounfall zur Therapie. Sie litt unter chronischer Migräne und berichtete, sie fühle sich von sich selbst »abgeschnitten«. Sie empfand sich als unauthentisch und so, als würde sie sich ständig verstecken. Wie sie berichtete, hatte sie die Angewohnheit, sich unablässig um alle Menschen in ihrer Umgebung zu kümmern, was dazu führen konnte, daß sie dadurch selbst krank wurde. Ihr ACE-Wert, der bei 5 lag, spiegelte die Vernachlässigung, die sie in ihrer Kindheit erlebt hatte. Im Haushalt, in dem sie aufgewachsen war, waren psychische Erkrankungen, Substanzmißbrauch und häusliche Gewalt Normalität gewesen, und sie hatte eine Scheidung miterlebt.

Bei einer genaueren Untersuchung von Helens Lebensgeschichte stellte sich heraus, daß sie den größten Teil ihrer Kindheit in einem ausländischen Militärstützpunkt zugebracht hatte. Ihr Vater war Alkoholiker gewesen, hatte sich wenig um sie gekümmert und ihre Bedürfnisse ignoriert. Ihre Mutter hatte offenbar starke Borderline-Charakteristika aufgewiesen und hatte Helens Bemühungen, sich von ihr abzugrenzen, immer wieder ignoriert, selbst als die Tochter schon erwachsen gewesen war. Beide Eltern waren in ihrer Kindheit selbst traumatisiert worden. Außerdem hatte Helen als Kind immer wieder beängstigende Vorfälle von häuslicher Gewalt miterlebt.

Trotz dieser ungünstigen Voraussetzungen waren bei der Klientin auch mehrere Resilienz begünstigende Faktoren zu erkennen. Auf dem Militärstützpunkt war sie in ihrer Kindheit von Nachbarn und Lehrern unterstützt worden, die an sie geglaubt hatten. Auch hatte sie angenehme Erinnerungen an Erlebnisse in der Natur. Mittlerweile war sie verheiratet, hatte zwei Kinder und wurde von ihrem Mann gut unterstützt. Sie arbeitete als Pflegerin in einem Hospiz und empfand ihre Arbeit als sehr sinnvoll und erfüllend.

Helen wollte die belastenden Erlebnisse aus ihrer Kindheit durcharbeiten, aber sie kämpfte mit dissoziativen Symptomen, die auftraten, wenn sie über problematische Erinnerungen sprach. Sie verlor dann die Verbindung zu ihren Emotionen und berichtete, sie fühle sich »abgeschnitten«. Auch erlebte sie somatische Symptome, etwa Benommenheit und Gefühle der Anspannung im Körper. Zu Beginn unserer Arbeit konzentrierten wir uns darauf, ihr System für soziale Verbundenheit zu stärken, ihr duales Gewahrsein zu trainieren, ihr Körpergewahrsein zu verbessern, ihr Erwachsenen-Ich zu verankern und Verbündete für ihr junges Selbst zu schaffen. Zunächst fiel es ihr schwer, ihrem jungen Selbst gegenüber Mitgefühl zu empfinden, weil sie diesem Anteil von sich vorwarf, daß es ihm nicht gelungen war, die »üblen Dinge« zu verhindern, die in ihrem Elternhaus geschehen waren. Dann erkannte sie jedoch allmählich, daß sie diese Selbstbeschuldigungen aufgrund von Botschaften ihrer Eltern verinnerlicht hatte.

Als ich mir mit Helen zusammen ihre Überzeugungen und Emotionen genauer anschaute, berichtete sie, daß Gefühle der Scham, Schuld, Furcht, Hilflosigkeit und des Ekels sie überkämen, wenn sie sich ihre Situation als kleines Mädchen vorstelle. Außerdem habe sie das Gefühl, keine Liebe zu verdienen. Viele dieser Gefühle hatten sich zu sie selbst betreffenden grundlegenden Überzeugungen verdichtet. In ihrem Beruf und wenn sie sich um ihre Familie kümmerte, fühlte sie sich gut, so wie sie war. Aber wenn sie allein war oder sich um sich selbst zu kümmern versuchte, wurde sie von Schuld- und Schamgefühlen heimgesucht. In solchen Augenblicken versuchte sie, keine positiven oder nährenden Gefühle zu erleben.

Nachdem Helen ausreichende Ressourcen und ein Gewahrsein ihrer habituellen Denkmuster entwickelt hatte, fragte ich sie, ob sie bereit sei, versuchsweise an einer besonders hervorstechenden traumatischen Erinnerung aus ihrer Kindheit zu arbeiten. Sie willigte ein, weil ihr klar war, daß sie es sich jederzeit anders überlegen konnte. Helen hatte viele Fälle von Gewalttätigkeit erlebt, aber ein bestimmter Vorfall hatte sich zugetragen, als sie drei Jahre alt gewesen war. Sie hatte mitansehen müssen, wie ihr Vater versucht hatte, ihre Mutter zu erwürgen. Ihr stand ein Bild von ihrer Mutter vor Augen, wie diese regungslos auf dem Boden gelegen hatte, nachdem der Vater aus dem Haus gegangen war. Wie sie sich erinnerte, war sie daraufhin in die Küche gegangen, hatte der Mutter eine

Schale Suppe gebracht und auf dem Boden im Bad sitzend versucht, die Mutter zu füttern.

Diese Geschichte war repräsentativ für viele traumatische Ereignisse, die Helen erlebt hatte. Als ich sie fragte, welche Überzeugung in ihr auftauche, wenn sie an dieses Vorstellungsbild denke, erklärte sie, sie verbinde die Erinnerung mit der Überzeugung, daß sie »schlecht« sei, wenn sie für sich selbst sorge. Auf meine Frage, was sie statt dessen gern über sich glauben würde, sagte sie: »Ich würde gern glauben, daß ich für mich selbst sorgen kann und daß ich gute Dinge verdiene; aber das scheint mir im Moment nicht möglich zu sein.« Während sie sich die Erinnerung vergegenwärtigte, verspürte sie, wie sie berichtete, Anspannung im Bauch, die mit einem Gefühl der Scham verbunden war.

In dieser Phase unserer gemeinsamen Arbeit kamen wir mit Hilfe eines modifizierten Ansatzes der Verarbeitung von Erinnerungen langsam weiter, wobei Pendeln und bilaterale Augenbewegungen wichtige Rollen spielten. Doch weil bei Helen dissoziative Symptome auftraten, unterbrachen wir die bilaterale Stimulation mehrmals, um das Arbeitstempo zu verringern und Helen zu ermöglichen, innerhalb ihres Toleranzfensters zu bleiben. Während dieser Unterbrechungen leitete ich Helen dazu an, auf Ressourcen zu fokussieren, indem sie zu ihrem Körper in Verbindung trat und Selbstmitgefühl entwickelte. Der folgende Dialog veranschaulicht unsere Arbeit an der Reprozessierung der Kindheitserinnerung.

ICH: Nehmen Sie sich ein wenig Zeit, um sich in die Situation zurückzuversetzen, in der Sie miterlebt haben, wie Ihr Vater Ihre Mutter verletzte.

HELEN: Ich sehe mich als kleines Mädchen, das sich schämt. Ich trug eine Last. Ich habe nie mit jemandem darüber gesprochen, was in meinem Elternhaus vor sich ging. Ich habe wegen meiner Eltern dicht gehalten.

ICH: Das war sicher schwer für Sie. Fühlen Sie sich wohl dabei, wenn Sie Augenbewegungen ausführen, während Sie an die damalige Situation denken?

HELEN: Okay. *[Führt ca. zwanzig Sekunden lang bilaterale Augenbewegungen aus.]*

ICH: Was fällt Ihnen jetzt auf?

HELEN: Ich habe das Gefühl festzusitzen. Es ist, als ob ich stumm wäre.

ICH: Können Sie sich jetzt als Erwachsene fühlen, die Sie als dieses kleine Mädchen beobachtet?

HELEN: Ich sehe, daß sich das Mädchen um seine Mutter kümmert. Das kleine Mädchen ekelt mich an.

ICH: Was würde Ihnen momentan ermöglichen, diesem Anteil von Ihnen beizustehen?

Helen: Ich muß meine Hände auf mein Herz legen. Es tut weh, den Schmerz des Mädchens zu sehen. *[Sie legt die Hände auf ihren Brustkorb und weint. Es folgen etwa zwanzig Sekunden lang bilaterale Augenbewegungen.]*

Ich: Was fällt Ihnen jetzt auf?

Helen: Ich stelle mir mein Erwachsenen-Ich vor, wie es mein junges Ich umarmt.

Ich: Dann bleiben wir doch dabei. *[Etwa zwanzig Sekunden lang bilaterale Augenbewegungen.]*

Helen: Jetzt fühle ich mich abgeschnitten.

Ich: Es ist hart, so starken Schmerz zu spüren.

Helen: Ich sehe mich als kleines Mädchen. Ich bin schockiert und wieder abgeschnitten. Ich fühle mich benommen.

Ich: Ich bin hier bei Ihnen.

Helen: Ich spüre eine Verengung in meiner Kehle. Es ist, als würde ich ersticken.

Ich: Könnten Sie sich im Raum umschauen und sich vergewissern, daß Sie hier und jetzt in Sicherheit sind? *[Helen schaut sich um und atmet mehrmals tief.]*

Helen: Ich fühle mich jetzt ein wenig ruhiger, aber ich habe Angst davor, das kleine Mädchen wieder anzuschauen.

Ich: Das ist kein Problem. Vergessen Sie nicht, daß Sie hier das Tempo vorgeben.

Helen: Jetzt fühle ich mich, als ob ich betrunken wäre. Dieses Gefühl gefällt mir auch nicht.

Ich: Sie fürchten sich davor, zu dem Schmerz in Kontakt zu treten, aber Sie mögen es auch nicht, sich wie betrunken zu fühlen. Ist das korrekt?

Helen: Ja, und wenn ich meinen Schmerz verdränge, fühlt sich mein kleines Mädchen so, als würde ich es aufgeben.

Ich: Was möchten Sie jetzt tun?

Helen: Ein Teil von mir möchte sich um das kleine Mädchen kümmern, aber ein anderer Teil von mir hat Angst davor.

Ich: Ah, reden Sie weiter.

Helen: Sich mit dem Kind verbunden zu fühlen ist wie der Tod.

Ich: Wieso?

Helen: Ich konnte nicht gefahrlos existieren. Ich habe wieder Magenschmerzen.

Ich: Wären Sie bereit, Ihre Hände auf den Bauch zu legen und ein paarmal tief zu atmen? *[Helen legt ihre Hände auf den Bauch und weint.]*

Helen: Ich bin traurig. Wenn ich mich um mich selbst kümmere, habe ich das Gefühl, daß ich meine Mutter im Stich lasse!

ICH: Sie haben sich so große Mühe gegeben, sich um Ihre Mutter zu kümmern. *[Helen nickt und weint still.]*

HELEN: Und wenn ich mich um sie kümmerte, war es, als würde ich selbst nicht existieren.

ICH: Sie fühlten sich verloren.

HELEN: *[nickt, weint]* Meine Kehle fühlt sich angespannt an.

ICH: Können Sie ein Geräusch oder ein Wort damit verbinden?

HELEN: *[weint hörbar]* Wer bin ich, wenn ich mich nicht um meine Mutter kümmere?

ICH: Ah, das ist eine wichtige Frage.

HELEN: Ich habe Angst davor, ein Selbst zu haben.

ICH: Es kann heute anders sein als damals. *[Helen nickt. Wir lassen etwa zwanzig Sekunden lang bilaterale Augenbewegungen folgen]*

HELEN: Ich hatte gehofft, weil ich mich um sie kümmerte, würde sie sich später auch um mich kümmern. *[Weint]*

ICH: Aber das hat sie nie, und deshalb sind Sie traurig. *[Etwa zwanzig Sekunden lang bilaterale Augenbewegungen]*

HELEN: Es war nicht meine Aufgabe, mich um sie zu kümmern. Ich war doch ein kleines Mädchen. Sie war die Erwachsene.

ICH: Und Sie sind jetzt auch nicht mehr das kleine Mädchen. *[Etwa zwanzig Sekunden lang bilaterale Augenbewegungen]*

HELEN: Ich kann jetzt für mich selbst sorgen. *[Zwanzig Sekunden lang bilaterale Augenbewegungen]*

ICH: Ja, im Moment sorgen Sie für sich selbst.

HELEN: *[lächelt]* Ja. *[Ca. zwanzig Sekunden lang bilaterale Augenbewegungen]*

ICH: Lassen Sie dieses gute Gefühl, das Sie im Moment spüren, zu.

HELEN: Ich habe Angst davor, daß ich das nicht dauerhaft kann. Ich weiß nicht, wie ich dies allein auf mich gestellt tun soll.

ICH: Sie meinen außerhalb der Therapie?

HELEN: Ja. Ich habe Angst davor, wieder in diese beschissene Lage zu kommen.

ICH: Das könnte passieren, und Sie fühlen sich jetzt verbundener.

HELEN: Ja. Ich fühle mich nicht mehr abgeschnitten. Ich fühle mich leichter, als hätte ich etwas losgelassen. *[Ca. zwanzig Sekunden lang bilaterale Augenbewegungen]*

ICH: Können Sie dieses gute Gefühl jetzt bei sich zulassen?

HELEN: *[lächelt]* Ja, das kann ich jetzt. *[Ca. zwanzig Sekunden lang bilaterale Augenbewegungen]*

ICH: Bleiben Sie eine Weile bei diesem Gefühl.

Dieses Transkript stammt aus einer der Sitzungen, in denen ich mit Helen diese konkrete Erinnerung reprozessierte; sie kann als repräsentativ für jene langjährigen chaotischen und gewalttätigen Szenen gelten, die Helen in ihrer Familie erlebte. Während der erneuten Konfrontation mit der für sie schrecklichen Situation lernte sie, sich aus ihrer Defensivhaltung zu lösen, und allmählich besserte sich auch ihre Fähigkeit zur Selbstfürsorge.

Letztlich besteht Sinn und Zweck der Verarbeitung einer traumatischen Erinnerung darin, das mit einem Erlebnis verbundene emotionale und somatische Leiden zu verringern, das durch das Wiedererleben einer solchen Situation geweckt wird. Die folgende Übung soll dazu beitragen, daß Klienten dieses Niveau der Reprozessierung und Desensibilisierung erreichen. Dazu müssen sie auf ihr aktuelles Erleben von Sicherheit hin orientiert bleiben und sich gleichzeitig ihr traumatisches Erlebnis vergegenwärtigen. Zu Beginn dieser Übung arbeiten wir mit einem Klienten daran, einen Fokus für die Sitzung zu wählen. Oft ist es von Vorteil, zunächst über eventuell bestehende akute Belastungen zu reden, weil der Fokus der Sitzung dadurch für die aktuellen Bedürfnisse sehr relevant wird.

Wenn ein Klient seine aktuellen Schwierigkeiten zu beschreiben beginnt, können Sie ihn dazu anregen, sich damit verbundene Überzeugungen, Emotionen und Körperempfindungen bewußt zu machen. Falls es ihm schwerfällt, über traumatische Erlebnisse zu reden, kann auch sein aktuelles belastendes Erleben zum Gegenstand der Arbeit werden. Sind Klienten jedoch in der Lage, an früheren traumatischen Erlebnissen zu arbeiten, sollten Sie sie dazu anregen, über ihr aktuelles Leiden zu reflektieren und es mit früher erlebten Situationen in Verbindung zu bringen, sofern sie sich an ähnliche Gedanken und Gefühle erinnern. Berichtet ein Klient über mehr als ein früheres traumatisches Erlebnis, können Sie eine Liste solcher Ereignisse zusammenstellen, ihn aber bitten, ein bestimmtes Ereignis als das signifikanteste oder erste, an das er sich erinnern kann, zu identifizieren. Wirkt der Klient von Emotionen überflutet oder von der Erinnerung überwältigt, können Sie ihm vorschlagen, sich nur mit einem kleinen Teil der traumatischen Erinnerung zu beschäftigen und das Übrige in einem Container unterzubringen.

Hat der Klient einen Fokus für die laufende Sitzung gewählt, können Sie ihm helfen, sein Erleben zu vertiefen, indem Sie ihn verwandte Vorstellungsbilder, Emotionen, Körperempfindungen und negative Überzeugungen beschreiben lassen, die mit dem gewählten Ereignis zusammenhängen. Bevor Sie mit der Verarbeitung fortfahren, können Sie dem Klienten empfehlen, sich vorzustellen, wie er sich gern fühlen würde, wenn die Beeinträchtigung aufgelöst wäre, und eine neue positive Überzeugung zu benennen, die er sich selbst betreffend gern entwickeln würde. Über das vorgestellte positive Resultat zu reflektieren ist, als würde man das Licht am Ende eines Tunnels sehen und aufgrund dessen die Gewißheit haben, daß sich das Durcharbeiten des traumatischen Materials positiv auswirken wird. Lenken Sie die Aufmerksamkeit des Klienten anschließend wieder auf das belastende Ereignis, und revidieren Sie seine damit verbundenen negativen Überzeugungen. Lassen Sie ihn seine Emotionen und Empfindungen registrieren, und bitten Sie ihn dann, mit Hilfe der SUD-Skala (SUDS), auf der 10 für das »stärkste mögliche Leiden« und 0 für »gar kein Leiden« steht, die Stärke seines Belastungsgefühls bezogen auf das gewählte Ereignis einschätzen.

Fahren Sie mit dem Reprozessieren fort, indem Sie den Klienten dazu anleiten, seine Gedanken, Emotionen und Empfindungen bezüglich des Ereignisses, auf das er in der laufenden Sitzung fokussieren will, zu beobachten. Lassen Sie ihn sein inneres Erleben (ca. 30 Sekunden oder 5–10 Atemzüge lang) beobachten und anschließend die Aufmerksamkeit auf Anzeichen im Hier und Jetzt dafür, daß er in Sicherheit ist, richten. Ist diese Zeitspanne für den Klienten zu lang, können Sie mit ihm gemeinsam nach einer für ihn geeigneten Zeitspanne suchen. Nachdem diese festgelegt ist, können Sie den Klienten auffordern, sich über Gedanken, Emotionen oder Körperempfindungen, die ihm auffallen, zu äußern. Falls Sie in der Anwendung von EMDR ausgebildet sind, können Sie die Reprozessierung auch durch bilaterale Stimulation verstärken, während der Klient über sein traumatisches Erlebnis reflektiert.

Ermutigen Sie den Klienten, seinem Geist und Körper auch dann zu vertrauen, wenn ihm die Vorstellungsbilder, Gedanken oder Gefühle, auf die er stößt, als nicht logisch erscheinen. Erinnern Sie ihn daran, daß er selbst das Tempo der Verarbeitung vorgibt und daß er diesen Prozeß jederzeit unterbrechen oder beenden kann. Beobachten Sie, ob Ihr Klient somatische Signale erkennen läßt, die zeigen, daß er den Bereich seines Toleranzfensters verläßt. Neigt ein Klient zur Dissoziation oder hat Schwierigkeiten, sich im überwältigten Zustand sprachlich auszudrücken, können Sie ein nonverbales »Stoppsignal« vereinbaren, indem Sie ihn bitten, eine Hand zu heben, sobald er eine Pause braucht.

Manchmal wirkt es zu belastend, die bilaterale Stimulation zu nutzen, während ein Klient über sein traumatisches Erlebnis reflektiert. Experimentieren Sie in solch einem Fall damit, die bilaterale Stimulation nur dann einzusetzen, wenn der Klient Signale auffängt, die anzeigen, daß er hier und jetzt in Sicherheit ist (Knipe 2015). Wenn ein Klient aufgrund hartnäckiger negativer Überzeugungen während der Reprozessierung das Gefühl hat, nicht weiter zu kommen, können Sie die in der vorherigen Übung aufgeführten Fragen zur Förderung einer kognitiven Neubeurteilung erneut stellen. In einem Prozeß interaktiven Austauschs arbeiten Sie mit Ihrem Klienten gemeinsam daran, ein Gefühl der Auflösung zu fördern.

HEILUNGSFÖRDERNDE ÜBUNG – *Seite 1*

**Reprozessieren einer traumatischen Erinnerung**

- Wir werden uns jetzt ein wenig Zeit nehmen, um einen Fokus für unsere Sitzung festzulegen. Treten Sie zu Ihrem Geist und Körper in Kontakt, und stellen Sie fest, was Ihnen momentan zu schaffen macht.

- Wenn Sie einen aktuell wirksamen Stressor erkennen, dann achten Sie auf Sie selbst betreffende Überzeugungen, die in Zusammenhang damit auftauchen. Welche Emotionen und Körperempfindungen fallen Ihnen auf?

- Manchmal basiert unser aktuelles Leiden auf Erinnerungen. Haben Sie sich auch in anderen Situationen so gefühlt? Falls es viele Ereignisse dieser Art sind, werde ich sie alle aufschreiben, und wir können dann überlegen, ob Sie am aktuellen belastenden Ereignis oder an einer der Erinnerungen arbeiten wollen.

- Nachdem wir nun einen Fokus für die laufende Sitzung festgelegt haben, können Sie sich wieder Ihren Emotionen und Körperempfindungen zuwenden. Stellen Sie zunächst fest, ob bei Ihnen irgendwelche Vorstellungsbilder auftauchen, die mit diesem Ereignis zusammenhängen. Sind Ihnen entsprechende Sie selbst betreffende negative Überzeugungen bewußt? *[Gegebenenfalls können Sie sich hierzu die Liste häufig vorliegender negativer Überzeugungen aus der vorigen Übung noch einmal anschauen.]*

- Bitte nehmen Sie sich einen Moment Zeit, um sich vorzustellen, wie Sie sich nach der Auflösung dieses belastenden Ereignisses oder Erlebnisses fühlen werden. Welche Emotionen werden sich bei Ihnen einstellen, wenn Sie eine Art emotionaler Auflösung erreicht haben? Welche neuen Überzeugungen, die Sie selbst betreffen, würden Sie gern entwickeln? *[Nötigenfalls können Sie sich die Liste häufiger positiver Überzeugungen aus der vorigen Übung noch einmal anschauen.]*

- Wenden Sie die Aufmerksamkeit nun wieder dem Ereignis zu, das Sie als Fokus für diese Sitzung ausgewählt haben, und der Überzeugung, der zufolge … *[Benennen Sie hier erneut die negative Überzeugung, über die der Klient zuvor berichtet hat.]* Wie stark nehmen Sie die momentane Belastung wahr, gemessen auf einer Skala von 0 bis 10, auf der 10 die »schlimmstmögliche Belastung« und 0 »keinerlei Belastung« anzeigt?

HEILUNGSFÖRDERNDE ÜBUNG – *Seite 2*

## Reprozessieren einer traumatischen Erinnerung

- Ich möchte, daß Sie, während Sie über das als Fokus für unsere Sitzung gewählte Ereignis reflektieren, gleichzeitig Ihre Emotionen und Körperempfindungen beobachten. Vergessen Sie nie, daß Sie über das Tempo der Arbeit selbst entscheiden können. Sie können den Prozeß jederzeit unterbrechen oder beenden, entweder indem Sie mir dies verbal mitteilen oder indem Sie eine Hand heben.
- Wenn Sie damit einverstanden sind, möchte ich, daß Sie jetzt noch ca. 30 Sekunden lang auf dieses Ereignis fokussieren. Ich gebe Ihnen ein Zeichen, wenn die Zeit um ist. Falls Sie die Zeitspanne als zu kurz oder zu lang empfinden, dann teilen Sie mir das mit.
- Kehren Sie nun mit dem sensorischen Gewahrsein in diesen Raum zurück. Was fällt Ihnen auf? Beschreiben Sie Ihre momentanen Gedanken, Vorstellungsbilder und Empfindungen.
- Wenn Sie dazu bereit sind, können Sie mit der Aufmerksamkeit nochmals für 30 Sekunden zu dem Ereignis zurückkehren. *[Geleiten Sie den Klienten weiter durch kurze Perioden der Reflexion über das Ereignis, im Wechsel mit kurzen Verständigungen über das Erlebte.]*
- Wenn Sie einverstanden sind, können wir nun bilaterale Bewegungen einbeziehen, während Sie sich das für diese Sitzung ausgewählte Ereignis vergegenwärtigen. *[Sie können hier die früher erklärte Butterfly-Hug-Methode anwenden oder, falls Sie eine EMDR-Ausbildung absolviert haben, mit bilateralen Augenbewegungen, taktilen Techniken oder alternierenden Geräuschen über Kopfhörer arbeiten. Fahren Sie in jedem Fall mit kurzen Phasen des Fokussierens auf das traumatische Ereignis unter Einbeziehung bilateraler Stimulation fort.]*

Falls ein Klient über Assoziationen mit anderen Ereignissen berichtet, sollten Sie seiner Intuition folgen, aber von Zeit zu Zeit Ihr Gewahrsein wieder auf den ursprünglichen Fokus richten, um eventuelle Veränderungen hinsichtlich der Stärke seines Belastungsniveaus zu erkennen. Beschreibt ein Klient während der Reprozessierung intrusive negative Gedanken oder Überzeugungen, können Sie auf die Fragen zur kognitiven

HEILUNGSFÖRDERNDE ÜBUNG – *Seite 3*

## Reprozessieren einer traumatischen Erinnerung

Neubeurteilung aus der vorigen Übung zurückgreifen. Arbeitet ein Klient an einer mit einem jungen Selbstanteil verbundenen Erinnerung, können Sie zu der in Kapitel 6 beschriebenen Teilearbeit zurückkehren. Berichtet der Klient zwar über Gedanken oder Vorstellungsbilder, hat aber kaum Kontakt zu Emotionen oder Empfindungen, können Sie mit ihm an der Verbesserung seiner verkörperten Selbstwahrnehmung arbeiten. Erklärt er, er habe das Gefühl, in seinen somatischen Empfindungen gefangen zu sein, können Sie die Bewegungsinterventionen aus Kapitel 7 nutzen, um bei ihm ein Gefühl der Befreiung oder Auflösung im gesamten Körper zu fördern. Falls Sie Hinweise darauf entdecken, daß der Klient während der Übung dissoziiert, oder falls er berichtet, er fühle sich überflutet oder überwältigt, können Sie ihn bitten, die belastende Erinnerung in einem Container zu deponieren. Ein Beispiel:

- ► Mir fällt auf, daß Sie jetzt Ihr Toleranzfenster verlassen. Ich schlage vor, daß wir das belastende Ereignis in Ihrem Container deponieren, damit Ihr Gewahrsein wieder vollständig in diesen Raum zurückkehren kann. Schauen Sie sich in dem Raum um, und vergewissern Sie sich, daß Sie darin hier und jetzt sicher sind. Die Situation, über die wir sprechen, ist vorüber. Wenn Sie möchten, können Sie bilaterale Bewegungen ausführen, während Sie auf das Hier und Jetzt fokussieren, und herausfinden, ob Ihnen das hilft, eine stärkere Verbindung zu einem Gefühl der Sicherheit herzustellen. Auch dabei können Sie die Butterfly-Hug-Übung benutzen. Wenn Sie sich sicher und mit sich selbst in Kontakt fühlen, können wir untersuchen, wie es sich auswirkt, wenn Sie Ihre Aufmerksamkeit allmählich wieder auf das belastende Ereignis richten.

Fahren Sie mit dem Reprozessieren der Erinnerung so lange fort, bis der Klient über ein Gefühl der Auflösung oder einen SUD-Wert von 0 berichtet. Ist dies erreicht, können Sie ihn bitten, über Veränderungen zum Positiven, die ihm während der Sitzung aufgefallen sind, zu reflektieren. Hat er Schwierigkeiten, Veränderungen zum Positiven zu erkennen, können Sie ihn auf Veränderungen oder Einsichten hinweisen, die Ihnen selbst im Laufe der Sitzung aufgefallen sind.

- ► Ich weiß, daß unsere gemeinsame Zeit heute zu Ende geht. Während wir uns auf den Abschluß unserer heutigen Arbeit vorbereiten, möchte ich Sie bitten, sich eventuelle

HEILUNGSFÖRDERNDE ÜBUNG – *Seite 4*

## Reprozessieren einer traumatischen Erinnerung

Veränderungen zum Positiven oder Einsichten zu vergegenwärtigen, die Sie mit nach Hause nehmen möchten. Achten Sie auf innere Empfindungen, während Sie über Veränderungen zum Positiven reflektieren. Welche Überzeugungen, die Sie selbst betreffen, fallen Ihnen jetzt auf? Wie, glauben Sie, dieses neuartige Gewahrsein in Ihr Leben integrieren zu können? Verwenden Sie ein wenig Zeit darauf, dieses neue Gewahrsein zu erforschen.

Wenn der Klient gegen Ende der Sitzung weiterhin stark leidet, können Sie ihm vorschlagen, das Ereignis (und eventuell damit verbundene Vorstellungsbilder, Gedanken, Emotionen und Körperempfindungen) in einem Container zu deponieren.

- Nehmen Sie sich, bevor Sie heute von hier aufbrechen, noch ein wenig Zeit, um eventuell verbleibende belastende Vorstellungsbilder, Gedanken, Emotionen oder Körperempfindungen in einem imaginären Container unterzubringen, in dem diese Erlebnisse verbleiben können, bis Sie zur nächsten Therapiesitzung zurückkehren. Sie wissen ja, daß es einzig und allein Ihre Sache ist, darüber zu entscheiden, wann Sie an belastende Erinnerungen denken wollen.

# 9 Wiederherstellen des Wohlbefindens durch Komplementär- und Alternativmedizin

HEUTE NUTZEN viele Menschen in Verbindung mit einer traditionellen Psychotherapie komplementär- und alternativmedizinische Behandlungsmethoden (KAM), um psychische Erkrankungen, chronische Schmerzen und körperliche Beschwerden zu behandeln (Berna 2019; de Jongh et al. 2016). Verbreitete Formen von KAM sind Körpertraining, Massagetherapie, Körperarbeit, Ernährungstherapie, Akupunktur, Meditation, Entspannungsmethoden, Yoga, Tai Chi und Qigong. Der Begriff *komplementär* bezeichnet die Verwendung aller genannter Praktiken in Verbindung mit konventionellen medizinischen und psychotherapeutischen Praktiken, wohingegen *alternativ* bedeutet, daß die betreffende Intervention als Ersatz für schulmedizinische oder herkömmliche psychotherapeutische Praktiken benutzt wird. In diesem Kapitel beschäftige ich mich mit den positiven Wirkungen von KAM und dem Wert einer integrativen gesundheitlichen Betreuung bei der Bekämpfung der Wirkung von Traumata auf die psychische und physische Gesundheit. Die im folgenden vorgestellten Übungen betreffen die Integration von KAM in eine Psychotherapie. Sie ermöglichen es Klienten, Ziele für ihre Gesundheitspflege festzulegen und Barrieren zu überwinden, die ihnen unmöglich machen könnten, Körpertraining, eine gesunde Ernährung, Achtsamkeit beim Essen, Meditation, Yoga und Entspannungsübungen in ihren Alltag einzubeziehen.

## Trauma und Gesundheit

Ohne jeden Zweifel besteht eine Verbindung zwischen C-PTBS, Schmerzproblemen und körperlichen Krankheiten (Felitti et al. 1998; Harrell et al. 2011; Paradies et al. 2015). Beispielsweise leiden Menschen mit einer C-PTBS häufig unter Fettleibigkeit, Krampfanfällen, Migräne, Magen-Darm-Störungen, Autoimmunkrankheiten, Fibromyalgie, chronischer Erschöpfung und vielen medizinisch nicht erklärbaren Symptomen. Traumata beeinträchtigen die körperliche Gesundheit unter anderem durch ihre Wirkung auf das ANS. Unter normalen Umständen sind SNS und PNS in einem natürlichen Rhythmus miteinander verbunden, der dafür sorgt, daß Verdauung, Schlaf und das Immunsystem ihre Funktion normal erfüllen. Unaufgelöste Traumata stören diese normale Funktionsfähigkeit und rufen eine längere Dysregulation des ANS hervor, durch welche die Funktionsweise der HPA-Achse und die Kortisolverarbeitung im Körper verändert werden. Verharren Klienten dauerhaft in einem Hyperarousalzustand, besteht bei ihnen eine chronische SNS-Aktivierung, und der Kortisolspiegel ist erhöht. Aufgrund der invertierten Beziehung zwischen dem Kortisolspiegel und der Funktionsfähigkeit des Immunsystems (Scaer 2005/2014) unterdrückt die lange Kampf-oder-Flucht-Aktivierung die Immunfunktion und macht die Betroffenen so anfälliger für häufige Erkältungen, Bluthochdruck, Schwankungen des Blutzuckerspiegels, Verlangen nach salzigen oder stark zuckerhaltigen Snacks, Fettleibigkeit, Verdauungsträgheit und Krebs.

Hingegen entsteht bei Menschen in einem anhaltenden Hypoarousalzustand ein unausgewogener Ausdruck des PNS, der mit dem dorsalen Vaguskomplex in Verbindung gebracht wird, wofür niedrigere Kortisolwerte typisch sind (Yehuda 2002). Die Verringerung des Kortisolspiegels dient der Stärkung der Immunfunktion, was Entzündungen und Schmerzen im ganzen Körper hervorrufen kann. Ein hemmungslos agierendes Immunsystem kann Gewebe und Organsysteme angreifen, was die Wahrscheinlichkeit der Entstehung einer Autoimmunerkrankung erhöht (Bergmann 2012). Auch Verdauungsstörungen kommen häufig vor – in Form von Verstopfung, Durchfall, gastroösophagealen Reflux, Reizdarm oder Colitis ulcerosa – und ebenso Schlafstörungen und hormonelle Störungen. Menschen, die sich in diesem Hypoarousalzustand befinden, können im Zuge ihrer Bemühungen, mit ihren chronischen Schmerzen fertig zu werden, auch invasiven medizinischen Behandlungsverfahren, falschen medizinischen Behandlungen und Fehldiagnosen ausgesetzt sein, und dies alles kann zu weiteren Traumatisierungen führen.

Auch die *Darm-Hirn-Achse* spielt für die Funktionsfähigkeit der HPA-Achse eine wichtige Rolle, soweit es um Reaktionen geht, die auf traumabasierten Streß zurückzuführen sind (Malan-Muller et al. 2018). Die Darm-Hirn-Achse beinhaltet bidirektionale Interaktionen zwischen Darm und Gehirn. Unsere Darmflora umfaßt alle im menschlichen Körper lebenden Mikroorganismen einschließlich der Bakterien und Viren. Trillionen dieser Organismen leben mit ihrem genetischen Material im Darmtrakt und werden oft auch »Darm-Mikrobiom« genannt. Daß der Darm auch als unser zweites oder »enterales« Gehirn bezeichnet wird, ist teilweise darauf zurückzuführen, daß er die gleichen Neurotransmitter wie das Gehirn produzieren kann. Diese neurochemischen Stoffe ermöglichen die Kommunikation zwischen Verdauungssystem und Nervensystem.

Wenn Menschen psychischen und emotionalen Streß erleben, wird die Balance ihres enteralen Mikrobioms gestört, ein Zustand, der »Dysbiose« genannt wird und der Dysfunktionen des Immunsystems und Entzündungsprozesse fördert. Ein Teufelskreis kann entstehen, in dem Dysbalancen im Körper Angst, Depression und traumatische Streßreaktionen verstärken (Foster, Rinaman & Cryan 2017). Anders als psychotherapeutische Verfahren, die größtenteils auf mentale und emotionale Veränderungen zielen, geht es bei vielen KAM-Behandlungen um die Wiederherstellung von Gleichgewichtszuständen im Körper, von denen angenommen wird, daß sie sich positiv auf den mentalen Zustand auswirken. Beispielsweise zielt Ernährungstherapie darauf ab, Ernährungsdefizite zu erkennen und zu behandeln, den Blutzuckerspiegel zu stabilisieren, Nahrungsallergien oder -empfindlichkeiten aufzulösen, um die Immunfunktion zu verbessern, Entzündungsprozesse zu verringern und psychische Störungen zu behandeln. Beispiele für letzteres sind ein Magnesiummangel, der Angstzustände zu verstärken vermag, und eine Glutenempfindlichkeit, die depressive Zustände verschlimmert (Korn 2016).

Viele KAM-Behandlungen – etwa Massagetherapie, Meditation und Yoga – sind wirksam, weil sie physiologische Veränderungen im Bereich des ANS verursachen, was in Veränderungen des vagalen Tonus und der HRV (Herzratenvariabilität) zum Ausdruck kommt (Trakroo & Bhavanani 2016). Typisch für einen gesunden vagalen Tonus sind eine Erhöhung der Herzfrequenz beim Einatmen und ein Absinken der Herzfrequenz beim Ausatmen. Dies garantiert ein gesundes Gleichgewicht zwischen den Aktivitäten des SNS und des PNS. Jedes Einatmen stimuliert auf subtile Weise das SNS, wobei der Herzschlag schneller wird, und jedes Ausatmen stimuliert das PNS, wobei die Herzfrequenz wieder sinkt. Dieser Vorgang wird Herzratenvariabilität (HRV) genannt und ist ein Marker für Resilienz. Die HRV ist einer der Faktoren, die Forscher messen, um durch Geist-Körper-Therapien hervorgerufene Veränderungen zu erkennen. Die HRV wird anhand der rhythmischen Schwankungen der Herzfrequenz bei jedem Atemzug gemessen. Die Herzfrequenz ist die Zahl der Herzschläge pro Minute, wohingegen die HRV die Intervalle zwischen den Herzschlägen mißt. Eine hohe HRV weist auf eine stärkere Variabilität zwischen der Zahl der Herzschläge hin, was in der Regel mit einer besseren Fähigkeit verbunden ist, Streß zu ertragen oder sich davon zu erholen. Eine niedrige HRV hingegen wird mit Streß, Angst und Depression assoziiert. Die HRV erhöhende Praktiken verbessern Flexibilität und Resilienz im ANS, und dadurch wird es leichter, zwischen Zuständen der Erregung und Ruhe zu pendeln.

Es hat sich herausgestellt, daß *Pranayama*, eine yogische Atemdisziplin, die HRV stärkt, die Immunfunktion verbessert und Angst, Depression und PTBS-Symptome verringert (Brown & Gerbarg 2005a, b; Rhodes et al. 2016; Seppälä et al. 2014).

Ähnlich werden KAM-Behandlungen, bei denen Meditation eine Rolle spielt, so die Liebende-Güte-Meditation, mit einer Verstärkung der autonomen Flexibilität, einer Stärkung des vagalen Tonus, mehr positiven Emotionen und einer Verbesserung des Gefühls sozialer Verbundenheit assoziiert (Kok & Frederickson 2010; Kok et al. 2013). Die Liebende-Güte-Meditation scheint auch eine positive Wirkung auf chronische Schmerzen zu haben (Carson et al. 2005). Außerdem werden meditative Übungen, die Dankbarkeit fördern sollen – etwa das Führen eines Dankbarkeitstagebuchs –, mit positiven Stimmungen, einer Stärkung des Optimismus, mit einem Gefühl der Verbundenheit mit anderen, der Verringerung von Schmerzen und einem besseren Schlaf in Verbindung gebracht (Emmons 2007; Emmons & McCullough 2003).

Sanfte Formen von Akupressur und Selbstmassage in eine Psychotherapie einzubeziehen kann die Genesung von einem Trauma ebenfalls positiv beeinflussen. Ein Beispiel hierfür ist die *Emotional Freedom Technique* (EFT), ein auf Praktiken der chinesischen Medizin basierender therapeutischer Ansatz, bei dem die Klienten selbst mit ihren Fingern auf Punkte der traditionellen Akupunktur im Gesicht und im Bereich des Oberkörpers klopfen. In einer Psychotherapie können Therapeuten ihren Klienten beibringen, diese Klopftechnik anzuwenden und gleichzeitig auf der kognitiven Ebene ein psychisches Problem verbal auszudrücken, verbunden mit der Intention bedingungslosen Sich-selbst-Akzeptierens. Diese Praxis kann offenbar zu einer deutlichen Verringerung von PTBS-Symptomen und zur Verbesserung der Regulation der Streßhormonspiegel führen (Church & Feinstein 2017). Weiterhin haben Untersuchungen des Touch Research Institute die lindernde Wirkung einer Massagetherapie auf Depression, Schmerzen und auf Störungen der Immunfunktion nachgewiesen (Field 2014).

Abgesehen von diesen zweifellos existierenden positiven Auswirkungen von Berührung als therapeutischer Intervention sind allerdings auch erhebliche Gefahren damit verbunden, unter anderem in Form von Verletzungen der Privatsphäre der Klienten durch Berührungen von seiten ihrer Therapeuten. In einer Psychotherapie sind Berührungen aufgrund der Komplexität von Übertragungsdynamiken in der Therapeut-Klient-Beziehung und der Gefahr von Grenzverletzungen oft nicht ratsam. Statt dessen können wir unsere Klienten mit der Havening-Technik (Ruden 2011) bekannt machen. Dabei berühren sie sich selbst im Gesicht, an den Armen und an den Händen, während sie über belastende oder traumatische Erlebnisse reflektieren. Dies ist eine ungefährliche Möglichkeit, die positiven Auswirkungen von Berührung in einer Psychotherapie zu nutzen.

## Über die Integration komplementär- und alternativmedizinischer Methoden in eine Psychotherapie

Oft muß man sich um Grundbedürfnisse der Gesundheitspflege kümmern, um die Situation von unter C-PTBS leidenden Klienten zu stabilisieren. Wir stellen dann zunächst einmal fest, ob die Klienten genug schlafen, regelmäßig essen, genug trinken und ihre Nahrung ausreichend verdauen. Nötigenfalls können wir dann die Interventionen im Sinne der Erfüllung dieser Grundbedürfnisse priorisieren, indem wir sicherstellen, daß Klienten genug Nahrung erhalten und daran denken, genug zu trinken, und wir können ihnen beibringen, durch Maßnahmen der Schlafhygiene schwächende Schlaflosigkeit zu überwinden. Zu diesem Zweck könnten wir ihnen empfehlen, ihren Koffeinkonsum zu verringern und Computer- und Smartphone-Nutzung nach Anbruch der Dunkelheit zu verringern, indem sie eine Brille mit Blaufilter benutzen. Weil Schlaflosigkeit zu erhöhter Reizbarkeit, Angst, Konzentrationsschwäche, Verwirrungszuständen und Depression führen kann, empfiehlt es sich auch, mit Medizinern und anderen Experten zusammenarbeiten, um unsere Klienten mit Psychopharmaka, Nahrungsergänzungsmitteln, Kräutermedizin, Körperarbeit oder Akupunktur zu versorgen.

**Die Integration von KAM in die Psychotherapie ist in zwei Formen möglich: durch den Verweis der Klienten an andere Praktiker und durch Anbieten entsprechender Interventionen in den Therapiesitzungen.** Wenn wir Klienten andere Praktiker empfehlen, können wir ihnen dadurch helfen, sich ein Behandlungsteam zusammenzustellen. Dazu können Ärzte, ein Ernährungsspezialist, ein Trainings-Coach, ein Massagetherapeut, ein Akupunkteur und ein Lehrer für Meditation oder therapeutisches Yoga gehören. Wenn ein Klient eine Erklärung unterzeichnet hat, der zufolge er uns von unserer Schweigepflicht entbindet, können wir mit den Angehörigen seines Betreuungsteams über die Zielsetzungen der psychotherapeutischen und körperlichen Behandlung bei ihm sprechen. KAM-Behandlungen werden immer populärer, und viele kommunale Gesundheitszentren bieten mittlerweile Kurse in Ohr-Akupunktur an, die sich bei der Behandlung von Angst, Depression, Schlaflosigkeit, Verdauungsbeschwerden, Substanzkonsum, Migräne und chronischem Schmerz bewährt haben (Murakami, Fox & Dijkers 2017). Auch die Nutzung von Meditation und therapeutischem Yoga für die Traumabehandlung ist sehr beliebt, und zahlreiche Untersuchungen haben bestätigt, daß diese Mittel sehr wirksam sind bei der Verringerung sympathischer Aktivierung, der Senkung des Blutdrucks, der Hemmung von Entzündungsprozessen, der Bekämpfung des Opiatkonsums und der Verringerung von PTBS-Symptomen. Zugleich verbessern sie die neuroendokrine Aktivität, die Gesundheit des endokrinen Systems und die Herzratenvariabilität

(Bolton et al. 2020; Emerson 2015/2015; Price et al. 2017; Rhodes et al. 2016; Tyagi & Cohen 2016; van der Kolk et al. 2014).

Allerdings kann es wegen Verweigerung der Kostenübernahme von seiten einer Krankenversicherung, aus Mangel an erschwinglichen Angeboten, aufgrund des Fehlens traumabewußter Behandler und infolge von Zeitmangel schwierig sein, KAM in eine psychotherapeutische Behandlung einzubeziehen (Schwartz 2014). Um Probleme dieser Art zu umgehen, können wir die genannten Interventionen leichter zugänglich anbieten. Beispielsweise können wir im Rahmen unserer Therapiesitzungen einfache Meditationen einführen und auch andere KAM-Interventionen selbst anbieten. Ich möchte nun anhand des Beispiels meiner Arbeit mit Ruby, einer afroamerikanischen Frau mittleren Alters, die unter C-PTBS und chronischer Erschöpfung litt, einen genaueren Blick auf den Nutzen dieser Dinge werfen.

›› Ruby hatte mit Anfang Vierzig wegen Depression und Erschöpfung etwa drei Monate im Bett verbracht und war dann von ihrem Arzt zu mir geschickt worden. Bei ihr war eine myalgische Enzephalomyelitis (ME) bzw. chronische Erschöpfung diagnostiziert worden. Zu Beginn ihrer Therapie fand ich heraus, daß sie unter Symptomen einer Depression, Angst, Unfähigkeit, klar zu denken, Benommenheit, Erschöpfung, Gelenkschmerzen und Verdauungsproblemen litt. Wenn es Ruby besonders schlecht ging, fühlte sie sich hoffnungslos und sah ihrer Zukunft verzweifelt entgegen. In solchen Phasen waren oft auch ihre Schmerzen und ihre Erschöpfung besonders stark, wodurch ihre Möglichkeiten, sich um ihre Kinder zu kümmern und ihr Leben zu genießen, stark beeinträchtigt wurden.

Durch eine intensivere Beschäftigung mit Rubys Lebensgeschichte fand ich heraus, daß ihre Mutter emotional verschlossen und distanziert und ihr Vater Alkoholiker gewesen war. Als Kind war sie oft mit ihrem Vater zusammen gewesen, wenn dieser betrunken war, und bei diesen Anlässen wurde sie zu seiner Vertrauensperson, der er von den Mißhandlungen erzählte, die er in seiner eigenen Kindheit erlitten hatte. Mit zwölf Jahren fing Ruby selbst an, mit Freunden aus der Schule zu trinken und Drogen zu konsumieren. Auch ließ sie sich zunehmend auf riskante und sogar gefährliche Situationen ein, wodurch sie zahlreiche sexuelle Traumatisierungen erlitt, unter anderem eine Gruppenvergewaltigung im Alter von 17 Jahren. Ende Zwanzig wurde Ruby abstinent, heiratete danach und bekam zwei Kinder.

In der Therapiesitzung untersuchte ich zusammen mit Ruby deren Toleranzfenster und sprach mit ihr über Symptome wie Depression, Benommenheit, Denkstörungen und Erschöpfung in Zusammenhang mit Hypoarousal. Sie lernte, die Aufmerksamkeit in der Therapiesitzung auf ihren Körper zu richten, und sie erforschte Veränderungen ihrer Atmung und Haltung, die ihr halfen, sich geerdet und mit ihrem Körper verbunden zu fühlen. Wir beschäftigten uns auch mit ihren Zielen hinsichtlich ihrer allgemeinen Gesundheit in Zusammenhang mit der Therapie. Sie berichtete, sie fange an, den Zusammenhang zwischen ihrem Trauma und ihrer körperlichen Gesundheit zu verstehen. Sie hatte vor, sich von den negativen Auswirkungen ihrer Vergangenheit zu befreien, und wir entwickelten einen Plan, der ihr ermöglichen sollte, eine gesunde Ernährung, Meditation und ein sanftes Körpertraining in ihren Alltag zu integrieren. Außerdem empfahl ich ihr, sich an einen Craniosakraltherapeuten zu wenden.

Zwischen den Therapiesitzungen übte Ruby, sich mit Hilfe einer Yoga-Nidra-Übung zu entspannen. Auch begann sie mit einer Craniosakraltherapie. Schon nach einem Monat stellte die Klientin fest, daß ihre Benommenheit und ihre Denkstörungen nachgelassen hatten. Diese Stabilisierung machte es möglich, mit Hilfe von Methoden der somatischen Psychologie und der EMDR-Therapie die Verarbeitung traumatischer Erlebnisse in Angriff zu nehmen. Diese Arbeit dosierten wir sehr fein und achteten dabei ständig auf die Regulation des Nervensystems. Während dieses Prozesses fühlte sich Ruby oft unmittelbar vor einer Emotionsauflösung benebelt, ein Zustand, der verschwand, nachdem sie die Gefühle ausgedrückt hatte.

Trotz dieser Fortschritte fiel es Ruby weiterhin schwer, die beabsichtigten Veränderungen ihrer Lebensweise in die Tat umzusetzen, nämlich ihre Ernährung umzustellen und regelmäßig eine Form von Körpertraining zu betreiben. Ihr war klar, daß sie sich besser fühlen würde, wenn sie weniger Zucker konsumieren, Walking praktizieren und sanfte Yoga-Übungen ausführen würde, aber sie sorgte sich, daß zu viel Training die Symptome ihrer chronischen Erschöpfung (CFS – Chronic Fatigue Syndrome) verschlimmern könnte. Außerdem fürchtete sie, daß nichts, was sie versuchen wollte, zu einem positiven Resultat führen werde. Deshalb bezweifelte sie, ob es überhaupt der Mühe wert sei, es auch nur zu versuchen.

Während wir uns mit diesen Bedenken beschäftigten, erkannte sie eine unterschwellige blockierend wirkende Überzeugung, der zufolge sie nichts Gutes verdiene. Die Arbeit an Persönlichkeitsanteilen weckte ihre Neugier darauf, welcher Anteil von ihr dieses Gefühl der Wertlosigkeit barg, und sie entdeckte eine Verbindung zu der Scham, die sie als Zwölfjährige empfunden hatte, als sie zu trinken und Drogen zu konsumieren anfing. Nachdem es ihr gelungen war, mit diesem Anteil zur Auflösung zu gelangen, konnte sie die angestrebte Ernährungsumstellung und ein sanftes Trainingsprogramm in die Tat umsetzen, wodurch ihre ME/CFS-Symptome nicht verstärkt wurden. Rubys Erschöpfung und Schmerz verschwanden zwar nicht völlig, aber ihre Hoffnungslosigkeit und Verzweiflung wurden deutlich verringert. Dies ermöglichte ihr, mitfühlender und effektiver ihren physischen Bedürfnissen nach Ruhe und Entspannung gerecht zu werden. Da sie nun von Erschöpfung und Schmerz nur noch kürzer als vorher geplagt wurde, entwickelte sie das Gefühl, mehr Einfluß auf ihren Zustand und damit auf ihr Leben zu haben.

Mit Hilfe der nächsten Übung können Sie die physischen Beschwerden und gesundheitlichen Ziele Ihrer Klienten identifizieren. Erforschen Sie in diesem Rahmen, unter welchen Krankheiten und Verletzungen Ihr Klient in seinem bisherigen Leben gelitten hat, und entwickeln Sie dadurch ein Verständnis seiner aktuellen Symptome und seines chronischen Schmerzes. Wenn Sie sich mit den von Ihrem Klienten gewünschten Veränderungen der Lebensweise befassen, sollten Sie sich auch über aktuell bei ihm vorhandene Stärken informieren und mit ihm gemeinsam einen Plan für die Verbesserung des allgemeinen Gesundheitszustandes erarbeiten.

HEILUNGSFÖRDERNDE ÜBUNG *– Seite 1*

## Erforschen der physischen Gesundheit und Erarbeiten von Zielen für die Gesundheitspflege

- Ich würde mich gern ein wenig über Ihre körperliche Gesundheit informieren. Zunächst werden wir uns mit ein paar grundlegenden Dingen beschäftigen. Haben Sie Schlafstörungen? Und wenn ja: Wie wirkt sich das auf Ihr Leben aus? Essen Sie regelmäßig, und ernähren Sie sich gut? Nehmen Sie im Laufe des Tages genug Flüssigkeit zu sich? Wie sieht es mit Ihrer Verdauung aus? *[Falls der Klient berichtet, daß er in einem der genannten Bereiche Schwierigkeiten hat, können Sie über Möglichkeiten sprechen, diese Grundbedürfnisse zu erfüllen, bevor Sie sich anderen Aspekten des Gesundheitszustandes zuwenden.]*

- Es kann auch nützlich sein, wenn ich mehr über Ihre Gesundheit in der Vergangenheit weiß. Hatten Sie oder haben Sie heute irgendwelche gesundheitlichen Probleme, beispielsweise Verdauungsprobleme, Herzkrankheiten, Kopfschmerzen, Hautprobleme, Allergien, Schilddrüsenstörungen oder Autoimmunkrankheiten? Leiden Sie in irgendeinem Körperbereich unter chronischen Schmerzen? Gibt es bei Ihnen zur Zeit noch nicht diagnostizierte gesundheitliche Probleme?

- Wir werden uns nun anschauen, welche Behandlungen wegen gesundheitlicher Probleme Sie schon erhalten haben. Wurden oder werden Sie momentan noch wegen Ihrer Beschwerden behandelt? Waren die Behandlungen nützlich oder erfolgreich oder sind sie es noch? Haben Sie wegen einer Krankheit oder wegen Schmerzen eine invasive oder traumatische medizinische Behandlung erhalten? Fühlen Sie sich von Ihren Behandlern verstanden und respektiert?

- Haben Sie außer konventionellen medizinischen Behandlungen auch komplementär- oder alternativmedizinische Behandlungsmethoden ausprobiert, beispielsweise Akupunktur, Massagetherapie oder eine Form von Körperarbeit? Haben diese Behandlungen zur Verringerung Ihrer Symptome beigetragen?

- Haben Sie sich schon einmal an einen Ernährungsberater gewendet? Sind Ihnen irgendwelche Nahrungsmittelempfindlichkeiten, -intoleranzen oder -allergien, unter denen Sie leiden, bekannt?

HEILUNGSFÖRDERNDE ÜBUNG – *Seite 2*

## Erforschen der physischen Gesundheit und Erarbeiten von Zielen für die Gesundheitspflege

- Praktizieren Sie zur Zeit irgendeine Form von Körpertraining? Trägt dies dazu bei, Ihre Symptome zu verringern, oder haben Sie bemerkt, daß bestimmte Symptome nach dem Training stärker werden?
- Widmen Sie sich irgendeiner Form von Achtsamkeits- oder Entspannungstraining, etwa Meditation, Yoga, Tai Chi oder Qigong? Wenn ja, wirkt sich dies dann positiv auf Ihre Symptome aus? Haben Sie beobachtet, daß Ihre Symptome während der Entspannungsübungen stärker werden?
- Möchten Sie gern Ihre Lebensweise in bestimmter Hinsicht verändern oder sich Ziele für die Verbesserung Ihrer körperlichen Gesundheit setzen? Das kann beinhalten, eine Übungsroutine in Ihren Alltag zu integrieren, sich mehr Zeit für Meditation oder Yoga zu nehmen, ein Tagebuch zu führen oder Ernährungsgewohnheiten zu verändern. Wir könnten gemeinsam eine Liste Ihrer Ziele zusammenstellen.

## Barrieren überwinden, die gesundheitlichen Zielen im Weg stehen

Einige Klienten wünschen sich, Veränderungen ihrer Lebensweise durch ein Körpertraining, eine Ernährungsumstellung oder durch Meditation zu erreichen, aber es fällt ihnen schwer, solche Vorsätze dauerhaft in die Tat umzusetzen. Häufig geraten sie dann in einen Teufelskreis der Scham und fühlen sich unfähig, ihre Vorhaben zu realisieren. Einigen dieser Klienten ist zwar klar, daß sie ihre Ernährung umstellen, mehr trainieren oder einen Arzt aufsuchen müssen, um etwas für ihre Gesundheit zu tun, doch andererseits glauben sie, daß nichts, was in ihrer Macht steht, wirklich etwas ausrichten wird, daß sie es nicht verdienen, gesund zu sein, oder daß ihnen eine echte Veränderung ohnehin nicht möglich ist. Manche fühlen sich unter der Obhut von Ärzten nicht sicher oder vertrauen ihnen nicht, und wieder andere fürchten, sie könnten bestimmte finanzielle oder emotionale Ressourcen einbüßen, wenn es ihnen gesundheitlich besser gehe. Dies kann zur Folge haben, daß sie eben die Aktivitäten meiden, die ihrer Gesundheit förderlich wären. Bleiben diese Faktoren unbeachtet, kann es zu einer Verschlechterung der körperlichen Gesundheit kommen.

Nutzen Sie die nächste Übung, um Ihren Klienten zu erkennen zu helfen, welche Überzeugungen ihre Heilung stören, beispielsweise die Vorstellung, daß sich nichts, was sie tun können, positiv auswirken wird, oder daß sie es nicht verdienen, gesund zu sein. Die Übung kann Klienten auch helfen, die Genesung behindernde Gefühle wie Scham, Hilflosigkeit, Furcht oder Mißtrauen zu erkennen und mitfühlend daran zu arbeiten. Falls Sie gemeinsam mit Ihrem Klienten ein Muster der Selbstsabotage erkennen, können Sie auf die in Kapitel 6 beschriebene Teilearbeit zurückgreifen. Oder Sie identifizieren eine blockierende Überzeugung oder Emotion, die auf ein traumatisches Ereignis im Leben des Klienten zurückzuführen ist. In diesem Zusammenhang können Sie die Übungen der somatischen Umstrukturierung oder der kognitiven Reprozessierung aus den Kapiteln 7 und 8 nutzen. Zu bedenken ist auch, daß einige gesundheitliche Probleme nicht verschwinden werden. In solchen Fällen muß man Klienten eventuell helfen, ihre chronische Krankheit oder Autoimmunreaktion als unheilbar zu akzeptieren und zu betrauern. Dies kann den Betroffenen ermöglichen, sich Aspekten ihrer Gesundheitspflege, die sie beeinflussen können, erfolgreicher zuzuwenden. Wie alle Übungen in diesem Buch können Sie auch die folgende Intervention auf die konkrete Situation Ihres Klienten abstimmen.

HEILUNGSFÖRDERNDE ÜBUNG – *Seite 1*

## Barrieren überwinden, die es unmöglich machen, die Gesundheit zu verbessern

► **Identifizieren blockierender Überzeugungen:** Manchmal beeinträchtigen Überzeugungen, die uns selbst oder die Welt betreffen, unsere Fähigkeit, unseren Gesundheitszustand zu verbessern oder unsere Pläne für die Gesundheitspflege in die Tat umzusetzen. Wären Sie bereit, einen Blick auf die folgende Liste blockierender Überzeugungen zu werfen und festzustellen, ob Sie sich mit einigen darunter identifizieren?

- Ich kann meinen Zustand nicht verbessern.
- Ich habe nicht die Kraft zur Heilung oder Genesung.
- Ich habe nicht verdient, daß mein Zustand besser wird.
- Ich verdiene es, krank zu sein.
- Nichts, was in meiner Macht steht, wird meinen Gesundheitszustand verbessern.
- Wenn sich mein Zustand bessert, verliere ich einen Teil von dem, der ich wirklich bin.
- Ich habe Angst davor, was diese Veränderungen bewirken.
- Ich bin dauerhaft geschädigt.
- Ich bin machtlos oder hilflos und kann meine Situation deshalb nicht verändern.
- Andere Menschen kümmern sich um mich nur, wenn ich krank bin.

► **Identifizieren blockierender Emotionen:** Manchmal tauchen schwierige Emotionen auf, die Ihre Bemühungen um Heilung sabotieren. Vielleicht machen sich Gefühle der Scham bemerkbar, weil Sie zugenommen haben oder weil es Ihnen schwerfällt, Ihren Körper zu trainieren. Oder Sie fühlen sich nicht in der Lage, Ihre Situation zu verändern. Vielleicht sind Sie Ärzten gegenüber mißtrauisch und vermeiden deshalb, sich um eigentlich notwendige ärztliche Unterstützung zu bemühen. Bleiben solche Emotionen unbeachtet, können sie Ihre Fähigkeit, gesundheitliche Ziele zu erreichen, beeinträchtigen. Stellen Sie fest, ob irgendwelche Emotionen auftauchen, wenn Sie über Ihr Ziel ... *[beispielsweise den Zuckerkonsum zu beenden, einen Arzt aufzusuchen, mit einem Körpertraining zu beginnen, mit dem Rauchen aufzuhören]* nachdenken. Sind Ihnen Emotionen bewußt, die Sie daran hindern, dieses Ziel in die Tat umzusetzen?

HEILUNGSFÖRDERNDE ÜBUNG – *Seite 2*

## Barrieren überwinden, die es unmöglich machen, die Gesundheit zu verbessern

- Manchmal ist es schwierig, solche Emotionen zu identifizieren; aber Ihnen fallen unangenehme Empfindungen in Ihrem Körper auf, die Sie davon abhalten, sich um eine Veränderung zum Positiven zu bemühen. Können Sie sich diesen Emotionen und Empfindungen mit einer akzeptierenden und mitfühlenden Haltung zuwenden? Sie könnten etwas zu sich selbst sagen wie: »Alle meine Gefühle sind hier willkommen« oder: »Ich akzeptiere mich voll und ganz, auch wenn es mir schwerfällt, in meinem Leben etwas dauerhaft zu verändern.«

- **Erforschen sabotierender Anteile:** Vielleicht entdecken Sie einen Konflikt zwischen einem Anteil von Ihnen, der ... *[z. B. keinen Zucker mehr konsumieren, zum Arzt gehen, mit einem Körpertraining beginnen, mit dem Rauchen aufhören]* möchte, und einem Anteil, der ... *[z. B. sich vor Veränderung fürchtet, sich hilflos fühlt, eine Heilung für unmöglich hält]*. Ich schlage Ihnen deshalb vor, sich mit der Überzeugung zu befassen, daß ... *[z. B. sich Ihr Zustand niemals wird bessern können; Sie es nicht verdienen, daß sich Ihr Zustand bessert; Sie keine Möglichkeit haben, Ihre Situation zu verändern]* oder dem Gefühl der *[z. B. Scham, Wut, Traurigkeit, Hilflosigkeit, Verwirrung, Furcht]*. Erinnern Sie sich an andere Situationen in Ihrem Leben, in denen Sie sich so gefühlt haben? Haben Sie irgendwelche mit dieser Überzeugung oder mit diesen Gefühlen verbundene Erinnerungen? Wie alt fühlt sich dieser Anteil? Stellen Sie fest, wie Sie sich diesem Selbstanteil gegenüber fühlen. Braucht dieser Anteil etwas von Ihnen?

- **Stärkung von Akzeptieren und Mitgefühl:** Ich empfehle Ihnen, sich mit der Überzeugung zu beschäftigen, daß ... *[z. B. sich Ihr Zustand nie verbessern wird, Sie es nicht verdienen, daß sich Ihr Zustand verbessert, Sie keine Möglichkeit haben, Ihre Situation zu verändern]* oder dem Gefühl der ... *[z. B. Scham, Wut, Traurigkeit, Hilflosigkeit, Verwirrung, Furcht]*. Wie würden Sie es empfinden, sich selbst voll und ganz so zu akzeptieren, wie Sie sind, samt diesen Gedanken und Gefühlen? Sie könnten sich sagen: »Ich bin okay, so wie ich bin« oder: »Ich bin bereit, mich auch dann zu akzeptieren, wenn ich nicht völlig genesen kann.« Stellen Sie fest, wie es sich anfühlt, bei Ihrem Erleben zu bleiben, ohne daß Sie sich verändern, Ihre Situation beeinflussen oder sich heilen können müssen.

HEILUNGSFÖRDERNDE ÜBUNG – *Seite 3*

## Barrieren überwinden, die es unmöglich machen, die Gesundheit zu verbessern

- **Auf Veränderung hinarbeiten:** Nehmen Sie sich ein wenig Zeit, um sich Ihre gesundheitlichen Ziele vor Augen zu führen. Nachdem Sie nun einige der Barrieren kennen, die Ihre Fähigkeit, diese Ziele zu erreichen, beeinträchtigen, können Sie Ihre Aufmerksamkeit neuen Überzeugungen und Verhaltensweisen zuwenden, die Ihre Gesundheit positiv beeinflussen werden. Wählen Sie eine Aktivität aus, die Sie im Laufe der nächsten Woche ausprobieren können, um Ihre Gesundheit zu fördern. Das kann eine Ernährungsumstellung sein, die Wahl eines Trainingsziels, die Ausführung einer Achtsamkeitsübung, die Umsetzung einer reflektiven Aktivität wie Tagebuchschreiben oder die Arbeit an einem kreativen Projekt. Finden Sie heraus, welche Arten von Unterstützung Sie brauchen, um das neue Verhalten bestmöglich realisieren zu können. Denken Sie ein wenig darüber nach, wann im Laufe des Tages der beste Zeitpunkt für die Aktivität ist. Und an welchem Ort können Sie sie möglichst wirksam ausführen? Stellen Sie sich vor, daß Sie das neue Verhalten erfolgreich anwenden. Sollten Sie irgendwelche blockierenden Überzeugungen oder Gefühle bemerken, dann untersuchen Sie, ob Sie noch etwas anderes brauchen, um die Barriere zu umgehen oder zu entfernen.

## Natürliche Stimulation des Vagusnervs

Störungen im Bereich des Vagusnervs können starke Beeinträchtigungen der körperlichen und emotionalen Gesundheit zur Folge haben. Zu den möglichen körperlichen Folgen zählen gastroösophagealer Reflux, Reizdarm, Übelkeit und Erbrechen, Ohnmachtsanfälle, Tinnitus, Autoimmunerkrankungen und Krampfanfälle. Zu den psychischen Auswirkungen können Erschöpfung, Depression, Panikattacken oder das klassische Pendeln zwischen Gefühlen des Überwältigtseins und Shutdown zählen. Die traditionelle Vagusnervstimulation, auch *Neuromodulation* genannt, erfordert die Implantation eines bioelektronischen Mechanismus, der den Vagusnerv stimuliert. Man kann den Vagusnerv aber auch indirekt und auf natürliche Weise stimulieren. Vielleicht erinnern Sie sich, daß dieser Nerv durch den Bauch, das Zwerchfell, die Lunge, die Kehle, das Innenohr und die Gesichtsmuskeln verläuft. Deshalb kann man die Funktion des Vagusnervs durch Praktiken, welche die Aktivitäten in den genannten Bereichen verändern oder beeinflussen, über die Geist-Körper-Feedbackschleife modifizieren, insbesondere da der Vagus zu 80 Prozent aus sensorischen oder afferenten Nervenfasern besteht, die Botschaften aus dem Körper an das Zentrale Nervensystem übermitteln.

Die Stimulation des Vagusnervs trägt zur Regulierung sympathischen Hyperarousals und parasympathischen Hypoarousals bei. Ist der Vagusnerv aktiviert, steuert er die Aktivität des Immunsystems und überwacht die Ausschüttung zahlreicher Hormone und Neurotransmitter, darunter Acetylcholin und Oxitocin, wodurch Entzündungsprozesse verringert, der Zustand bei Allergien verbessert, Spannungskopfschmerzen aufgelöst, die Gedächtnisleistung verbessert und Gefühle der Entspannung hervorgerufen werden (Groves & Brown 2005).

Weil jede Stimulation des Vagusnervs eine Entspannungsreaktion hervorruft, sollte man Klienten helfen, Toleranz gegenüber parasympathischen Zuständen zu entwickeln, ohne in einen Zustand dysfunktionalen Hypoarousals einzutreten, in dem sie kollabieren oder sich abgeschnitten fühlen können. Anfangs schlafen Klienten beim Erkunden des Entspannungszustandes oder von den Vagusnerv betreffenden Interventionen regelmäßig ein. Sofern dieses Muster des Einschlafens die Symptome nicht verschlimmert, können wir es dabei belassen, die Klienten zu ermutigen, sich von dem, was sie erleben, nähren zu lassen und darauf zu vertrauen, daß der Schlaf heilend auf ihr Nervensystem wirkt. Wir wollen den Klienten aber auch helfen, zwischen einer dorsal-vagalen Reaktion und einem gesunden Der-Schwerkraft-Nachgeben zu unterscheiden, so wie es in Kapitel 7 beschrieben wurde. Berichtet ein Klient, daß sich seine Symptome hinsichtlich seiner körperlichen Gesundheit in Reaktion auf eine Übung, die der Vagusstimulation dient, verschlimmern, sollten Sie ihn dazu anleiten, einen entspannten und gleichzeitig wachsamen Zustand zu entdecken. Zu diesem Zweck können Sie ihm vorschlagen, die Übung im Sitzen statt im Liegen auszuführen oder während der Übung die Augen offen zu halten.

Die natürliche Vagusstimulation können Sie durch sanfte Atmungs- und Bewegungsinterventionen erforschen, die den Vagusnerv stimulieren und in eine Balance bringen. Das Ausatmen zu verlangsamen wird als die direkteste Möglichkeit, einen solchen Zustand der Balance zu erreichen, angesehen, weil die Betonung langsamen, verlängerten Ausatmens Nervenfasern in der Lunge stimuliert, die daraufhin eine Entspannungsreaktion hervorrufen. Dies tritt insbesondere dann ein, wenn die vollständige Entleerung der Lunge durch Einsatz des Zwerchfells und der Bauchmuskeln im Vordergrund steht, wodurch gleichzeitig die Verdauungsorgane leicht massiert werden. Sie können Ihren Klienten auch beibringen, die Phase des Ausatmens durch sanfte Yoga-Atmung zu verlängern, beispielsweise durch eine leichte Einengung der Kehle und ein hörbares »Ha«-Geräusch beim Atmen. Auch Summen stimuliert den Vagusnerv an der Stelle, wo er durch die Kehle und zum Innenohr verläuft.

Eine weitere Möglichkeit, den Vagusnerv zu aktivieren, besteht darin, die Augen zu entspannen und die Halsmuskeln zu lockern. Die Augen werden durch zwölf extraokulare Muskeln beeinflußt, die sich bis zu den Subokzipitalmuskeln hinab erstrecken, welche die oberen Halswirbel umgeben. Weil die extraokularen Nervenendungen direkt mit dem Vagusnerv verbunden sind, können wir in den Augen unserer Klienten oft sehen, ob sie sich gestreßt oder entspannt fühlen. Die Entspannung der Augenmuskeln ruft einen angeborenen Reflex hervor, den *okulokardialen Reflex* (OKR), der eine parasympathische Reaktion zur Senkung der Herzfrequenz und des Blutdrucks auslöst. Wenn diese Reaktion zu schnell eintritt, können Menschen in Ohnmacht fallen. Wir können den OKR aber auch stimulieren, indem wir sanften Druck auf die Augen einwirken lassen, was beruhigend auf das Nervensystem wirken kann. Dies kann man mit Hilfe eines Augenkissens erreichen, das man während der Entspannung auf die Augen legt, oder durch sehr leichten Druck der über die Augen gelegten Handballen.

Wir können den Vagusnerv auch durch Augenbewegungen stimulieren, welche die Blutzufuhr zur Wirbelsäulenschlagader verstärken und den Vagusnerv dort stimulieren, wo er durch den oberen Teil des Halses verläuft. Beispielsweise vermag die *Oculocardiac Convergence Visual Therapy* – bei der die Klienten ihre Augen auf einen Fokuspunkt in der Nähe (ca. zehn Zentimeter vom Gesicht entfernt) richten – Angst und Panik zu verringern (Merrill & Bowan 2008). Und weil der Vagusnerv direkt hinter dem Kopfwendermuskel und vor den vorderen Rippenhaltermuskeln, den gewöhnlich verspanntesten Halsmuskeln, verläuft, rufen Übungen, bei denen sich die Augen nach rechts und links bewegen und es zu einer Dehnung des Kopfwendermuskels kommt, durch die Stimulation des Vagusnervs auch eine Entspannungsreaktion hervor (Rosenberg 2017/2018).

Die letzten in diesem Kapitel vorgestellten Übungen beziehen sich auf Yoga, Klopfmassage, Havening und meditationsbasierte Interventionen, die Sie mit Ihren Klienten ausführen können. **Bei therapeutischen Übungen mit Menschen, die Traumata erlebt haben, muß darauf geachtet werden, daß sich die Klienten sicher fühlen.** Deshalb müssen wir ihnen klarmachen, daß sie selbst entscheiden, ob sie eine Übung ausführen wollen oder nicht. Sie selbst bestimmen, wie sie ihren Körper bewegen und wie sie atmen wollen. Je nachdem, welches Trauma sie erlebt haben und wie es ansonsten um ihre Gesundheit steht, kann jede atembezogene Intervention und können insbesondere Interventionen, bei denen der Atem angehalten wird, Klienten in einen Zustand sympathischen Hyperarousals oder des Shutdowns oder Kollaps versetzen. **Machen Sie solchen Klienten unbedingt klar, daß sie nein sagen und jede Übung ablehnen können.**

Zwar gibt es für einige dieser Atemübungen spezifische Instruktionen, aber ebenso wichtig ist es, den Klienten klar zu machen, daß sie jede Übung anpassen oder verändern können. Sie können sich beispielsweise dafür entscheiden, mit offenen oder geschlossenen Augen zu üben, und sie können beim Üben aufstehen, sitzen oder auf einer Couch liegen. Ausdrücklich auf die Wahlmöglichkeiten hinzuweisen ist besonders wichtig bei einer angeleiteten yogischen Entspannungsübung, weil Klienten mit einer umfangreichen Traumavorgeschichte oder mit einer Neigung zu Dissoziation und Immobilisierung die Entspannung ihres Körpers als sehr gefährlich empfinden können.

Durch den ausdrücklichen Hinweis auf die Wahlmöglichkeiten verringern wir die Gefahr, daß solche Interventionen als zu resolut empfunden werden und daß sich der Klient einer solchen Übung mit perfektionistischem oder selbstaggressivem Tenor nähert. Außerdem empfehle ich, nur jeweils eine Übung ausführen zu lassen und den Klienten zu bitten, umsichtig zu beobachten und mitzuteilen, was er erlebt. Bedenken Sie bitte auch, daß nicht jede Übung bei allen Klienten ihren Zweck erfüllt.

HEILUNGSFÖRDERNDE ÜBUNG – *Seite 1*

## Pranayama – Yogische Atemtechniken entdecken

- Das Pranayama des Yoga beinhaltet bewußtes Atmen mit dem Ziel, das Denken und Fühlen zu verändern. Die Verlangsamung und Vertiefung der Atmung kann beruhigend auf Geist und Körper wirken. Wie bezüglich aller in diesem Buch vorgestellten Übungen empfehle ich Ihnen auch hier, Ihrem Erleben gegenüber neugierig zu sein und ohne jedes Urteil zu beobachten, was geschieht. Bitte teilen Sie mir mit, wenn Sie aus welchem Grund auch immer Leid oder eine Beeinträchtigung empfinden. Wir können die Übung jederzeit beenden.

- Wenn Sie möchten, können Sie damit experimentieren, wie es sich anfühlt, vier Zählzeiten lang ein- und vier Zählzeiten lang auszuatmen. Im Yoga wird diese Atempraxis *Sama vritti* genannt, was man als »gleichmäßiges oder ausgewogenes Atmen« übersetzen kann. Lassen Sie beim Atmen Bewegungen des Bauches zu, indem Sie jeweils beim Einatmen das Zwerchfell dehnen, und lassen Sie den Bauch bei jedem Ausatmen weich werden. Wenn Ihnen das Atmen auf vier Zählzeiten als zu kurz erscheint, können Sie die Zeitspanne auf sechs oder acht Zählzeiten ausdehnen. Wiederholen Sie dies weitere fünf Atemzyklen oder etwa eine Minute lang. Achten Sie anschließend darauf, ob sich hinsichtlich dessen, wie Sie sich mental, emotional und körperlich fühlen, etwas verändert hat.

- Belastende und traumatische Situationen können bewirken, daß Menschen flach atmen, den Atem anhalten oder sich im Brustbereich angespannt fühlen. Bei jedem Einatmen wird das SNS aktiviert, beim Ausatmen wird das PNS stimuliert. Die Atmung zu verlangsamen und beim Ausatmen einen Widerstand aufzubauen trainiert den Körper, beim Atmen das Zwerchfell einzusetzen, was bewirken kann, daß man sich ruhiger und entspannter fühlt.

- Bei der nächsten Atemübung geht es um die Vorstellung, daß Sie einen Strohhalm zwischen den Lippen haben. Sie können dies auch mit einem realen Strohhalm üben. Atmen Sie zunächst sanft ein. Schürzen Sie dann die Lippen, und atmen Sie sehr langsam durch einen vorgestellten Strohhalm aus, bis Ihre Lunge zu 80 Prozent leer ist. Schließen Sie nun den Mund, und atmen Sie die letzten 20 Prozent der Luft vollständig durch die Nase aus, wobei Sie die Bauch- und Zwerchfellmuskeln einsetzen,

Heilungsfördernde Übung – *Seite 2*

## Pranayama – Yogische Atemtechniken entdecken

um die verbliebene Luft aus der Lunge zu entfernen. Lassen Sie das nächste Einatmen ganz von selbst erfolgen, und atmen Sie dreimal regulär. Sie können diese Übung anschließend noch zwei- oder dreimal wiederholen. Achten Sie danach auf Veränderungen im mentalen, körperlichen und emotionalen Bereich.

- Eine weitere Möglichkeit der Atemarbeit besteht darin, der Atmung ein Geräusch hinzuzufügen, wodurch eine leichte Verengung in der Kehle hervorgerufen wird. Wir beginnen mit einer Atmung, die im Sanskrit *Haakara pranayama* genannt wird, übersetzt »der ›Ha‹-ertönende Atem«. Entspannen Sie zunächst Schultern und Kiefer, und atmen Sie tief in den Bauch. Erzeugen Sie anschließend beim langsamen Ausatmen ein sanftes, flüsterndes »Ha«-Geräusch, bis die Lunge vollständig geleert ist. Sie können sich vorstellen, daß Sie einen Spiegel mit der Atemluft beschlagen lassen, während Sie das »Ha«-Geräusch hervorbringen. Atmen Sie weiter auf diese Weise. Die gleiche leichte Verengung in der Kehle und das Atemgeräusch können Sie auch erzeugen, während Sie durch die Nase ein- und ausatmen. Im Yoga heißt diese Atempraxis *Ujayii pranayama,* was man als »siegreicher Atem« übersetzen kann. Es geht dabei um den Sieg über den Geist. Führen Sie die Übung anschließend noch fünf- bis zehnmal aus, und stellen Sie danach fest, wie Sie sich mental, körperlich und emotional fühlen.
- Sie können nun auch die yogische Atemübung mit Namen *Bhamari pranayama* ausführen, übersetzt »Honigbienen-Atem«. In diesem Fall können Sie beim Ausatmen summen, um das Trommelfell in eine Vibration zu versetzen. Da der Vagusnerv die Stimmbänder und das Innenohr passiert, wirkt diese Atemmethode beruhigend auf Körper und Geist. Sie können auch erforschen, wie es sich anfühlt, die Handflächen über die Ohren zu legen, um das Gefühl und den Klang in den Ohren zu intensivieren. Wiederholen Sie diese Art zu atmen fünfmal – atmen Sie dazu tief ein, und summen Sie beim Ausatmen – und achten Sie auf die Empfindungen im Brustkorb, in der Kehle und im Kopf. Nehmen Sie sich anschließend ein wenig Zeit, um festzustellen, wie Sie sich mental, körperlich und emotional fühlen.

HEILUNGSFÖRDERNDE ÜBUNG – *Seite 1*

## Dehnen und entspannen Sie Augen und Hals

- Der Vagusnerv ist mit den Muskeln in den Augen und in deren Umgebung verbunden. Weil er auch durch den Hals verläuft, kann das Dehnen der Halsmuskeln die Blutzufuhr zum Vagusnerv ebenfalls verstärken.

- Wenn Sie möchten, können Sie die Augenmuskeln dehnen und aktivieren, wodurch letztlich die Entspannung dieser Muskeln gefördert wird. Halten Sie einen Stift oder ein anderes kleines Objekt im Abstand von ca. 15 cm von Ihren Augen entfernt. Lassen Sie die Augen etwa 20 Sekunden lang auf dieses Objekt fokussieren, und verändern Sie den Fokus anschließend so, daß Sie in der Lage sind, ca. 20 Sekunden lang in die Ferne zu schauen. Wiederholen Sie diese Sequenz viermal, und entspannen Sie Ihre Augen dann.

- Sie können die Augen auch aktivieren und dehnen, indem Sie den Blick nach rechts und links bewegen. Sie können ausprobieren, wie es sich anfühlt, die Augen nach rechts zu bewegen, als würden Sie versuchen, über Ihre rechte Schulter zu schauen, ohne den Kopf zu drehen. Lassen Sie dann zu, daß sich Ihr Kopf nach rechts dreht, und atmen Sie mehrmals, während Ihre Augen in dieser Position bleiben. Dehnen Sie die Halsmuskeln nur so weit, daß es sich für Sie so anfühlt, als würde Ihr Hals auf natürliche Weise zum Stillstand kommen, und atmen Sie dann in die Empfindungen hinein. Sie können den Kopf in dieser Position verharren lassen, während Sie Ihren Blick einige Atemzüge lang nach links gerichtet halten. Bewegen Sie die Augen anschließend wieder nach rechts, und stellen Sie fest, ob Ihre Halsmuskeln weicher werden, so daß sich Ihr Kopf weiter in diese Richtung drehen kann. Wenn Sie das Gefühl haben, daß die Übung abgeschlossen ist, können Sie Kopf und Augen wieder zur Mitte zurückkehren lassen. Atmen Sie einige Male, und wiederholen Sie die Übung auf der anderen Körperseite.

- Sie können auch versuchen, das rechte Ohr zur rechten Schulter zu bewegen, ohne den Kopf zu drehen. Bewegen Sie anschließend auch den Blick nach rechts. Atmen Sie mehrmals tief in die linke Seite Ihres Halses hinein, und bringen Sie den Kopf dann zurück in die Mitte, wobei Ihre Augen wieder nach vorn schauen. Wiederholen Sie den Vorgang auf der linken Seite, und achten Sie darauf, wie Sie sich dabei fühlen.

HEILUNGSFÖRDERNDE ÜBUNG – *Seite 2*

## Dehnen und entspannen Sie Augen und Hals

Sie können auch ausprobieren, wie es sich anfühlt, Ihr rechtes Ohr zur rechten Schulter zu bringen, während Sie den Blick nach links richten. Verweilen Sie auch diesmal ca. 30 Sekunden in dieser Haltung, und wechseln Sie dann zur anderen Körperseite.

- Vielleicht möchten Sie auch erforschen, wie es ist, beide Augen emporzurichten, als würden Sie das Zentrum Ihrer Stirn betrachten. Nach einigen Atemzügen können Sie Ihren Kopf den Augen folgen lassen, indem Sie das Kinn anheben. Stellen Sie fest, wie es sich anfühlt, in die Empfindungen im oberen Teil des Brustkorbs, im Hals und in der Kehle hineinzuatmen. Nach mehreren Atemzügen richten Sie Kopf und Augen wieder zur Mitte aus. Und schließlich richten Sie den Blick nach unten, als würden Sie auf Ihre eigene Nasenspitze schauen. Nach einigen Atemzügen können Sie Ihren Kopf folgen lassen, indem Sie Ihr Kinn zur Brust ziehen. Stellen Sie fest, wie es sich anfühlt, in die Empfindungen im Oberrücken und Hals und an der Schädelbasis hineinzuatmen. Lassen Sie zum Schluß Kopf und Augen sich in Richtung Mitte bewegen, und achten Sie auf subtile Veränderungen in Körper und Geist. Registrieren Sie alle Veränderungen hinsichtlich dessen, wie Sie sich mental, emotional und körperlich fühlen.

- Wir können die Balance im Vagusnerv auch fördern, indem wir unsere Augen bedekken. Dies wirkt beruhigend auf den Körper. Sie können auch die Hände heben und die Handflächen über die Augen legen. Lassen Sie Ihre Hände sanften Druck auf die Augen ausüben, und atmen Sie mehrmals, während Sie die Augen in dieser Haltung entspannen. Achten Sie dabei auf Ihr mentales, körperliches und emotionales Befinden.

HEILUNGSFÖRDERNDE ÜBUNG – *Seite 1*

## Durch Self-Tapping emotionale Freiheit finden

- Wären Sie bereit, eine Self-Tapping-Übung auszuprobieren, die Ihre emotionale Belastung verringern soll? Dabei werden traditionelle Akupunkturpunkte stimuliert.

- Wählen Sie zunächst einen Bereich aus, mit dem Sie momentan besonders große Probleme haben. Achten Sie auf Ihre Emotionen und Empfindungen, und schätzen Sie die Stärke Ihres Belastungsgefühls mit einem Wert zwischen 0 und 10 ein, wobei 10 für die »stärkste mögliche Belastung« steht und 0 für »keinerlei Belastung«.

- Nachdem Sie einen Fokus für die Übung gewählt haben, bitte ich Sie, die folgende Anfangsformulierung mit mir zusammen dreimal zu wiederholen, während Sie gleichzeitig mit einer Hand seitlich von der entgegengesetzten Hand klopfen: »Obwohl ich ... *[Nennen Sie hier, was dem Klienten Sorgen macht]* habe, akzeptiere ich mich zutiefst und vollständig.«

- Benennen Sie nun, was die Sorgen verursacht, während Sie auf die im folgenden genannten Punkte je fünfmal klopfen. In der Regel geschieht dies nur auf einer Seite des Körpers.
  - der innere Rand der Augenbraue
  - der äußere Rand der Augen
  - unter dem Auge
  - unter der Nase
  - unter den Lippen im Grübchen auf dem Kinn
  - unter den Schlüsselbeinen (Sie können beide Hände benutzen, um auf die Punkte unter beiden Schlüsselbeinen zu klopfen.)
  - unter dem Arm in der Nähe des Brustkorbs

- Beobachten Sie nun, wie Sie sich fühlen. Nehmen Sie sich ein wenig Zeit, um über den Bereich, der Ihnen Sorgen macht, zu reflektieren, und schätzen Sie Ihr Belastungsniveau auf einer von 0 bis 10 reichenden Skala ein, auf der 10 für die »schlimmstmögliche Belastung« und 0 für »keinerlei Belastung« steht.

HEILUNGSFÖRDERNDE ÜBUNG – *Seite 2*

## Durch Self-Tapping emotionale Freiheit finden

- Stellen Sie fest, ob sich die Empfindung verändert hat oder ob ein neuer belasteter Bereich aufgetaucht ist. Wenn ja, dann wiederholen Sie die zuvor beschriebenen Schritte auf den neuen Bereich bezogen. Fahren Sie damit so lange fort, bis die Belastung entweder auf ein erträgliches Maß reduziert worden oder vollständig verschwunden ist.

HEILUNGSFÖRDERNDE ÜBUNG – *Seite 1*

## Selbstberuhigung durch Self-Havening

- Wären Sie wohl bereit, eine der Selbstberuhigung dienende Übung auszuprobieren, die mit Hilfe von Berührungen emotionale Belastungszustände zu verringern versucht? Bei dieser Übung berühren Sie selbst Ihr Gesicht und Ihre Arme, während Sie an ein belastendes oder traumatisches Ereignis denken.
- Wählen Sie bitte zunächst einen Bereich, der Ihnen Sorgen macht oder in dem Sie sich unwohl fühlen; dabei soll es entweder um etwas gehen, das Sie in diesem Moment erleben, oder um eine Erinnerung an ein früheres Trauma. Achten Sie auf Ihre Emotionen und Empfindungen, und stellen Sie Ihr aktuelles Belastungsniveau fest, wobei der Wert 10 für die »schlimmstmögliche Belastung« und 0 für »keinerlei Belastung« steht.
- Nun möchte ich Sie bitten, den belastenden Gedanken beiseite zu legen und an einen friedlichen Ort zu denken, wo Sie sich vorstellen können, Sie gehen dort barfuß spazieren. Es kann sich dabei um einen Strand oder eine Wiese handeln.
- Überkreuzen Sie nun Ihre Arme, und legen Sie die rechte Hand auf die linke Schulter und die linke Hand auf die rechte Schulter. Bewegen Sie dann Ihre Hände von den Schultern abwärts an den Ellbogen vorbei zur entgegengesetzten Hand. Wiederholen Sie dies fünf bis zehn Mal, je nachdem, was Ihnen angenehm ist. Bewegen Sie sich so langsam, daß Sie die Hände auf Ihren Armen spüren. Versuchen Sie, Ihre eigene Berührung voll und ganz zu spüren. Lassen Sie sich durch Ihre eigenen Berührungen nähren.
- Während Sie weiter beide Hände von den Schultern abwärts in Richtung der Ellbogen bewegen, können Sie sich vorstellen, Sie gehen an diesem friedlichen Ort spazieren, während ich jeden Schritt bis 20 zähle.
- Fahren Sie fort, Ihre Hände auf den Armen zu bewegen, und fügen Sie langsam und rhythmisch Augenbewegungen nach links und rechts hinzu.
- Führen Sie Ihre Hände nun zur Stirn, und breiten Sie sie über dem Gesicht aus, vom Zentrum nach außen bis zu den Schläfen. Führen Sie die Hände weiter bis zum Haaransatz, streichen Sie von dort nach außen, und wiederholen Sie die gleiche Bewegung anschließend vom obersten Punkt Ihres Kopfes ausgehend abwärts zu den Ohren hin.

HEILUNGSFÖRDERNDE ÜBUNG – *Seite 2*

## Selbstberuhigung durch Self-Havening

- Führen Sie die Hände dann zu den Wangen, und bewegen Sie sie dort von innen nach außen, als wollten Sie Ihr Gesicht trösten.
- Stellen Sie fest, wie Sie sich fühlen. Nehmen Sie sich ein wenig Zeit, um über die Bereiche, die Ihnen Sorgen machen, zu reflektieren, und beurteilen Sie Ihr Belastungsniveau auf einer Skala von 0 bis 10, auf der 10 für die »schlimmstmögliche Belastung« und 0 für »keinerlei Belastung« steht.
- Achten Sie darauf, ob sich die Empfindung verändert hat oder ob ein neuer Bereich, der Ihnen Sorgen bereitet, zutage getreten ist. Wenn ja, dann wiederholen Sie die obigen Schritte bezogen auf diesen neu aufgetauchten Bereich. Fahren Sie fort, bis die Stärke der Belastung entweder auf ein erträgliches Maß gesunken oder völlig verschwunden ist.

HEILUNGSFÖRDERNDE ÜBUNG

## Erforschen des therapeutischen Stuhl-Yoga

- Wären Sie bereit, jetzt ein paar Yoga-Bewegungen auszuprobieren? Diese Dehnübungen im Sitzen können helfen, den Vagusnerv in einen Zustand der Balance zu bringen, während Sie die Wirbelsäule, den Bauch, den Brustkorb und den Hals bewegen. Falls Sie die Übung ausprobieren wollen, empfehle ich Ihnen, sich auf Ihrem Stuhl oder der Couch möglichst weit nach vorn zu setzen.

- Führen Sie zunächst die Hände zu den Schultern. Atmen Sie ein, während Sie die Vorderseite Ihres Brustkorbs dehnen, indem Sie die Wirbelsäule nach vorn krümmen, dabei die Ellbögen weit öffnen und das Kinn anheben. Atmen Sie aus, während Sie die Wirbelsäule nach vorn einrollen, gleichzeitig die Ellbögen vor dem Herzen anwinkeln und das Kinn anziehen. Atmen Sie mehrmals tief, wobei Sie sich in dieser Bewegungsmeditation beim Einatmen öffnen und beim Ausatmen verschließen. Kommen Sie nach mehreren Atemzügen wieder zur Ruhe, und stellen Sie fest, wie Sie sich mental, körperlich und emotional fühlen.

- Wenn Sie fortfahren möchten, können Sie sich nun in eine Drehung versetzen, indem Sie die linke Hand auf der Außenseite Ihres rechten Beins ruhen lassen und die rechte Hand hinter sich in Richtung des Zentrums Ihres Stuhls legen. Strecken Sie nun beim Einatmen die Wirbelsäule, und verstärken Sie beim Ausatmen die Drehung Ihrer Wirbelsäule nach rechts. Sie können auch das Kinn nach rechts führen und sich über die Schulter schauen. Atmen Sie mehrmals, um Ihre Verdauungsorgane zu massieren, und kehren Sie dann in eine zentrale Position zurück. Wenn Sie bereit sind, wechseln Sie die Seite, indem Sie nun die rechte Hand auf die Außenseite des linken Beins setzen und die linke Hand hinter Ihrem Körper in Richtung des Zentrums Ihres Stuhls positionieren. Strecken Sie beim Einatmen die Wirbelsäule, und intensivieren Sie beim Ausatmen die Drehung der Wirbelsäule nach links. Sie können auch Ihr Kinn nach links drehen und über Ihre Schulter schauen. Atmen Sie mehrmals in dieser Haltung, und kehren Sie anschließend in eine zentrierte Körperhaltung zurück. Auch in diesem Fall ist es wichtig festzustellen, wie Sie sich danach mental, körperlich und emotional fühlen.

Heilungsfördernde Übung – *Seite 1*

## Spannung auflösen durch geführte Entspannungsübungen

- Wären Sie bereit, eine Entspannungsübung unter Anleitung auszuprobieren? Das kann nützlich sein, wenn Sie Ihr PNS heilen wollen. Ich kann Sie dazu anleiten, alle Bereiche in Ihrem Körper zu entspannen. Dabei können Sie weiter sitzen, Sie können sich aber auch hinlegen, wenn Sie sich im Liegen wohler fühlen. In den nächsten Minuten werde ich Sie dazu anleiten, alle Bereiche Ihres Körpers zu entspannen. Sie selbst können über den Verlauf der Übung entscheiden und die Arbeit jederzeit beenden.

- Entspannen Sie zunächst Augen und Ohren, Mund und Kopf. Lassen Sie dann zu, daß Hals und Kehlkopf sich entspannen. Darauf folgen die Schultern. Anschließend richten Sie die Aufmerksamkeit auf den linken Arm und entspannen ihn von der Schulter bis zur Hand. Es folgt der rechte Arm, den Sie ebenfalls von der Schulter bis zur Hand entspannen. Spüren Sie, daß beide Arme gleichzeitig entspannt sind. Möglicherweise fällt es Ihnen schwer, die Muskeln im Gesicht, in den Schultern und in den Armen zu entspannen. Probieren Sie dann, diese Körperbereiche kurz anzuspannen und die Muskeln anschließend zu lockern. Wiederholen Sie dies noch zweimal, und stellen Sie fest, ob Sie eine Entspannungsreaktion spüren.

- Sie können diese Übung jederzeit beenden und sich bewegen oder Ihre Haltung verändern. Falls Sie damit fortfahren möchten, richten Sie Ihr Gewahrsein nun auf den Rumpf. Atmen Sie in den Brustkorb und den Oberrücken. Entspannen Sie diese Bereiche Ihres Körpers. Richten Sie das Gewahrsein anschließend auf Ihren Bauch und den Unterrücken. Vergegenwärtigen Sie sich diese Körperbereiche, und entspannen Sie sie. Richten Sie das Gewahrsein dann auf das Becken und die Hüften, und entspannen Sie sie. Sie können auch in diesem Fall mit dem Anspannen und Entspannen dieser Körperbereiche experimentieren. Stellen Sie fest, ob Sie sich dadurch von allen unnötigen Anspannungen befreien können.

- Es ist kein Problem, wenn während dieser Übung Gedanken, Emotionen oder Empfindungen auftauchen. Lassen Sie sie auftauchen und wieder verschwinden wie die Wellen im Meer. Vergessen Sie nie, daß Sie sich auf jede Art bewegen können, die Ihnen hilft, sich zu entspannen und sich wohl zu fühlen.

HEILUNGSFÖRDERNDE ÜBUNG – *Seite 2*

## Spannung auflösen durch geführte Entspannungsübungen

- Wenn Sie fortfahren möchten, können Sie Ihr Gewahrsein jetzt auf die Beine richten. Spüren Sie Ihr linkes Bein von der Hüfte bis zu den Zehen, und entspannen Sie es. Und spüren Sie dann Ihr rechtes Bein von der Hüfte bis zu den Zehen, und entspannen Sie es ebenfalls. Achten Sie darauf, wie es sich anfühlt, daß beide Beine gleichzeitig entspannt sind. Nötigenfalls können Sie mit dem Anspannen und Entspannen der Beinmuskeln so lange fortfahren, bis eine Entspannungsreaktion eintritt.
- Spüren Sie nun, wie sich die ganze rechte Seite Ihres Körpers im entspannten Zustand anfühlt. Und vergegenwärtigen Sie sich, wie sich die linke Körperseite im entspannten Zustand anfühlt. Spüren Sie Ihren ganzen Körper völlig entspannt. Atmen Sie so während der nächsten Minute weiter, und richten Sie, sobald Sie sich bereit fühlen, Ihr Gewahrsein auf die äußere Umgebung. Nehmen Sie sich für diesen Übergang so viel Zeit, wie Sie wollen, und stellen Sie fest, wie Sie sich in Ihrem Geist, Ihrem Körper und Ihren Emotionen fühlen.

HEILUNGSFÖRDERNDE ÜBUNG

## Treten Sie mit Hilfe einer Dankbarkeitsmeditation zu Ihrem Herzen in Verbindung

- Wären Sie bereit, eine kurze Meditationsübung auszuprobieren, bei der es um Dankbarkeit geht? Sie sollen sich darin drei Dinge vergegenwärtigen, für die Sie in diesem Moment dankbar sind. Ich werde Sie hier durch diese Übung geleiten, und Sie können die Übung dann im Laufe der kommenden Woche in Ihrem Alltag erproben.

- Legen Sie bitte zunächst die Hände über Ihr Herz, und atmen Sie ein paarmal tief. Stellen Sie sich etwas vor, wofür Sie sich selbst dankbar sind. Vielleicht schätzen Sie, daß Sie sich um Ihre Heilung bemühen, vielleicht gefällt Ihnen Ihr Lächeln oder daß Sie ein guter Freund sind. *[Sie können Ihre Äußerungen auf das abstimmen, was Sie bei Ihrem Klienten im betreffenden Augenblick an positiven Zügen wahrnehmen.]*

- Nehmen Sie sich anschließend ein wenig Zeit, um über etwas zu reflektieren, wofür Sie hinsichtlich Ihrer Beziehung zu einem anderen Menschen dankbar sind. Vielleicht können Sie sich eine Person vorstellen, die sich Ihnen gegenüber gütig verhalten oder Sie unterstützt hat. *[Auch hier können Sie Ihre Äußerung der konkreten Situation anpassen, indem Sie eine Person erwähnen, die im Leben des Klienten als positive Ressource fungiert.]*

- Der dritte Fokus für die Dankbarkeitspraxis ist, wofür Sie hinsichtlich der Sie umgebenden Welt dankbar sind. Beispielsweise könnte das Ihr Zuhause sein, Ihr Haustier, Ihr Garten, das Wasser, das Sie trinken oder ein Baum, der Ihnen Schatten spendet.

- Vergegenwärtigen Sie sich nun noch ein letztes Mal die drei Dinge, für die Sie dankbar sind. Und legen Sie Ihre Hände noch einmal über Ihr Herz, und atmen Sie ein paarmal tief. Stellen Sie fest, wie sich Ihr Körper und Geist anfühlen.

# 10 Stärkung von Resilienz und posttraumatischer Entwicklung

Empfindlichkeiten und Verletzungen, die durch chronische und wiederholte traumatische Ereignisse hervorgerufen wurden, lassen sich oft nicht völlig auflösen. Doch Klienten, die sich intensiv auf die Arbeit an ihrer Genesung konzentrieren, haben die Chance zu erkennen, daß ihre traumatischen Erlebnisse nicht ihre Zukunft zu prägen brauchen. Sie können lernen, sich so zu akzeptieren, wie sie sind, und sich selbst gegenüber mitfühlend zu handeln. Der Weg zum Akzeptieren ruft Trauer hervor, weil sich die Klienten mit der schmerzlichen Wahrheit abfinden müssen, daß sie die Vergangenheit nicht verändern können. Es kann schwierig sein, sich von der Phantasie lösen zu müssen, daß sie irgendwann die Liebe und Aufmerksamkeit oder den Schutz erhalten werden, die sie als Kinder gebraucht hätten. Und es kann auch schwerfallen, jegliche Hoffnung auf Wiedergutmachung oder Vergeltung aufgeben zu müssen. Derartige Gefühle sind berechtigt. Zwar mögen einige Betroffene darauf hinarbeiten, daß sie ihren Tätern vergeben können, doch ist Vergeben nicht das Gleiche wie Vergessen, und das, was geschehen ist, wird dadurch auch nicht akzeptabel.

In diesem letzten Kapitel geht es um die dritte Phase der Traumaarbeit, in der die Klienten noch verbliebene Gefühle der Wut, des Grolls und der Traurigkeit durcharbeiten, um ein Gefühl der Hoffnung zu stärken. Im Laufe der Zeit rückt die harte Arbeit der Traumaverarbeitung die Resilienz und die posttraumatische Entwicklung in den Vordergrund. Dadurch werden sie möglicherweise eine größere Bereitschaft bei sich entdecken, aktiv am Leben teilzuhaben, obwohl ihnen klar ist, daß sie dadurch eine Konfrontation mit weiteren für sie problematischen Ereignissen riskieren. Sie können auf diese Weise die einzigartigen Fertigkeiten und Stärken entdecken, die sie aufgrund ihrer traumatischen Erlebnisse entwickelt haben. **Letztlich können sie lernen, ihre Stärken und Kämpfe zu einer integrierten Identität zu verweben.**

Wir unterstützen die Klienten in dieser Behandlungsphase dabei, die Dinge, die sie durch die Therapie gelernt haben, in ihrem Leben zur Geltung kommen zu lassen. Man sollte aber nicht vergessen, daß die Genesung von einem Trauma niemals linear verläuft. Beispielsweise arbeiten manche Klienten einige ihrer traumatischen Erinnerungen durch und widmen sich dann zunächst einem Sinnfindungsprozeß, bevor sie die Verarbeitung traumatischen Materials fortsetzen. Unabhängig vom Verlauf der Heilung können Sie die letzten in diesem Buch vorgestellten Übungen nutzen, um sich mit dem Vergeben zu beschäftigen und die Klienten dazu anregen, über ihre Stärken und deren Bedeutung für die posttraumatische Entwicklung zu reflektieren.

## Ein sinnvolles Leben

Eine für die Heilung komplexer Traumata wichtige Aufgabe besteht darin, sich über die Hintergründe einer Beeinträchtigung der Selbstwahrnehmung klar zu werden. Menschen mit einer C-PTBS empfinden infolge ihrer Mißbrauchs- oder Mißhandlungserlebnisse oft starke Scham und Verwirrung, insbesondere wenn es dabei um Vorfälle in der Kindheit geht. Diese Scham entsteht aufgrund von verzerrten Wahrnehmungen eigenen Verschuldens, eigener Schlechtigkeit oder irreversibler Schädigung. Oft spiegelt sich in der Scham und in Selbstbeschuldigungen Wut der Betroffenen auf sich selbst. Wir müssen die Klienten dann dazu bringen, die Verantwortung für das, was geschehen ist, den Tätern anzulasten. Einige werfen sich beispielsweise vor, daß sie sich den Tätern nicht widersetzt haben oder daß sie mit niemandem über das Erlittene gesprochen haben. Wir können solche Klienten darauf hinweisen, daß ein Kind für mißbräuchliche Handlungen eines Erwachsenen niemals verantwortlich ist und daß viele Kinder sich nicht zur Wehr setzen, weil sie glauben, sie müßten den Tätern gehorchen, und weil sie fürchten, es könnte ihnen andernfalls noch schlechter ergehen.

Wenn wir die Verantwortung den Tätern zuweisen, kommt bei den betroffenen Klienten oft Wut auf. Nun ist gesunde Wut zwar für den Selbstschutz wichtig, aber Wut kann auch zerstörerisch wirken, wenn sie länger anhält. Diese Art von Wut verursacht Schlafstörungen, läßt Klienten über Erlebtes grübeln oder weckt bei ihnen Vergeltungsphantasien. Wir müssen Klienten häufig dazu ermutigen, ihren Groll und ihr Gefühl, verraten worden zu sein, auszudrücken. Dies kann sie zu der schmerzlichen Erkenntnis führen, daß sie Vergangenes nicht verändern können, was wiederum Gefühle der Traurigkeit, Verlustempfindungen und Verletztheit zutage fördern kann. Trauer über Vergangenes kann aber auch Gefühle des Akzeptierens und Vergebens hervorrufen.

Vergeben sollte niemals erzwungen werden. **Klienten, die mit dem Konzept des Vergebens Schwierigkeiten haben, sollte man darauf aufmerksam machen, daß es allein ihre Entscheidung ist, ob sie vergeben wollen, und daß das Vergeben nicht**

**erfordert, sich mit jemandem, der ihnen Schaden zugefügt hat, zu versöhnen.** Der Vorteil des Vergebens besteht darin, daß es beim Klienten das Gefühl stärkt, frei zu sein. Manchmal wird es Klienten möglich zu vergeben, wenn ihnen klar wird, daß ein anderer Mensch mit dem, was er ihnen angetan hat, sie nicht persönlich hat treffen wollen. Vielleicht litt der Täter selbst unter einem Trauma und lebte in einer schwierigen Situation. So etwas zu erkennen kann einem anderen Menschen gegenüber Mitgefühl hervorrufen, obwohl dieser uns geschädigt hat.

Traumata zwingen uns auch häufig, uns mit der Sinnlosigkeit von Gewalttaten und Mißbrauch auseinanderzusetzen. Viele Betroffene fragen sich, warum solche Grausamkeiten in unserer Welt überhaupt möglich sind. Viele Traumatisierte nutzen eine Therapie als introspektive Reise und für die Sinnsuche (Frankl 2006/1946). Es gibt keinen universellen Sinn, der alle Menschen oder alle Situationen einschließt. Die Sinnfindung ist immer ein persönlicher Prozeß, der eingeleitet wird, wenn Menschen ihre Verzweiflung so lange durcharbeiten, bis sie in der Lage sind, mit ihrer Vergangenheit abzuschließen und ihrer Zukunft voller Hoffnung entgegenzublicken.

Wir unterstützen den Prozeß der Sinnfindung, indem wir Klienten dazu anregen, darüber nachzudenken, wie sie durch ihre Traumaarbeit gewachsen sind oder sich verändert haben. Indem sich Klienten ihrem Schmerz zuwenden, erkennen sie, daß sie stärker sind, als sie bisher glaubten (Tedeschi et al. 2018). Oft fühlen sie sich dann besser in der Lage, mit Problemen fertig zu werden. Diese »posttraumatische Entwicklung« ist mit der Verbesserung interpersonaler Beziehungen, einer größeren Bereitschaft, um Hilfe zu bitten und sie anzunehmen, einer Stärkung der Fähigkeit, sich verletzlich zu zeigen, der Anerkennung zuvor ignorierter sozialer Unterstützung, einer höheren Wertschätzung des Lebens und einer Steigerung der Fähigkeit, die Dinge leicht zu nehmen, sowie mit neuen Interessen und Leidenschaften und mit spirituellen Entdeckungen in Verbindung gebracht worden (Schwartz 2020/2020).

**Im Sinne der ACT-Prinzipien (Hayes 2005/2007) wird ein sinnvolles Leben möglich, wenn wir im Einklang mit unseren Stärken und Werten leben.** Beispiele für Stärken und Werte sind Vorurteilslosigkeit, Liebenswürdigkeit, soziales Verantwortungsgefühl, Kreativität, Verbindung zur Natur, Geselligkeit und Aufgeschlossenheit gegenüber dem Erlernen neuer Dinge. Besteht zwischen unseren Werten und unserem Verhalten eine Kluft, sind wir mit unserem Leben wahrscheinlich unzufrieden, fühlen uns depressiv oder treten auf der Stelle. Nachdem sich Klienten über ihre erworbenen Stärken und Werte klar geworden sind, können wir sie dazu anregen herauszufinden, wie sie diese Fähigkeiten in der Welt nutzen wollen. Beispielsweise wurde eine Frau, die in ihrer Kindheit Mißbrauch erlebt hatte, Anwältin und vertrat Leidensgenossinnen; und ein Mann, der rassistisch diskriminiert worden war, widmete sich in seinem Beruf der Förderung sozialer Gerechtigkeit. Es kann sehr befriedigend sein zu wissen, daß unser Leiden einer Sache zugute kommen kann, die größer ist als wir.

Wir werden uns nun ein wenig intensiver mit dem Prozeß der Sinnfindung beschäftigen, indem wir uns anschauen, wie ich mit Lilah gearbeitet habe, einer jüdischen Frau Mitte der Vierziger, bei der eine C-PTBS infolge von Kindheitstraumata diagnostiziert worden war und die außerdem unter einem intergenerationellen Trauma aufgrund des Holocausts litt. Lilah hatte starke Angst und leichte dissoziative Symptome.

›› LILAH kam mit »unkontrollierbarer Angst« zur Therapie. Diese beeinträchtigte sowohl ihren Schlaf als auch ihre Fähigkeit, Auto zu fahren und zu arbeiten. Sie berichtete, sie empfinde jedesmal starke Trennungsangst, wenn ihr Mann das Haus verlasse. Sie sorgte sich dann, etwas Schlimmes könne ihm passieren, und sie war überzeugt, daß sie »nicht damit fertig würde«, wenn er stürbe. Deshalb machte sie sich jedesmal große Sorgen, wenn er zu einer Geschäftsreise aufbrach. In den Therapiesitzungen berichtete Lilah, sie habe eine schwierige Beziehung zu ihren beiden Eltern, und sie sei als mittlere von drei Töchtern aufgewachsen. Oft erwähnte sie, sie habe »sich von Essensresten ernähren« und in ihrer Familie um Liebe und Aufmerksamkeit kämpfen müssen. Dieses Muster des Mangels erstreckte sich in ihrem Familiensystem über mehrere Generationen. Ihre Großmutter hatte den Holocaust überlebt und unter dem traumatischen Verlust beider Eltern und ihres Bruder gelitten. Lilah beschrieb ihre Großmutter als starr, kalt und ausdruckslos und ihren Großvater zwar als warmherziger, aber zu Wutanfällen neigend. Am stärksten verbunden hatte sie sich in ihrer Ursprungsfamilie mit ihrem Vater gefühlt, doch dieser war einige Jahre vor meiner ersten Begegnung mit Lilah an Krebs gestorben.

In einer besonders ergreifenden Sitzung beschrieb Lilah die Ängste, die bei ihr aufkamen, wenn ihr Mann das Haus verließ. Intuitiv vermutete sie, diese Angst habe etwas mit den Verlusten zu tun, die ihre Großmutter durch den Holocaust erlitten hatte. Sie sagte: »Ich kann den Dingen nicht einfach ihren Lauf lassen. Die Welt ist nicht sicher.« Sie beschrieb ihr Gefühl, eine Mauer halte eine gewaltige Trauer von ihr fern. Dabei fiel mir auf, daß ihr Atem stockte und daß sie in ihrem Körper erstarrt zu sein schien. Als wir uns mit ihrer Trauer befaßten, beschrieb sie einen Schmerz im Bereich des Herzens und eine Anspannung in der Kehle. Sie sagte: »Da ist so viel Trauer. Das ist meine Trauer, aber sie ist nicht von mir.«

Als ich Lilah empfahl herauszufinden, was sie brauche, um mit diesen Gefühlen abzuschließen, erklärte sie, sie wünsche sich, daß ihre Großmutter für ihre

Trauer Unterstützung erhalte. Lilah berichtete, sie erinnere sich an die distanzierte Körpersprache ihrer Großmutter und ihren stoischen Gesichtsausdruck bei ihren Besuchen in der Zeit, als sie selbst noch ein kleines Mädchen gewesen sei. Als Lilah diese Erinnerungen miteinander verbunden hatte, fing sie an zu weinen. Daß ihre Großmutter bis zu ihrem Tode unter diesem Schmerz gelitten hatte, erfüllte sie mit Trauer. Der Schmerz hatte es ihr unmöglich gemacht, zu ihrer Tochter, Lilahs Mutter, eine Bindung aufzubauen, und dies hatte die Fähigkeit von Lilahs Mutter, ihre Tochter zu lieben, stark beeinträchtigt. Als Lilah klar wurde, daß ihre Großmutter keine weiteren Verluste mehr hätte ertragen können, sagte sie: »Auch ich fürchte mich vor Verlusten. Ich habe keine Beziehung zu meiner Mutter, und ich habe meinen Vater verloren. Einen weiteren Verlust könnte ich nicht ertragen.«

Ich würdigte Lilahs Furcht, sie könnte mit einem weiteren Verlust nicht fertig werden, und spiegelte ihre Stärke, derentwegen sie trotz dieser Schwierigkeiten ihren Weg hatte fortsetzen können. Auch ging ich darauf ein, daß sie sich dafür entschieden hatte, die Beziehung zu ihrem Mann fortzusetzen, obwohl sie fürchtete, ihn zu verlieren. Dieses positive Feedback nahm sie auf und hielt inne. Dann sagte sie: »Ich habe das Gefühl, ich trage diese Furcht für meine Großmutter.« Nun wurde Lilah klar, daß sie das tat, wozu weder ihre Großmutter noch ihre Mutter in der Lage gewesen war: Sie spürte ihre Traurigkeit und sprach über ihre Ängste. Dann setzte sie sich ein wenig aufrechter hin, schaute mir in die Augen und erklärte: »Ich lerne loszulassen.« Damit begann ihre Reise zum Vertrauen auf die eigenen Stärken, und sie entwickelte allmählich die Zuversicht, sich entspannen zu können, wenn ihr Mann auf Reisen war.

Wie Lilahs Geschichte zeigt, können Klienten über für sie schwierige Erlebnisse reflektieren und gleichzeitig ein Gewahrsein eigener Stärken entwickeln. Auf diese Weise können sie erkennen, daß ihre Erlebnisse sie zu den Menschen gemacht haben, die sie sind. Dies fördert, wie Dr. Daniel Siegel (2010/2010) sagt, die *Kohärenz*, eine Eigenschaft, die uns ermöglicht, uns integriert, ganz und zur Reflexion über komplexe und diverse Erlebnisse in der Lage zu fühlen. Kohärenz hilft uns, den Widersprüchen in uns selbst, unseren interpersonalen Beziehungen und unserer Welt gleichmütig zu begegnen. Wir verstehen dann, daß in allen Beziehungen Schwierigkeiten und Störungen vorkommen. Wir wissen, daß wir, wenn wir unser Herz der Welt öffnen, immer Gefahr laufen, zurückgewiesen zu werden oder einen Verlust zu erleiden. Wir stärken unsere Fähigkeit, mit Konflikten umzugehen. Auch ist uns klar, daß andere Menschen zwar andere Überzeugungen oder Gefühle als wir haben mögen, wir sie (und uns selbst) aber trotzdem respektvoll und freundlich behandeln können. Die letzten beiden Übungen in diesem Buch beziehen sich auf das Vergeben und sollen Klienten dazu anregen, über ihre erworbenen Stärken und ihre posttraumatische Entwicklung zu reflektieren, damit sie ein Leben führen können, das einem tieferen Bedürfnis nach Sinn entspricht.

HEILUNGSFÖRDERNDE ÜBUNG

## Freiheit finden durch die Bereitschaft zu vergeben

Vergeben sollte niemals erzwungen werden. Sie können Klienten aber helfen, schwelende Gefühle der Wut und des Grolls, die bei ihnen in Zusammenhang mit einer bestimmten Beziehung auftreten, aufzulösen. Geben Sie ihnen Zeit, entsprechende Emotionen zu verarbeiten und auftauchende Trauer dabei zuzulassen.

- Wären Sie bereit, Ihren Gefühlen der Wut, des Grolls und der Verletztheit in der Beziehung zu ... *[Nennen Sie an dieser Stelle die Person aus dem Leben des Klienten]* Raum zu geben? Was an dieser Beziehung empfinden Sie als unabgeschlossen? Gibt es etwas, das Sie dieser Person sagen möchten? Was sollte dieser Mensch wissen? Verspüren Sie den Wunsch, ihn zu bestrafen oder sich an ihm zu rächen? Wenn ja, dann geben Sie Ihrer Wut Raum. Wie fühlen Sie sich, wenn Sie Ihre Wut laut zum Ausdruck bringen? Sind Sie in der Lage, sich und Ihren Gefühlen mehr Raum zu geben? Was nehmen Sie in Ihrem Körper wahr?
- Nehmen Sie sich einen Moment Zeit, um sich die andere Person vorzustellen. Weshalb hat sie sich Ihrer Meinung nach so verhalten? Was hat sie wohl dazu motiviert? Ist Ihnen bekannt, daß sie irgendwelche Traumata oder Verluste erlebt hat? Achten Sie abermals darauf, wie Sie sich in Ihrem Körper fühlen, und geben Sie Ihren Emotionen Raum.
- Es liegt ausschließlich bei Ihnen, ob Sie dies wollen, aber wenn ja, dann finden Sie heraus, wie es sich anfühlt, wenn Sie diesem Menschen vergeben. Beispielsweise können Sie damit experimentieren, die Worte »Ich vergebe dir« auszusprechen. Wenn sich das nicht richtig anfühlt, könnten Sie es mit »Ich löse mich von dir« versuchen. Nehmen Sie sich auch hier wieder ein wenig Zeit, um sich darüber klar zu werden, wie Sie sich emotional und in Ihrem Körper fühlen.

HEILUNGSFÖRDERNDE ÜBUNG

## Erforschen erworbener Stärken und der posttraumatischen Entwicklung

- Reflektieren Sie ein wenig über die traumatischen Ereignisse, mit denen Sie im Leben konfrontiert wurden. Wie haben Sie sich nach dem Durcharbeiten schwieriger Erlebnisse weiterentwickelt? Sind Ihnen irgendwelche Stärken bewußt, die Sie infolge Ihres Engagements für Ihre Heilung entdeckt haben? Wie sehen Sie sich nach Ihrer Genesung? *[Sie können diese Gelegenheit nutzen, um Ihren Klienten etwas über die Stärken oder Veränderungen zum Positiven zu sagen, die Sie infolge ihres Engagements in der Therapie bei ihnen beobachtet haben.]*

- Wer waren die Menschen, die Ihnen bei Ihren Bemühungen um Genesung am meisten geholfen haben? Wie haben sich Ihre Beziehungen infolge Ihres Engagements für die Traumaheilung verändert? Konnten Sie feststellen, daß es Ihnen nun leichter fällt, sich in Gegenwart anderer verletzlich zu zeigen? Oder sind Sie eher bereit, um Hilfe zu bitten oder Hilfe anzunehmen?

- Sind Ihnen nach dem Durcharbeiten der traumatischen Erlebnisse irgendwelche neuen Interessen, Leidenschaften oder spirituellen Entdeckungen aufgefallen? Was verhilft Ihnen zu einem Sinngefühl? Wie treten Sie momentan zu diesem Sinngefühl in Kontakt? Welche Veränderungen würden Sie gern vornehmen, um stärker mit diesem Sinngefühl in Einklang leben zu können? Was hindert Sie, auf diese Weise zu leben? Was würde Sie dabei unterstützen, Veränderungen vorzunehmen, die Ihnen ermöglichen, im Einklang mit Ihrem Sinngefühl zu leben?

- Welche Hoffnungen verbinden Sie mit der Zukunft? In welcher Hinsicht hoffen Sie, sich weiter zu entwickeln?

- Welches Wissen oder welche Geschenke haben Sie im Rahmen Ihrer Heilungsreise erlangt? Wie könnten Sie diese Dinge der Welt zugute kommen lassen?

## Zum Abschluß

Ich möchte Sie nun bitten, einen Moment darüber nachzudenken, was für Sie beim Lesen dieses Buches geschehen ist. Wie könnte sein Inhalt Ihnen bei der Arbeit mit Klienten helfen? Was könnte Sie hindern, die beschriebenen Übungen bei Ihrer Arbeit zu nutzen? Und was würde Ihnen am meisten helfen, Ihre Arbeit mit traumatisierten Klienten immer besser zu bewältigen? Vielleicht wünschen Sie sich eine Supervision, die dem hier beschriebenen, Geist und Körper einbeziehenden Behandlungsmodell entspricht. Vielleicht würden Sie Ihren Horizont auch gern durch Zusatzausbildungen erweitern. Ich empfehle Ihnen, auch in Zukunft immer wieder zu diesem Buch zu greifen. Vielleicht haben Sie den Impuls, bestimmte Passagen noch einmal zu lesen oder sich bestimmte Übungen noch einmal anzuschauen, um sich eine andere Sichtweise zu vergegenwärtigen oder sich zu erfrischen, wenn Sie sich erschöpft fühlen.

Am wichtigsten erscheint mir jedoch, auf Kurs zu bleiben, wenn der Weg zur Heilung unerwartete Wendungen nimmt. Die Genesung von einem Trauma und insbesondere von einer komplexen PTBS verläuft so gut wie nie geradlinig. Doch wenn Sie sich darauf einlassen, warten Weiterentwicklung und Heilung auf Sie. Jede Einsicht und jede neue positive Entwicklung ist wichtig. Mit der Zeit summieren sich solche zunächst als unbedeutend erscheinenden Augenblicke und helfen Klienten, Vertrauen zum Prozeß und zu sich selbst zu entwickeln. Außerdem hoffe ich, Sie fühlen sich in Ihrem Bemühen unterstützt, sich durch die Arbeit mit Ihren Klienten selbst weiterzuentwickeln. Zum Schluß möchte ich Ihnen für Ihre Bereitschaft danken, sich dem Leiden anderer Menschen zuzuwenden. Indem Sie Ihre Bemühungen, Ihre Fürsorge und Ihr Mitgefühl der Welt zukommen lassen, können Sie etwas bewirken.

# Literatur


Amen, D. G. (2015). *Change your brain, change your life*. Easton: Harmony.

American Psychiatric Association. (2013). *Diagnostic and statistical manual of mental disorders* (5th ed.). Arlington: Author.

Anderson, F. G., Sweezy, M., & Schwartz, R. D. (2017). *Internal family systems skills training manual.* Eau Claire: PESI Publishing & Media; dt. (2018). *Therapeutische Arbeit im System der Inneren Familie.* Lichtenau: G. P. Probst Verlag.

Aposhyan, S. (2007). *Natural intelligence*. Boulder: NOW Press.

Banks, A. (2006). Relational therapy for trauma. *Journal of Trauma Practice, 5(1)*, 25–47.

Bardeen, J. R., & Orcutt, H. K. (2011). Attentional control as a moderator of the relationship between posttraumatic stress symptoms and attentional threat bias. *Journal of Anxiety Disorders, 25(8)*, 1008–1018.

Bennett, M. J., & Castiglioni, I. (2004). Embodied ethnocentrism and the feeling of culture: A key to training for intercultural competence. In: D. Landis et al. (Eds.), *Handbook of Intercultural Training* (3rd ed., pp. 249–265). Thousand Oaks: Sage.

Berceli, D. (2008). *The revolutionary trauma release process*. Vancouver: Namaste.

Berceli, D. (2015). *Shake it off naturally: Reduce stress, anxiety, and tension with TRE*. Charleston: CreateSpace.

Bergmann, U. (2012). *Neurobiological foundations for EMDR practice*. New York: Springer.

Berna, F. et al. (2019). Alternative or complementary attitudes toward alternative and complementary medicines. *BMC Complementary and Alternative Medicine*, 19 *(1)*, Article 83.

Boffa, J. W. et al. (2018). Distress tolerance as a mechanism of PTSD symptom change. *Psychiatry Research*, 267, 400–408.

Bolton, R. E. et al. (2020). Biopsychosocial benefits of movement-based complementary and integrative health therapies for patients with chronic conditions. *Chronic Illness*, 16 *(1)*, 41–54.

Bornstein, M. H., & Suess, P. E. (2000). Child and mother cardiac vagal tone. *Developmental Psychology*, 36 *(1)*, 54–65.

Böttche, M. et al. (2018). Testing the ICD-11 proposal for complex PTSD in trauma-exposed adults. *European Journal of Psychotraumatology*, 9 *(1)*, Article 1512264.

Bowan, M. D. (2008). Treatment of panic attack with vergence therapy. *Journal of Behavioral Optometry*, 19 *(6)*, 155–158.

Bromberg, P. M. (2011). *The shadow of the tsunami and the growth of the relational mind*. New York: Routledge.

Brown, R. P., & Gerbarg, P. L. (2005a). Sudarshan Kriya yogic breathing in the treatment of stress, anxiety, and depression: Part I—neurophysiologic model. *Journal of Alternative & Complementary Medicine*, 11 *(1)*, 189–201.

Brown, R. P., & Gerbarg, P. L. (2005b). Sudarshan Kriya Yogic breathing in the treatment of stress, anxiety, and depression: Part II—clinical applications and guidelines. *Journal of Alternative & Complementary Medicine*, 11*(4)*, 711–717.

Caldwell, C. (1996). *Getting our bodies back*. Boston: Shambhala; dt. (1997). *Hol dir deinen Körper zurück*. Braunschweig: Aurum.

Caldwell, C. (1997). *Getting in touch*. Wheaton: Theosophical Publ. House.

Caldwell, C. (2018). *Bodyfulness: Somatic practices for presence, empowerment, and waking up in this life*. Boulder: Shambhala.

Carson, J. W. et al. (2005). Loving-kindness meditation for chronic low back pain. *Holistic Nursing*, 23*(3)*, 287–304.

Chamberlin, D. E. (2019). The predictive processing model of EMDR. *Frontiers in Psychology*, 10, Article 2267.

Church, D., & Feinstein, D. (2017). The manual stimulation of acupuncture points in the treatment of post-traumatic stress disorder. *Medical Acupuncture*, 29*(4)*, 194–205.

Cloitre, M. et al. (2012). The ISTSS expert consensus treatment guidelines for complex PTSD in adults. https://psychotraumanet.org/sites/default/files/documents/Cloitre-ISTSS%20Expert%20Consensus%20Guidelines%20for%20Complex%20PTSD.pdf

Cloitre, M. et al. (2014). Distinguishing PTSD, complex PTSD, and borderline personality disorder. *European Journal of Psychotraumatology*, 5*(1)*, Article 25097.

Corrigan, F. M. (2002). Mindfulness, dissociation, EMDR and the anterior cingulate cortex. *Contemporary Hypnosis*, 19*(1)*, 8–17.

Corrigan, F. M., & Hull, A. M. (2015). Neglect of the complex: Why psychotherapy for post-traumatic clinical presentations is often ineffective. *British Journal of Psychology Bulletin*, 39*(2)*, 86–89.

Courtois, C. A., & Ford, J. D. (Eds.). (2009). *Treating complex traumatic stress disorders*. New York: Guilford; dt. (2011). *Komplexe traumatische Belastungsstörungen und ihre Behandlung*. Paderborn: Junfermann.

Cutuli, D. (2014). Cognitive reappraisal and expressive suppression strategies role in the emotion regulation. *Frontiers in Systems Neuroscience*, 8, Article 175.

Damasio, A. (1999). *The feeling of what happens*. New York: Harcourt Brace; dt. (2000). *Ich fühle, also bin ich*. München: List.

Dana, D. A. (2018). *The polyvagal theory in therapy*. New York: Norton; dt. (2018). *Die Polyvagal-Theorie in der Therapie: Den Rhythmus der Regulation nutzen*. Lichtenau: G. P. Probst Verlag.

Dana, D. A. (2020). *Polyvagal exercises for safety and connection*. New York: Norton; dt. (2020). *Arbeiten mit der Polyvagal-Theorie: Übungen zur Förderung von Sicherheit und Verbundenheit*. Lichtenau: G. P. Probst Verlag.

Daniels, J. K. et al. (2011). Default mode alterations in posttraumatic stress disorder related to early-life trauma. *Journal of Psychiatry & Neuroscience*, 36*(1)*, 56–59.

da Silva, H. C. et al. (2019). PTSD in mental health outpatient settings. *Brazilian Journal of Psychiatry*, 41*(3)*, 213–217.

de Jongh, A. et al. (2016). Critical analysis of the current treatment guidelines for complex PTSD in adults. *Depression and Anxiety*, 33, 359–369.

Doidge, N. (2007). *The brain that changes itself.* London: Penguin; dt. (2008). *Neustart im Kopf.* Frankfurt/M.: Campus.

Ecker, B., Ticic, R., & Hulley, L. (2012). *Unlocking the emotional brain.* Abingdon: Routledge; dt. (2016). *Der Schlüssel zum emotionalen Gehirn.* Paderborn: Junfermann.

Edelkott, N. et al. (2016). Vicarious resilience: Complexities and variations. *American Journal of Orthopsychiatry*, 86(6), 713–724.

Ehlers, A., Maercker, A., & Boos, A. (2000). Posttraumatic stress disorder following political imprisonment. *Journal of Abnormal Psychology*, 109(1), 45–55.

Emerson, D. (2015). *Trauma-sensitive yoga in therapy.* New York: Norton; dt. (2015). *Trauma-Yoga in der Therapie: Die Einbeziehung des Körpers in die Traumabehandlung.* Lichtenau: G. P. Probst Verlag.

Emmons, R. A. (2007). Gratitude, subjective well-being, and the brain. In: M. Eid & R. J. Larsen (Eds.), *The science of subjective well-being* (pp. 469–492). New York: Guilford.

Emmons, R. A., & McCullough, M. E. (2003). Counting blessings versus burdens. *Journal of Personality and Social Psychology*, 84(2), 377–389.

Felitti, V. J. et al. (1998). Relationship of child abuse and household dysfunction to many of the leading causes of death in adults. *American Journal of Preventive Medicine*, 14(4), 245–258.

Felmingham, K. et al. (2008). Dissociative responses to conscious and non-conscious fear impact underlying brain function in posttraumatic stress disorder. *Psychol. Med.* 38, 1771–1780.

Field, T. (2014). *Touch.* Cambridge: MIT Press.

Fisher, J. (2017). *Healing the fragmented selves of trauma survivors.* New York: Routledge; dt. (2019). *Die Arbeit mit Selbstanteilen in der Traumatherapie.* Paderborn: Junfermann.

Foa, E. et al. (2007). *Prolonged exposure therapy for PTSD.* New York: Oxford University Press; dt. (2014). *Handbuch der Prolongierten Exposition.* Lichtenau: G. P. Probst Verlag.

Fogel, A. (2009). *Body sense.* New York: Norton.

Ford, J. D. (2018). Trauma memory processing in posttraumatic stress disorder psychotherapy. *Journal of Traumatic Stress*, 31(6), 933–942.

Ford, J. D. et al. (2015). *Posttraumatic stress disorder: Scientific and professional dimensions* (2nd ed.). Oxford: Elsevier.

Forgash, C., & Copeley, M. (Eds.). (2008). *Healing the heart of trauma and dissociation with EMDR and ego state therapy.* New York: Springer.

Foster, J. A. et al. (2017). Stress & the gut-brain axis. *Neurobiology of Stress*, 7, 124–136.

Frankl, V. E. (2006). *Man's search for meaning.* Boston: Beacon Press; dt. (1946). *Ein Psychologe erlebt das Konzentrationslager.* Wien: Verlag für Jugend und Volk.

Franklin, C. L. et al. (2018). Examining various subthreshold definitions of PTSD using the clinician administered PTSD Scale for DSM-5. *Journal of Affective Disorders*, 234, 256–260.

Frey, L. L. (2013). Relational-cultural therapy. *Professional Psychology: Research and Practice*, 44(3), 177–185.

Fuller-Thompson, E., & Hooper, S. R. (2014). The association between childhood physical abuse and dyslexia. *Journal of Interpersonal Violence*, 30*(9)*, 1583–1592.

Gatchel, R. J. (2004). Comorbidity of chronic pain and mental health disorders. *American Psychologist*, 59*(8)*, 795–805.

Gendlin, E. (1982). *Focusing*. New York: Bantam; dt. (1981). *Focusing*. Salzburg: Otto Müller.

Germer, C., & Neff, K. (2019). *Teaching the mindful self-compassion program*. New York: Guilford; dt. (2021). *Achtsames Selbstmitgefühl unterrichten*. Freiburg: Arbor.

Geuter, U. (2006). Geschichte der Körperpsychotherapie. In: G. Marlock, H. Weiss (Hrsg.), *Handbuch der Körperpsychotherapie* (S. 17–32). Stuttgart: Schattauer.

Goleman, D. (1995). *Emotional intelligence*. New York: Bantam; dt. (1996). *Emotionale Intelligenz*. München: Hanser.

Gonzalez, A., & Mosquera, D. (2012). *EMDR and dissociation*. Charleston: Amazon Imprint.

Grant, M. (2016). Change your brain, change your pain: Based on EMDR. Australia: Trauma and Pain Management Services.

Groves, D. A., & Brown, V. J. (2005). Vagal nerve stimulation: A review of its applications and potential mechanisms that mediate its clinical effects. *Neuroscience & Biobehavioral Reviews*, 29*(3)*, 493–500.

Haggerty, R. J. et al. (1996). *Stress, risk, and resilience in children and adolescents*. New York: Cambridge University Press.

Harrell, C. J. P. et al. (2011). Multiple pathways linking racism to health outcomes. *Du Bois Review: Social Science Research on Race*, 8*(1)*, 143–157.

Hayes, S. C. (2005). *Get out of your mind and into your life*. Oakland: New Harbinger; dt. (2007). *In Abstand zur inneren Wortmaschine*. Tübingen: DGVT-Verlag.

Heim, C. M. et al. (2013). Decreased cortical representation of genital somatosensory field after childhood sexual abuse. *American Journal of Psychiatry*, 170*(6)*, 616–623.

Heiniger, L. E. et al. (2018). Perceptions of Socratic and non-Socratic presentation of information in cognitive behaviour therapy. *Journal of Behavior Therapy and Experimental Psychiatry*, 58, 106–113.

Herman, J. (1997). *Trauma and recovery*. New York: Basic Books; dt. (2003). *Die Narben der Gewalt*. Paderborn: Junfermann.

Hopwood, T. L., & Schutte, N. S. (2017). A meta-analytic investigation of the impact of mindfulness-based interventions on post traumatic stress. *Clinical Psychology Review*, 57, 12–20.

Insel, T. R. (2000). Toward a neurobiology of attachment. *Review of General Psychology*, 4*(2)*, 176–185.

Jackson, C. et al. (2009). Cognitive-behavioral therapy. In: C. A. Courtois & J. D. Ford (Eds.), *Treating complex traumatic stress disorders* (pp. 243–263). New York: Guilford.

Kabat-Zinn, J. (1990). *Full catastrophe living*. New York: Delacorte Press; dt. (1991). *Gesund und stressfrei durch Meditation*. München: Barth.

Kain, K. L., & Terrell, S. J. (2018). *Nurturing resilience*. Berkeley: North Atlantic Books; dt. (2020). *Bindung, Regulation und Resilienz*. Paderborn: Junfermann.

Karatzias, T. et al. (2018). The role of negative cognitions, emotion regulation strategies, and attachment style in complex posttraumatic stress disorder. *British Journal of Clinical Psychology, 57(2)*, 177–185.

Keleman, S. (1987). *Bonding*. Berkeley: Center Press; dt. (1990). *Körperlicher Dialog in der therapeutischen Beziehung*. München: Kösel.

Killian, K. et al. (2017). Development of the Vicarious Resilience Scale (VRS). *Psychological Trauma: Theory, Research, Practice, and Policy, 9(1)*, 23–31.

Kilpatrick, D. G. et al. (2013). National estimates of exposure to traumatic events and PTSD prevalence using DSM-IV and DSM-5 criteria. *Journal of Traumatic Stress, 26(5)*, 537–547.

Kimmel, M. (2013). The arc from the body to culture. *Integral Review, 9(2)*, 300–348.

Knipe, J. (2015). *EMDR toolbox*. New York: Springer.

Kok, B. E. (2013). How positive emotions build physical health. *Psychol. Science, 24(7)*, 1123–1132.

Kok, B. E., & Fredrickson, B. L. (2010). Upward spirals of the heart. *Biological Psychology, 85(3)*, 432–436.

Korn, L. (2016). *Nutrition essentials for mental health*. New York: Norton.

Kurtz, R. (1990). *Body-centered psychotherapy*. Mendocino: Life Rhythm; dt. (2021). *Hakomi: Eine körperorientierte Psychotherapie*. Lichtenau: G. P. Probst Verlag.

Lanius, R. A. et al. (2012). The dissociative subtype of posttraumatic stress disorder. *Depression and Anxiety*, 29, 701–708.

Larrivee, D., & Echarte, L. (2018). Contemplative meditation and neuroscience. *Journal of Religion and Health, 57(3)*, 960–978.

LeDoux, J. (1996). *The emotional brain*. New York: Touchstone; dt. (1998). *Das Netz der Gefühle*. München: Hanser.

Levine, P. (1997). *Waking the tiger*. Berkeley: North Atlantic Books; dt. (1998). *Trauma-Heilung*. Essen: Synthesis.

Levine, P. (2010). *In an unspoken voice*. Berkeley: North Atlantic Books; dt. (2011). *Sprache ohne Worte*. München: Kösel.

Lewis, C. et al. (2018). Trauma exposure and undetected posttraumatic stress disorder among adults with a mental disorder. *Depression and Anxiety, 35(2)*, 178–184.

Linehan, M. (1993). *Cognitive-behavioral treatment of borderline personality disorder*. New York: Guilford; dt. (1996). *Dialektisch-behaviorale Therapie der Borderline-Persönlichkeitsstörung*. München: CIP-Medien.

Lowen, A. (1977). *Bioenergetics*. New York: Penguin; dt. (1976). *Bio-Energetik*. Bern: Scherz.

Malan-Muller, S. et al. (2018). The gut microbiome and mental health. *Omics: A Journal of Integrative Biology, 22(2)*, 90–107.

Maté, G. (2010). *In the realm of hungry ghosts*. Berkeley: North Atlantic Books; dt. (2021). *Im Reich der hungrigen Geister*. Kandern: Unimedica.

Matheson, C. (2016). A new diagnosis of complex post-traumatic stress disorder, PTSD – a window of opportunity for the treatment of patients in the NHS? *Psychoanalytic Psychotherapy, 30(4)*, 329–344.

Matthews, S. G., & McGowan, P. O. (2019). Developmental programming of the HPA axis and related behaviours. *Journal of Endocrinology*, 242*(1)*, T69–T79.

McElroy, E. et al. (2019). ICD-11 PTSD and complex PTSD: Structural validation using network analysis. *World Psychiatry*, 18*(2)*, 236 f.

Merleau-Ponty, M. (1962). *Phenomenology of perception*. London: Routledge & Kegan Paul; dt. (1966). *Phänomenologie der Wahrnehmung*. München: de Gruyter.

Murakami, M. et al. (2017). Ear acupuncture for immediate pain relief. *Pain Med.*, 18*(3)*, 551–564.

Nicholson, A. A. et al. (2017). Dynamic causal modeling in PTSD and its dissociative subtype. *Human Brain Mapping*, 38*(11)*, 5551–5561.

Nickerson, M. (Ed.) (2017). *Cultural competence and healing culturally based trauma with EMDR therapy*. New York: Springer.

Ogden, P., & Fisher, J. (2014). Integrating body and mind. In: U. F. Lanius, S. L. Paulsen, & F. M. Corrigan (Eds.), *Neurobiology and treatment of traumatic dissociation* (pp. 399–422). New York: Springer.

Ogden, P., & Fisher, J. (2015). *Sensorimotor psychotherapy*. New York: Norton.

Ogden, P., Minton, K., & Pain, C. (2006). *Trauma and the body*. New York: Norton; dt. (2010). *Trauma und Körper*. Paderborn: Junfermann.

Pagani, M. et al. (2017). Eye movement desensitization and reprocessing and slow wave sleep. *Frontiers in Psychology*, 8, Article 1935.

Paradies, Y. et al. (2015). Racism as a determinant of health. *PloS One*, 10*(9)*, 1–48.

Pearlman, L., & Courtois, C. A. (2005). Clinical applications of the attachment framework. *Journal of Trauma Stress*, 18*(5)*, 449–459.

Perls, F. (1992). *Gestalt therapy verbatim*. Gouldsboro: The Gestalt Journal Press; dt. (1974). *Gestalt-Therapie in Aktion*. Stuttgart: Klett.

Porges, S. (2011). *The polyvagal theory*. New York: Norton; dt. (2010). *Die Polyvagal-Theorie: Neurophysiologische Grundlagen der Therapie*. Paderborn: Junfermann.

Price, M. et al. (2017). Effectiveness of an extended yoga treatment for women with chronic posttraumatic stress disorder. *Journal of Alternative and Complementary Medicine*, 23*(4)*, 300–309.

Raffone, A. et al. (2010). Mindfulness and the cognitive neuroscience of attention and awareness. *Zygon*, 45*(3)*, 627–646.

Resick, P. A. et al. (2016). *Cognitive processing therapy for PTSD*. New York: Guilford.

Rhodes, A., Spinazzola, J., & van der Kolk, B. (2016). Yoga for adult women with chronic PTSD. *The Journal of Alternative and Complementary Medicine*, 22*(3)*, 189–196.

Rosenberg, S. (2017). *Accessing the healing power of the vagus nerve*. Berkeley: North Atlantic Books; dt. (2018). *Der Selbstheilungsnerv*. Kirchzarten: VAK.

Rosenberg, J. et al. (1985). *Body, self, and soul*. Atlanta: Humanics; dt. (1989). *Körper, Selbst und Seele*. Oldenburg: Transform-Verlag.

Rothschild, B. (2010). *8 keys to safe trauma recovery*. New York: Norton; dt. (2012). *Acht Schlüssel zur sicheren Trauma-Heilung*. Essen: Synthesis.

Rousseau, P. F. (2019). Fear extinction learning improvement in PTSD after EMDR therapy. *European Journal of Psychotraumatology, 10(1)*, Article 1568132.

Ruden, R. A. (2011). *When the past is always present*. New York: Routledge.

Sachser, C. et al. (2017). Complex PTSD as proposed for ICD-11. *Journal of Child Psychology and Psychiatry, 58(2)*, 160–168.

Scaer, R. (2005). *The trauma spectrum*. New York: Norton; dt. (2014). *Das Trauma-Spektrum: Verborgene Wunden und die Kraft der Resilienz*. Lichtenau: G. P. Probst Verlag.

Scaer, R. (2014). *The body bears the burden* (3rd ed.). New York: Routledge.

Schauer, M., & Elbert, T. (2010). Dissociation following traumatic stress. *Zeitschrift für Psychologie, 218(2)*, 109–127.

Schauer, M., Neuner, F., & Elbert, T. (2011). *Narrative exposure therapy* (2nd ed.). Ashland: Hogrefe.

Schore, A. N. (2001). Effects of a secure attachment relationship on right brain development, affect regulation, and infant mental health. *Infant Mental Health Journal, 22(1–2)*, 7–66.

Schore, A. N. (2010). Relational trauma and the developing right brain. In: T. Baradon (Ed.), *Relational trauma in infancy* (pp. 19–47). New York: Routledge.

Schore, A. N. (2019). *Right brain psychotherapy*. New York: Norton.

Schwartz, A. (2014). *Mind-body therapies: Beliefs and practices of APA member professional psychologists* (Fielding Monograph Series, Vol. 2). Santa Barbara: Fielding University Press.

Schwartz, A. (2016). *The complex PTSD workbook*. Berkeley: Althea Press; dt. (2018). *Arbeitsbuch Komplexe PTBS*. Lichtenau: G. P. Probst Verlag.

Schwartz, A. (2020). *The post-traumatic growth guidebook*. Eau Claire: PESI Publishing & Media; dt. (2020). *Vom Trauma genesen: Ein Übungsbuch*. Lichtenau: G. P. Probst Verlag.

Schwartz, A., & Maiberger, B. (2018). *EMDR therapy and somatic psychology*. New York: Norton; dt. (2020). *EMDR-Therapie & Somatische Psychologie: Interventionen zur Verstärkung der Verkörperung bei der Traumabehandlung*. Lichtenau: G. P. Probst Verlag.

Schwartz, R. (1997). *Internal family systems therapy*. New York: Guilford; dt. (1997). *Systemische Therapie mit der inneren Familie*. München: Pfeiffer.

Seligman, M. E. (1975). *Helplessness*. San Francisco: W. H. Freeman; dt. (1979). *Erlernte Hilflosigkeit*. München: Urban und Schwarzenberg.

Seppälä, E. M. et al. (2014). Breathing-based meditation decreases posttraumatic stress disorder symptoms in US military veterans. *Journal of Traumatic Stress, 27(4)*, 397–405.

Shapiro, F. (2018). *Eye movement desensitization and reprocessing (EMDR) therapy* (3rd ed.). New York: Guilford; dt. (2021). *EMDR – Grundlagen und Praxis*. Paderborn: Junfermann.

Shapiro, R. (2016). *Easy ego state interventions*. New York: Norton; dt. (2017). *Ego-State-Interventionen – leicht gemacht: Strategien für die Teilearbeit*. Lichtenau: G. P. Probst Verlag.

Siegel, D. J. (1999). *The developing mind*. New York: Guilford; dt. (2006). *Wie wir werden die wir sind*. Paderborn: Junfermann.

Siegel, D. J. (2001). Memory: An overview, with emphasis on developmental, interpersonal, and neurobiological aspects. *Journal of the American Academy of Child and Adolescent Psychiatry, 40(9)*, 997–1011.

Siegel, D. J. (2010). *Mindsight*. New York: Bantam Books; dt. (2010). *Die Alchemie der Gefühle*. München: Kailash.

Silberman, E. K., & Weingartner, H. (1986). Hemispheric lateralization of functions related to emotion. *Brain and Cognition*, 5*(3)*, 322–353.

Steuwe, C. et al. (2014). Effect of direct eye contact in PTSD related to interpersonal trauma. *Social Cognitive and Affective Neuroscience*, 9*(1)*, 88–97.

Szczygiel, P. (2018). On the value and meaning of trauma-informed practice. *Smith College Studies in Social Work*, 88*(2)*, 115–134.

Tanaka, S. (2015). Intercorporeality as a theory of social cognition. *Theory and Psychology*, 25*(4)*, 455–472.

Tedeschi, R. G. et al. (2018). *Posttraumatic growth*. New York: Routledge.

Teicher, M. H., & Samson, J. A. (2016). Annual research review: Enduring neurobiological effects of childhood abuse and neglect. *Journal of Child Psychology and Psychiatry*, 57*(3)*, 241–266.

Trakroo, M., & Bhavanani, A. B. (2016). Physiological benefits of yogic practices. *Int. Journal of Traditional and Complementary Medicine*, 1*(1)*, 0031-0043.

Tryon, W. (2014). *Cognitive neuroscience and psychotherapy*. New York: Academic Press.

Tyagi, A., & Cohen, M. (2016). Yoga and heart rate variability. *International Journal of Yoga*, 9*(2)*, 97–113.

Vaish, A. et al. (2008). Not all emotions are created equal. *Psychological Bulletin*, 134*(3)*, 383–403.

van der Hart, O. et al. (2006). *The haunted self*. New York: Norton; dt. (2008). *Das verfolgte Selbst*. Paderborn: Junfermann.

van der Kolk, B. (2006). Clinical implications of neuroscience research in PTSD. *Annals of the New York Academy of Science*, 1071, 277–293.

van der Kolk, B. (2014). *The body keeps the score*. New York: Viking; dt. (2015): *Verkörperter Schrecken: Traumaspuren in Gehirn, Geist und Körper und wie man sie heilen kann*. Lichtenau: G. P. Probst Verlag.

van der Kolk, B. A. et al. (2014). Yoga as an adjunctive treatment for posttraumatic stress disorder. *Journal of Clinical Psychiatry*, 75*(6)*, e559–e565.

van Veen, S. C. et al. (2019). On EMDR: Measuring the working memory taxation of various types of eye (non-)movement conditions. *Journal of Behavior Therapy and Experimental Psychiatry*, 65, Article 101494.

van Vliet, N. I. et al. (2018). Phase-based treatment versus immediate trauma-focused treatment in patients with childhood trauma-related posttraumatic stress disorder. *Trials*, 19*(1)*, Art. 138.

Walker, P. (2013). *Complex PTSD*. Lafayette: Azure Coyote; dt. (2019). *Posttraumatische Belastungsstörung*. Kandern: Unimedica.

Wampold, B. E. (2010). The research evidence for the common factors models. In: B. L. Duncan et al. (Eds.), *The heart and soul of change* (2nd ed.; pp. 49–81). Washington: American Psychological Association.

Wampold, B. E. (2015). How important are the common factors in psychotherapy?. *World Psychiatry*, 14*(3)*, 270–277.

Wampold, B. E., & Imel, Z. E. (2015). *The great psychotherapy debate* (2nd ed.). New York: Routledge.

Watkins, J., & Watkins, H. (1997). *Ego states*. New York: Norton; dt. (2003). *Ego states – Theorie und Therapie*. Heidelberg: Carl Auer.

Wolynn, M. (2016). *It didn't start with you*. New York: Viking; dt. (2017). *Dieser Schmerz ist nicht meiner*. München: Kösel.

World Health Organization. (2018). *International statistical classification of diseases and related health problems* (11th revision). Genf: WHO.

Yehuda, R. (2002). *Treating trauma survivors with PTSD*. Washington: American Psychiatric Press.

Yehuda, R. (2009). Status of glucocorticoid alterations in post-traumatic stress disorder. *Annals of the New York Academy of Sciences*, 1179*(1)*, 56–69.

Yehuda, R. et al. (2009). Gene expression patterns associated with posttraumatic stress disorder following exposure to the World Trade Center attacks. *Biological Psychiatry*, 66*(7)*, 708–711.

Yehuda, R. et al. (2016). Holocaust exposure induced intergenerational effects on FKBP5 methylation. *Biological Psychiatry*, 80*(5)*, 372–380.

Yehuda, R. et al. (2005). Transgenerational effects of posttraumatic stress disorder in babies of mothers exposed to the World Trade Center attacks during pregnancy. *Journal of Clinical Endocrinology and Metabolism*, 90*(7)*, 4115–4118.

Zaba, M. et al. (2015). Identification and characterization of HPA-axis reactivity endophenotypes in a cohort of female PTSD patients. *Psychoneuroendocrinology*, 55, 102–115.

Zammit, S. et al. (2018). Undetected post-traumatic stress disorder in secondary-care mental health services. *The British Journal of Psychiatry*, 212*(1)*, 11–18.

Zarbo, C. et al. (2016). Integrative psychotherapy works. *Frontiers in Psychology*, 6, Article 2021.

Arielle Schwartz & Barb Maiberger

# EMDR-Therapie & Somatische Psychologie

*Interventionen zur Verstärkung der Verkörperung bei der Traumabehandlung*

Mit einem Vorwort von Robin Shapiro

Übersetzt von Theo Kierdorf & Hildegard Höhr

*352 Seiten, Klappenbroschur, mit Lesezeichen*

Dieses Buch beschreibt ein integratives Behandlungsmodell, mit dessen Hilfe Therapeuten die Fähigkeit ihrer Klienten, ihren Körper zu spüren und zu fühlen, verbessern können. Außerdem ermöglicht dieses Modell, Klienten sicher reguliert durch ihre traumatischen Erinnerungen zu geleiten. Und schließlich fördert der beschriebene Ansatz eine dauerhafte Integration.

*»Dieses wegweisende Werk erweitert den Anwendungs- und Wirkungsbereich von EMDR, indem es meisterhaft ausgewählte somatische Interventionen in die EMDR-Protokolle für die Traumabehandlung integriert. Dieses bahnbrechende Werk ist für EMDR-Therapeuten, die den Körper in ihre klinische Arbeit einbeziehen wollen, von unschätzbarem Wert.«*

— Pat Ogden

*»Schwartz und Maiberger haben ein Grundlagenwerk geschaffen. Die Schritt für Schritt erklärten Übungen erschließen Klienten und Therapeuten neue Wege durch die acht Phasen der EMDR-Therapie und helfen den Klienten, ihre Körperlichkeit besser in die therapeutische Arbeit einzubeziehen.«*

— Carol Forgash

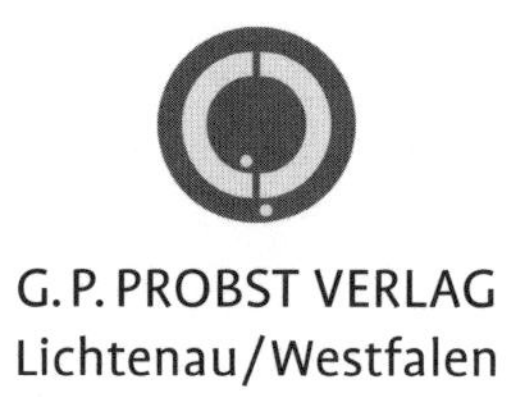

G. P. PROBST VERLAG
Lichtenau/Westfalen

Janina Fisher

# Traumaspuren transformieren

*Das lebendige Traumaerbe und seine Auflösung in der Therapie*

Ein Arbeitsbuch für Therapeuten und Traumatisierte

Übersetzt von Theo Kierdorf & Hildegard Höhr
*184 Seiten, Klappenbroschur, mit Lesezeichen*

*»Den Inhalt dieses wundervollen und leicht verständlichen Buches sollte jeder Therapeut seinem Werkzeugkasten einverleiben.«*

— Bessel van der Kolk

*»Janina Fishers Buch ist von der für sie so charakteristischen Atmosphäre der Hoffnung und Klarheit geprägt und damit ein beispielhafter Ausdruck ihrer einzigartigen Gabe, zum Wesenskern von Dingen vorzustoßen. Sie verwandelt komplexe Theorien in einfache, leicht verstehbare und damit nützliche Konzepte, die Klienten ermöglichen, ihre Symptome zu verstehen, sich mit ihren persönlichen Bewältigungsstrategien anzufreunden und ihr Leiden mit Hilfe effektiver Fertigkeiten zu lindern. Vor allem aber fördert dieses Buch mit Sicherheit die Zuversicht, daß Heilung auch bei schwersttraumatisierten Patienten möglich ist.«*

— Pat Ogden

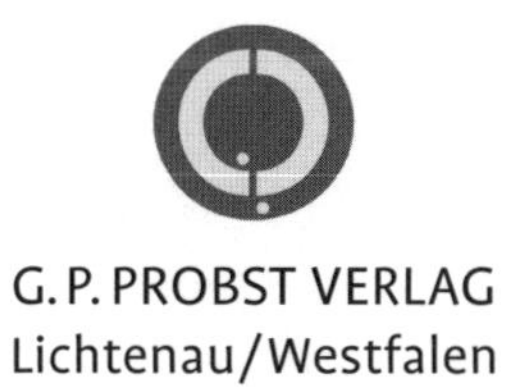

G. P. PROBST VERLAG
Lichtenau/Westfalen

Eine ausführliche Präsentation sämtlicher lieferbaren und geplanten Titel unseres Verlages finden Sie im Internet unter *www.gp-probst.de*

TITELLISTE – AUSWAHL

Band 2 – Emerson & Hopper: *Trauma-Yoga* (4. Aufl.)
Band 3 – Williams & Poijula: *Das PTBS-Arbeitsbuch* (3. Aufl.)
Band 10 – Hyman & Pedrick: *Arbeitsbuch Zwangsstörungen* (2. Aufl.)
Band 12 – Putnam: *Handbuch Dissoziative Identitätsstörung* (2. Aufl.)
Band 13 – Scaer: *Das Trauma-Spektrum* (2. Aufl.)
Band 14 – Kluft: *Pacing in der Traumatherapie*
Band 17 – Paulsen: *Trauma und Dissoziation mit neuen Augen sehen* (2. Aufl.)
Band 18 – NurrieStearns: *Trauma-Heilung durch Yoga und Meditation*
Band 22 – Wallin: *Bindung und Veränderung in der psychotherapeutischen Beziehung*
Band 23 – van der Kolk: *Verkörperter Schrecken* (7. Aufl.)
Band 24 – Emerson: *Trauma-Yoga in der Therapie*
Band 28 – Shapiro: *Ego-State-Interventionen – leicht gemacht* (3. Aufl.)
Band 29 – Porges: *Die Polyvagal-Theorie und die Suche nach Sicherheit* (4. Aufl.)
Band 31 – Scaer: *Acht Schlüssel zur Gehirn-Körper-Balance*
Band 32 – Steele, Boon & van der Hart: *Die Behandlung traumabasierter Dissoziation* (2. Aufl.)
Band 33 – Manning: *Ich liebe einen Borderliner*
Band 34 – Schwartz: *Arbeitsbuch Komplexe PTBS* (2. Aufl.)
Band 35 – Najavits: *Trauma, Sucht und die Suche nach Sicherheit*
Band 36 – Dana: *Die Polyvagal-Theorie in der Therapie* (3. Aufl.)
Band 38 – Porges & Dana (Hrsg.): *Klinische Anwendungen der Polyvagal-Theorie*
Band 39 – Rahm & Meggyesy (Hrsg.): *Somatische Erfahrungen in der psychotherapeutischen und körpertherapeutischen Traumabehandlung*
Band 40 – Mischke-Reeds: *Somatische Psychotherapie – ein Werkzeugkasten*
Band 41 – Bentzen: *Neuroaffektive Meditation* (2. Aufl.)
Band 42 – Schwartz & Maiberger: *EMDR-Therapie und Somatische Psychologie*
Band 43 – Dana: *Arbeiten mit der Polyvagal-Theorie*
Band 45 – Delahooke: *Mehr als Verhalten*
Band 46 – Schwartz: *Vom Trauma genesen – ein Übungsbuch*
Band 47 – Miller: *Gut(es) Zuhören*
Band 48 – Porges: *Heilen mit der Polyvagal-Theorie*
Band 49 – Kurtz: *HAKOMI – eine körperorientierte Psychotherapie*
Band 50 – Fisher: *Traumaspuren transformieren*
Band 51 – Dana: *Flipchart Polyvagal-Theorie*
Band 52 – Mates-Youngman: *Verbundenheit in Beziehungen stärken*